U0137550

情志病
理论与临证

◎主编 盛增秀 柴可群 江凌圳 吕 直

全国百佳图书出版单位
中国中医药出版社
·北 京·

图书在版编目（CIP）数据

情志病理论与临证 / 盛增秀等主编 . —北京：中国中医药出版社，2023.12
ISBN 978 – 7 – 5132 – 8354 – 0

Ⅰ . ①情…　Ⅱ . ①盛…　Ⅲ . ①情感性精神病—辨证论治
Ⅳ . ① R277.794

中国国家版本馆 CIP 数据核字（2023）第 161891 号

中国中医药出版社出版

北京经济技术开发区科创十三街 31 号院二区 8 号楼
邮政编码　100176
传真　010–64405721
保定市中画美凯印刷有限公司印刷
各地新华书店经销

开本 710×1000　1/16　印张 17.75　字数 242 千字
2023 年 12 月第 1 版　2023 年 12 月第 1 次印刷
书号　ISBN 978 – 7 – 5132 – 8354 – 0

定价　68.00 元
网址　www.cptcm.com

服 务 热 线　010–64405510
购 书 热 线　010–89535836
维 权 打 假　010–64405753

微信服务号　zgzyycbs
微商城网址　https://kdt.im/LIdUGr
官 方 微 博　http://e.weibo.com/cptcm
天猫旗舰店网址　https://zgzyycbs.tmall.com

如有印装质量问题请与本社出版部联系（010–64405510）

前　言

中医学有关情志的理论源远流长，内容丰富，特色鲜明，特别是诊治情志病证的理、法、方、药，古今临床实践证明疗效显著，颇具优势。从现代疾病谱来看，诸如神经官能症、精神分裂症、焦虑症、抑郁症等病的发病率居高不下，现代医学对此类疾病的疗效不够满意，很需要从博大精深的中医学中发掘、整理和研究古今文献资料，并结合临床实际，吸取其精华，推广其独特的诊疗方法，促进中西医有机结合，从而提高临床疗效。这是一项富有现实意义和历史意义的工作。有鉴于此，我们编写了《情志病理论与临证》一书。

本书分上、中、下三篇。上篇为总论，包括情志与情志病证的概念、脏腑与情志病证发生的关系、情志病证的病机学说、情志病证的防治特色。中篇为各论，包括不寐、狂证、癫证、痫证、神昏、脏躁、百合病、郁证、痴呆。下篇为常用方剂，主要选择历代名家的经典名方和经验方，并结合临床治验，加以分析和发挥。本书内容丰富多彩，中医特色鲜明，学术研讨深刻，理论联系实际，切合临床实用。

本书编委会设主编、副主编、编委、学术秘书。主编和副主编全部具有高级职称资格，大多是文献研究专家和临床专家，其中有的是长期从事精神卫生专科的主任医师；编委绝大多数是硕士、博士。诚然，我们在编写过程中耗费了很大的心血，希冀为读者献上一部精品之作，但限于水平，书中不足之处在所难免，敬请读者批评指正。

《情志病理论与临证》编委会

2023 年 6 月 6 日

目　录

上篇　总论

中篇　各论

下篇 常用方剂

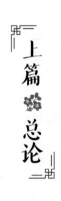

上篇 总论

第一章　情志与情志病证的概念

所谓"情志"，是中医的七情（喜、怒、思、悲、忧、惊、恐）和五志（喜、怒、思、忧、恐）概称，是人类七种情绪状态和五种精神心理状况的合称；而所谓的情志病即人的情绪或精神、心理活动出现问题的一大类的病证。

"情志"一词，汉语中作"情感志趣"解，出于汉代民间歌谣《古诗十九首》："荡涤放情志，何为自结束？"意思是说与其处处自我约束，等到迟暮之际再悲鸣哀叹，何不早些涤除烦忧，放开情怀，去寻求生活的乐趣。《隋书·文学传序》云："然则文之为用，其大矣哉！上所以敷德教于下，下所以达情志于上。"也是表示人们的精神、情绪、志趣的意思。明时李东阳《书陈大参六嬉图诗卷后》曰："且今所谓嬉者，不过载酒濯缨，振衣长啸，采芝放鹤以陶冶情志，宣导沉郁，而不出乎名教之外。"采芝放鹤以陶冶情志，不仍然是以志趣调适情绪情怀的意思吗？现时的李广田《论文学教育》也说："教育既可以启发我们的想象，又可以发扬我们的情志。"这些都可以解释成精神、情怀和志趣。故"情志"一词，就含有涤除烦忧，放开情怀，寻求生活乐趣之意，也包含从客观和主观的两个方面来调节精神、涵养情绪的意思。

关于情志病证，《黄帝内经》（简称《内经》）记载有七种情绪的表露，即喜、怒、思、悲、忧、惊、恐，其太过和不及均可导致多种疾病的发生，但没有具体提出该类病证的病名。经过后世医家的不断补充和发展，诸如不寐、狂证、癫证、痫证、神昏、脏躁、百合病、郁证和痴呆等，均属于情志病的范畴。从现代医学疾病谱来看，其中神经官能症、精神分裂症、焦虑症、抑郁症等，与中医"情志病证"极其雷同或相似。

第二章　脏腑与情志病证发生的关系

《素问·阴阳应象大论》曰："人有五脏化五气，以生喜怒悲忧恐。"指出了情志与五脏有密切的关系。所以要搞清脏腑与情志病证发生的关系，必须首先认识脏腑在主神志方面的生理功能和病理变化。

1. 心（含心包络）主神明，在志为喜　中医把人的精神意识和思维活动归属于心，如《素问·灵兰秘典论》说："心者，君主之官，神明出焉。"神明，即指人的精神活动和思想意识的表现。

《素问·六节藏象论》又说："心者，生之本，神之变也。"高士宗注释曰："心为身之主，故又为生之本。"至于"神之变"，新校正认为："变，应作'处'。"言下之意，心为神明的居处。《灵枢·本神》说得更为具体："所以任物者谓之心，心有所忆谓之意，意之所存谓之志，因志而存变谓之思，因思而远慕谓之虑，因虑而处物谓之智。"凡此意、志、思、虑、智之精神思维活动，皆心之所生，即是心主神明的具体体现。至于心主喜，《素问·宣明五气》说："精气并与心则喜。"这是心主喜的最早记载。《医碥》说："喜则气缓，志气通畅和缓，本无病。然过于喜则心神散荡不藏，为笑不休，为气不收，甚则为狂。"这是对于喜悦太过，使心神涣散而出现傻笑无常，甚则狂言乱语的生动记述。《儒林外史》范进中举后喜极发狂，就是典型的例证。

联系临床，对于神志异常的病证，如不寐、健忘、神昏、癫狂等，常从治心着手，如养心安神、镇心宁神、清心醒神、豁痰开窍等法。

2. 肺主悲，藏魄　《素问·宣明五气》亦谓："精气并于肺则悲。"说明悲与肺的关系密切，即肺主情志活动的"悲"，悲为肺志。

《素问·六节藏象论》说肺为"魄之处也"。《灵枢·本神》亦谓："肺藏气，气舍魄。""魄"是人体精神活动之一，其藏于肺，由肺所主司。故肺气旺盛则体健魄全，魄全则感觉灵敏，耳聪目明，动作正确协调。反之，肺病则魄弱，甚至导致精神、意识的失常。故《灵枢·本神》曰："肺喜乐无极则伤魄，魄伤则狂。"正因为肺脏有主悲、藏魄的功能，临床对其功能失职出现的神志病证，治疗常离不开调理肺金。

3. 肝主怒，藏魂 《素问·灵兰秘典论》云："肝者，将军之官，谋虑出焉。"吴崑注曰："肝气急而志怒，故为将军之官。"谋虑，乃策划思考的意思。《素问·六节藏象论》又说："肝者，魂之居也。""魂"亦是人体精神活动之一，其藏于肝，由肝所主司。若肝气横逆，或肝郁化火，常可出现心情急躁、容易发怒，甚则骂人打人等情志异常的症状，临床多用当归龙荟丸、化肝煎等清肝泻火方药治疗。

4. 脾主思，藏意，为精神活动的营养支撑 《素问·宣明五气》载："精气并于脾则思。"可见脾主管神志活动的"思"，即思为脾志。《灵枢·本神》又曰："脾藏营，营舍意。""意"是人体精神活动之一，其居处于脾，由脾所主司。若思谋过度，会戕害于脾，就会出现不寐、惊悸等神志异常的症状，临床常用归脾汤等方药治疗。

《素问·灵兰秘典论》说："脾胃者，仓廪之官。"又《素问·六节藏象论》亦说："脾胃者，仓廪之本，营之居也。"仓廪之本，是指脾胃有受纳水谷的功能，为后天营养物质的源泉，对人体的生命活动，包括精神和思维活动起到支撑作用，乃后天之本。如果脾胃功能失常，其对神志活动的影响，不言而喻。

5. 肾主恐，藏志，为神的先天之本 《素问·宣明五气》说精气"并于肾则恐"。可见肾主管情志活动的"恐"，即恐为肾志。《灵枢·本神》说："肾藏精，精舍志。""志"为神志活动之一，其居处在肾，由肾主司。如果肾的功能正常，则精力充沛，思维活动正常，志向明确，意志坚定；若肾的功能失常，则志无所藏，精神疲惫，头晕健忘，恐惧不安，志向难以坚守。对于此类病证，临床多用补益肾精等法治疗，方如六味地黄丸、三才汤等。

6. 胆主决断 《素问·灵兰秘典论》说："胆者，中正之官，决断出焉。"中正，就是不偏不倚，含有准确的意思；"决断"即决定判断，指胆在精神意识方面具有判断事物，做出决定的能力。《素问·奇病论》又说："夫肝者中之将也，取决于胆。"说明肝主谋虑还须胆作出决断，诚如张景岳所说："胆附于肝，相为表里，肝气虽强，非胆不断。肝胆互济，勇敢乃成。"胆主决断，不仅关系到肝主谋虑的功能，而且与其他脏腑的功能也密切相关。如《素问·六节藏象论》说："凡十一脏，取决于胆也。"这就进一步指出了五脏虽各有不同的精神活动联系，且都要接受心的统一领导（心主神明），但又必须取决于胆，可见胆在调节精神意识活动上的重要性。因此胆病会出现诸多情志异常的症状，临床上对某些惊悸、失眠、多梦等症，常从胆论治。例如我们常用十味温胆汤之类的方剂治疗胆气不足的失眠、惊悸等，有一定的疗效。

7. 脑为元神之府，主精神思维 《素问·脉要精微论》说："头者，精明之府。"所谓"精明"，含有精神思维活动的意思。因为头藏脑，所以称它为"精明之府"。后世对脑的功能有进一步认识，如明代李时珍明确指出："脑为元神之府。"清代王清任说："人之记性，不在心而在脑。"又说："小儿无记性者，脑髓未满；高年无记性者，脑髓渐空。"说明已认识到人的精神思维活动与脑的关系。脑髓充足与否，关系到精神、神志活动的衰旺。《灵枢·海论》说："髓海有余则轻劲多力，自过其度；髓海不足则脑转耳鸣，胫酸眩冒，目无所见，懈怠安卧。"所谓"轻劲多力，自过其度"，就是说在体力劳动的过程中，不仅表现出劳作持久，而且超过一般的常度，这是脑髓充足的现象；至于脑转耳鸣，眩冒，目无所见，胫酸，懈怠安卧，这些都是脑髓衰减的现象。

临床上对脑病引起的神志异常的病证，如小儿先天脑髓不足，智力减退，或老人脑髓空虚，导致痴呆，中医常以补益脑髓治疗，方如益志汤、左归丸、右归丸等。

　　最后值得指出的是，中医五行学说将五脏、七情相互配合，并运用五行相克理论，说明七情之间的相互制约关系。如《内经》说，悲胜怒（金克木）、思胜恐（土克水）、恐胜喜（水克火）、喜胜悲（火克金）。后世以此为依据，产生了"情志相胜"疗法，即根据上述这样的相互关系，激发一种情志来纠正另一种情志，这在本书有关篇章中做了阐述。另外，也由于有五行配五脏、七情、五音（宫、商、角、徵、羽）之说，催生出治疗情志病证的"音乐疗法"，其特色鲜明，很值得传承和弘扬。

第三章　情志病证的病机学说

一、七情内伤说

七情指喜、怒、忧、思、悲、恐、惊七种人之情志，是人体生理和心理活动对外界环境事物变化所作出的反应。《素问·阴阳应象大论》曰："人有五脏化五气，以生喜、怒、悲、忧、恐。"张景岳认为五志等同于七情，在《类经》中曰："世有所谓七情者，即本经之五志也……无非出于五脏。"七情变动本属人之正常情绪变化，情绪应及时合理地发泄。《医醇賸义》曰："夫喜怒忧思悲恐惊，人人共有之境。若当喜而喜，当忧而忧，是即喜怒哀乐发而皆中节也。此天下之至和，尚何伤之有。"若脏腑精气虚衰，加之外界环境事物的过度刺激或持续刺激，则易引发疾病，即七情内伤致病。正如《医述》曰："七情不快，郁久成病。"七情内伤致病大致可分为三类：一是直接伤及脏腑，《素问·阴阳应象大论》中便有"怒伤肝""喜伤心""思伤脾""悲伤肺""恐伤肾"等。二是影响脏腑气机，如《素问·举痛论》曰："百病生于气也，怒则气上，喜则气缓，悲则气消，恐则气下……惊则气乱……思则气结。"三是诱发情志病证，如《脉义简摩》曰："七情过极，必生怫郁。"

喜、怒、忧、思、悲、恐、惊七情过极所致情志病证各有不同，以下分而论述：

1. 喜　为心志。《素问·阴阳应象大论》曰："心主舌……在志为喜。"喜能和利气血，舒畅心情，《素问·举痛论》曰："喜则气和志达，荣卫通利。"过喜则易致狂证、癫证、神昏等证，如《灵枢·本神》曰："肺喜乐无极则伤魄，魄伤则狂。"《类经》对此阐释为："喜本属心……喜生于阳，而心肺皆为阳脏，故喜出于心而移于肺，所谓多阳者多喜也。"再如《素问玄机原病式》曰："多喜为癫。"又如《奇效良方》曰："暴喜伤阳，暴怒伤阴，忧思不乐，遂多厥逆。"

2. 怒 为肝志。《素问·阴阳应象大论》曰："肝主目……在志为怒。"肝性喜条达，升而恶抑，大怒则易致肝气冲逆，气血上冲。故过怒易致神昏、狂证、不寐等证，如《素问·生气通天论》曰："大怒则形气绝，而血菀于上，使人薄厥。"《类经》曰："怒狂者，多怒而狂也，即骂詈不避亲疏之谓。"《不居集》曰："忿怒太过，肝气上逆，内邪留滞，烦扰不寐。"

3. 忧 为肺志。《素问·阴阳应象大论》曰："肺主鼻……在志为忧。"肺主气，过忧则耗伤肺气，致使肺气郁结不开。忧亦可伤脾而影响情志，《灵枢·本神》曰："脾忧愁而不解则伤意，意伤则悗乱。"《类经》对此阐释为："脾主中气，中气受抑则生意不伸，故郁而为忧。"过忧易致不寐、狂证、癫证等，如《黄帝内经太素》曰："人之狂病，先因忧结之甚，不能去解于心。"《三因极一病证方论》曰："忧伤肺者……夜卧不安。"《病机沙篆》曰："癫之为症，多因抑郁不遂，侘傺无聊。"

4. 思 为脾志。《素问·阴阳应象大论》曰："脾主口……在志为思。"思虑过度则伤脾，脾伤则运化不健，五脏失养，进而伤神。《灵枢·本神》曰："心怵惕思虑则伤神，神伤则恐惧自失。"《类经》对此阐释为："心为脾之母，母气不行则病及其子，所以心脾皆病于思也。"过思可致不寐，神不守舍等证，如《景岳全书》曰："劳倦思虑太过者，必致血液耗亡，神魂无主，所以不寐。"《诊脉三十二辨》曰："思虑则意舍不宁。"《张氏医通》曰："思想无穷，所愿不得，皆能致病。"

5. 悲 为肺志。《素问·举痛论》曰："悲则心系急，肺布叶举，而上焦不通，荣卫不散，热气在中，故气消矣。"过度悲伤易伤肺气，肺气受损则气机不畅，气积胸中而胸胁满闷，意志消沉。因肺金克肝木，过度悲伤又能伤肝，《灵枢·本神》曰："肝悲哀动中则伤魂，魂伤则狂妄不精。"

过悲还易致健忘，如《三因极一病证方论》曰："悲伤心胞者，善忘，不识人。"

6. 恐 为肾志。《素问·阴阳应象大论》曰："肾主耳……在志为恐。"肾藏精，大恐易伤肾伤精，《灵枢·本神》曰："恐惧而不解则伤精，精伤则骨酸痿厥，精时自下。"过恐可表现为神志不安、痴呆等，如《三因极一病证方论》曰："恐伤肾者……犹豫不决。"《景岳全书》曰："或以惊恐，而渐致痴呆。"《医醇賸义》曰："恐则气馁……神情不安。"

7. 惊 为心志，亦与胆相关。《素问·举痛论》曰："惊则心无所倚，神无所归，虑无所定，故气乱矣。"《三因极一病证方论》曰："惊伤胆者，神无所归，虑无所定。"大惊则伤心胆，心胆伤则神乱。过惊易出现神不守舍、痴呆、健忘等证，如《严氏济生方》曰："或因事有所大惊，或闻虚响，或见异相，登高陟险，惊忤心神，气与涎郁，遂使惊悸，惊悸不已，变生诸证……心虚烦闷，坐卧不安，皆心虚胆怯之候也。"《静香楼医案》曰："骤尔触惊，神出于舍，舍空痰入，神不得归，是以有恍惚昏乱等证。"《柳选四家医案》曰："惊则气乱，神出舍空，痰涎袭入，此心悸形呆，善忘不语。"

综观上述，情志病发病与七情内伤息息相关，七情得以合理疏泄可避免部分情志病的发生，故临床诊治情志病亦不可忽视七情因素的影响。此外，中医以情胜情的情志疗法，也是基于七情与脏腑的关系，并运用五行相生相克之理，来达到治病的目的。

二、怫郁致病说

"怫郁致病"的理论，是元代医家朱丹溪明确提出的。他在《丹溪心法》中说："气血冲和，万病不生，一有怫郁，诸病生焉。故人身诸病，多生于郁。"从词义上解，"怫郁"，悒郁也，是情志抑郁不得舒畅的意思。诚然，朱氏所提出的"怫郁致病"说，其义较为广泛，涉及病种多多，但其重点应该说是在情志病证方面，诸如郁证、不寐、脏躁、癫狂等，常与此有关。清代医家张石顽针对朱丹溪"怫郁致病"的观点,其在《张氏医通·郁》中阐发说:"郁证多缘于志虑不伸,而气先受病,故越鞠、四七始立也。郁之既久,火邪耗血,岂苍术、香附辈能久服乎?是逍遥、归脾继而设也。然郁证多患于妇人,《内经》所谓二阳之病发心脾,及思想无穷,所愿不得,皆能致病。为证不一,或发热头痛者有之,喘嗽气乏者有之,经闭不调者有之,狂癫失志者有之,火炎失血者有之,骨蒸劳瘵者有之,痞生虫者有之。治法总不离乎逍遥、归脾、左金、降气、乌沉、七气等方,但当参究新久虚实选用,加减出入可也。"当然治疗情志抑郁病证的方剂远不止于此。

朱氏"怫郁致病"说对临床很有指导意义。就拿现代临床来说,情志怫郁常是神经官能症、焦虑症、抑郁症等精神方面病症的主要病机。如宣滞解郁的越鞠丸对上列病症属"郁证"者,现代报道获效良多。说到这里,不禁使人想起《红楼梦》中林黛玉英年早逝的原因,无疑是由于郁郁寡欢、多愁善感而引起的不治之症。

这里尤其值得强调指出的是,"怫郁致病"说在养生保健上的重要作用。由于现代社会生活节奏加快,竞争愈趋激烈,人们的工作和精神压力增大,容易处于"亚健康"状态。所谓"亚健康",是指介于健康与疾病之间的中间状态,被人称之为"第三状态"。对于这类人群,如何增强其体质,调整其体内潜在的不平衡状态,以免疾病的发生,或将疾病消灭于萌芽状态,这是"治未病"的重点内容之一。"亚健康"的主要表现是情绪紧张、心情不宁、失眠多梦、记忆减退等,大多涉及情志异常的症状,但经各项理化检查却未发现实质性病变。按中医理论分析,气机怫郁,脏腑功能失调是较为常见的病机,因此很适合用宣郁通滞的方法调治,以消除导致气机郁滞特别是情绪不畅的诸多因子,促使机体恢复气血通畅而臻于康健。但是令人遗憾的是,当前社会上有不少人(包括亚健康人群)对补品产生误解,片面追求和盲目相信补品能强身健体、延缓衰老,坚持常年服用不懈。更有医生投人之所好,不加辨证地滥用补剂。诚然,对于体质虚弱者来说，因人制宜地服用一些补品，确有一定的益处，无可厚非。但对于情志怫郁、气血不畅者来说，误用滋腻之补剂，反而会使气血愈加壅滞，这无异于鲧治水，只用堵塞之法而不疏通河道，势必偾事。对此清代医家王孟英早就提出告诫，他针对当时"不知疗病，但欲补虚，举国若狂"的局面，大声疾呼"一味蛮补，愈阂气机，重者即危，轻者成锢"。"愈阂气机"是吃紧句，故他极力反对滥用补剂。鉴于"亚健康"的成因与情志怫郁有很大的关系，有理由认为六郁汤、越鞠丸等不失为"以通为补"的调治良方，我们切勿因其药味平淡无奇、价格低廉而轻视之。

综上所述，"怫郁致病"理论源远流长，对疾病尤其是情志病证的防治有着重要的指导意义和实用价值，很值得进一步继承和发扬。

三、瘀血凝滞说

神志异常，包括昏迷、谵妄、癫狂、不寐、善忘等，是临床较为常见的病证。引起神志异常的原因很多，也很复杂，其中与血瘀的关系，十分密切。临床应用活血化瘀的方药治疗上述病证，常能获得满意的效果。今试图从古今文献中，对血瘀而引起神志异常的主要证型和治法，略做探讨。

1. 下焦蓄血　《伤寒论》载："太阳病不解，热结膀胱，其人如狂，血自下，下者愈。其外不解者，尚未可攻，当先解外。外解已，但少腹急结者，乃可攻之，宜桃核承气汤。"又载："太阳病，六七日，表证仍在，脉微而沉，反不结胸，其人发狂者，以热在下焦，少腹当硬满，小便自利者，下血乃愈。所以然者，以太阳随经，瘀热在里故也，抵当汤主之。"还说："太阳病，身黄，脉沉结，少腹硬，小便不利者，为无血也；小便自利，其人如狂者，血证谛也，抵当汤主之。"从这三条记述可以看出，太阳表邪随经入腑，瘀热互结膀胱的蓄血证，可出现发狂、如狂等神志反常的证候，乃瘀热上扰于心，神明紊乱所致。诚如喻嘉言所说："蓄血至于发狂，则热势攻心。"仲景遵《内经》"血实宜决之"之旨，根据蓄血之久暂浅深、病情之轻重缓急，分别以桃核承气汤、抵当汤（或丸）活血祛瘀，通里攻下，促使瘀热下夺，则邪有去路，其病自愈。温病学大师叶天士说："夏月热久入血，最多蓄血一证，谵语神昏，看法以小便清长，大便必黑为是。"可见蓄血证伤寒有之，温病亦有之。有关蓄血引起神志异常的治验，古今文献不乏记述。如《本事方》载："有人病伤寒七八日，脉微而沉，身黄，发狂，小腹胀满，脐下冷，小便利，予投以抵当丸，下黑血数升，狂止，得汗解。"此案与伤寒蓄血证甚合，故投剂立效。

今人还扩充其治，对杂病之癫狂，若证属血瘀而致者，师仲景之法，亦多取效。如李氏认为："现代医学所说的精神分裂症，类似中医躁狂证，多由七情致病。在发病机制上，气郁不仅化火，也能使营血瘀滞，瘀血又使气郁加重而火炽，二者互为因果。"用活血祛瘀药，一方面减少因血瘀造成的气郁；另一方面瘀血得化，热无所附，则血行热散。采用桃仁承气汤加减治疗精神分裂症 30 例，基本治愈。[①]

赵氏指出："癫狂在治法上，一般多于治气，而少于治血；多于治痰火，而略于泻血热，故治之不能获速效。"并认为桃核承气汤对瘀热蓄结的癫狂有良好的效果。[②]

叶氏也曾介绍 3 例精神分裂症的治验，其中 2 例属蓄血发狂，均用桃核承气汤加减而治愈。如患者施某，女，18 岁。初诊时被禁闭在小房内，蓬头垢面，怒目炯炯，巩膜满布红丝。气势汹汹欲打人，由其家属围护。诊得脉沉细而弦，不肯张口伸舌，鼻下有血，唇色紫暗，腹部拒按。患者蹙眉示痛处，不食不眠，大便多日不下，询之其母，已知两个多月不见月经来潮。本例与下焦蓄血发狂相符，遂用桃仁承气汤与抵当汤治之。处方：桃仁、鲜地黄、芒硝各 12 克，生大黄、朱茯神各 9 克，桂枝、水蛭、虻虫、赤芍、牡丹皮各 6 克，甘草 4.5 克。服 2 剂大便得下，夜寐稍安，狂势渐减。复诊于硝黄之量减半，去鲜地黄加红花、丹参以活血通经。连

① 李华如．桃仁承气汤加减治疗精神分裂症 [J]．辽宁中医，1979（6）：25.
② 赵建东．桃核承气汤治愈"癫狂"一例体会 [J]．江苏中医，1965（7）：37.

服 3 剂，月经来潮，患者如梦方醒，仅感疲倦无力，乃以逍遥散味，调理数日而愈。[1]

有人用桃核承气汤、抵当汤加减治疗肝性昏迷者，如姜春华名老中医指出，重症肝炎若诊为"下焦蓄血，漱水迷妄，小腹急痛，内外有热"，可与桃核承气汤合犀角地黄汤治之。他还认为，陈自明《妇人大全良方》用桃仁承气汤"治瘀血，少腹急痛，大便不利，或谵语口干，水不咽，遍身黄色，小便自利，或血结胸中，手不敢近腹，或寒热昏迷，其人如狂"，此证描述近似重症肝炎肝性昏迷，提示血结瘀阻，扰乱心神，活血逐瘀为对证之治。[2]

2. 热入血室 《伤寒论》载："妇人中风，发热恶寒，经水适来，得之七八日，热除而脉迟身凉，胸胁下满，如结胸状，谵语者，此为热入血室也。"又说："妇人伤寒，发热，经水适来，昼日明了，暮则谵语，如见鬼状者，此为热入血室。""热入血室"何以会出现谵语、如见鬼状等神志紊乱症状？要回答这个问题，先得搞清"血室"是什么。所谓"血室"，诸家看法不尽一致，有认为是指冲脉（成无己、方有执等），有认为是指肝脏（柯韵伯等），也有认为是指子宫（张景岳、山田氏等）。我们以第二种看法为是。理由是：肝为藏血之脏，其经脉抵少腹，绕阴器，与冲、任、子宫都有密切联系；又肝藏魂，调节人的神志活动。肝有病变，自能影响正常的神志活动而出现神志反常的征象；再从"热入血室"的其他证候如寒热如疟、胸胁下满等来看，也与肝的病理变化密切相关。由是观之，妇人经期适遇外感，邪热乘机与血互结于肝，肝失藏魂之职；瘀热又上扰于心，神明不宁，是导致谵语、如见鬼状的病理症结所在。所以仲景治"热入血室"，轻则用小柴胡汤和解疏泄，重则刺期门穴以泻肝经实热。

后世医家在治法上做了很多补充，如钱璜主张用小柴胡汤加牛膝、牡

① 叶桔泉.精神分裂症三例 [J].浙江中医学院学报，1979（1）：37.
② 姜春华.张仲景活血化瘀的辨证施治及其方剂的活用举例 [J].浙江中医学院学报，1980（4）：1-4.

丹皮、桃仁；杨士瀛提出小柴胡汤加五灵脂，均增强了活血化瘀之功。特别是明清时期，温病学家对"热入血室"尤有阐发。叶天士指出"热陷血室之证，多有谵语如狂之象"，治法注重清热凉血散瘀，认为"当从陶氏小柴胡汤去参、枣，加生地、桃仁、楂肉、牡丹皮、犀角等"。薛生白说："湿热证经水适来，壮热口渴，谵语神昏，胸腹痛，或舌无苔，脉滑数，邪陷营分。宜大剂犀角、紫草、茜根、贯众、连翘、鲜菖蒲、银花露等味。"亦体现了清热凉血散瘀之法。吴鞠通谓："热病经水适至，十数日不解，舌萎饮冷，心烦热，神气忽清忽乱，脉右长左沉，瘀热在里，加减桃仁承气汤主之。"旨在逐瘀泻热。方后注云："得下黑血，下后神清渴减，止后服。"显然兼受《伤寒论》蓄血证的影响，故立法如斯。陆子贤在论治春温"热入血室"时提出："宜用小柴胡去半夏，加归尾、桃仁、山楂、牡丹皮、赤芍、广郁金、鲜菖蒲，破瘀透邪也。"诸家结合温病的特点，在清热凉血散瘀上着力，使"热入血室"的证治得到了很大发展。

3. 营热血瘀 温病邪入营血，热毒煎熬营阴，因而成瘀，瘀热交滞血分。盖心主血属营，瘀热上扰心神，故可出现神昏谵语等症。此时清热凉血、清心开窍，势所必用，然则瘀血与热为伍，徒清热而不祛瘀，则热有所附，瘀阻灵窍，其病难解。故须配合活血祛瘀之品，方能奏效。试观治疗温病血分证的主方犀角地黄汤，即是凉血散血并用，组方颇具巧思。

俞根初化裁本方而成犀角地清络饮，治邪入营血，瘀热互阻心窍而致的神昏谵妄等症，颇为合辙。何秀山评述说："热陷包络神昏，非痰迷心窍，即瘀阻心孔，必用轻清灵通之品，始能开窍而透络，故以《千金》犀角地黄汤凉血通瘀为君，臣以带心连翘，透包络以清心，桃仁行心血而化瘀……此为清清透络，通瘀泄热之良方。"

又如，治疗营分证的主方清营汤，方中丹参一药，功善活血散瘀，寓清营泄热之中，以防血与热结，亦大有深意。近年有用清瘟败毒饮合血府逐瘀汤治疗热病神昏，也有介绍用下瘀血汤合犀角地黄汤治重症肝炎神志迟钝而获效者，提示清热解毒、凉血祛瘀合用，对营热血瘀而致的神志紊乱，可望提高疗效。

4. 瘀阻脑络 脑为元神之府，瘀血阻于脑络，可使神志发生异常的变化，多见于脑血管意外、颅脑外伤、颅内肿瘤等，活血化瘀对此类病证亦有一定疗效。如徐氏报道治疗"脑外伤综合征"（脑外伤3个月后，仍有头痛、头昏、失眠等症状，但无神经系统器质性损伤体征，可诊断为本病）84例，其中对窍络瘀阻型52例，采用通窍活血汤加减（以当归、红花、远志、白芷、藁本、川芎、赤芍、桃仁、陈皮、大枣为基本方），取得了显著疗效。[①]

按通窍活血汤善治上部血瘀，药力可达颠顶脑窍，故瘀阻脑络孔窍者，尤为适宜。又癫狂病证，昔贤论治多重痰火，唯王清任独具慧眼，明确提出："癫狂一症……乃气血凝滞脑气，与脏腑不接，如同做梦一样。"阐明了气滞血瘀与本病发病的关系，并创制癫狂梦醒汤活血通络、理气化痰为治。实践证明，本方对痰瘀互阻包络心窍的癫狂，确有疗效。如中国中医科学院已故名医王文鼎对癫狂之实证，每多先投本方以行气化瘀，继则以十味温胆汤等方调治，常获效验。[②]

沈氏临床体会到本方对精神分裂症属狂躁型初发者效果较好，对外伤特别是颅脑外伤所致的中枢神经功能紊乱的兴奋型，疗效确切。[③]

5. 血府瘀结 "血府"是指膈膜以上的部位，以心脏为主。盖心主神明，瘀阻心窍，最易引起神志失常的证候。王清任的血府逐瘀汤，主治血府瘀结而致的瞀闷、急躁、不眠、夜晚多梦等症。

后世踵其法，获效甚多。如颜氏治疗1例顽固性失眠，居则彻夜不寐，病已十余年，服安眠药罔效。参合患者面部瘀斑累累，两目红丝，脉涩，舌紫等，辨证为瘀滞窍络。遂用血府逐瘀汤，服3剂渐能入睡，服至

① 徐启刚.脑外伤综合症辨证论治 [J].新医药学杂志，1978（8）：39–41.
② 蒋厚文，盛增秀，王琦，等.活血化瘀方药临床应用 [M].南京：江苏科学技术出版社，1987：272.
③ 沈敦道，朱胜良.癫狂梦醒汤在临床上的应用 [J].浙江中医学院学报，1979（4）：19–21.

30 余剂，病乃告愈。[①] 我们对冠心病、神经衰弱等病所出现的心悸心慌、失眠多梦、情绪急躁，证属血府瘀结者，多用本方加减治之，效果亦较满意。

6. 邪陷络闭 薛生白《湿热病篇》载："湿热证七八日，口不渴，声不出，与饮食亦不却，默默不语，神识昏迷，进辛开凉泄，芳香逐秽，俱不效，此邪入厥阴，主客浑受，宜仿吴又可三甲散。醉地鳖虫、醋炒鳖甲、土炒穿山甲、生僵蚕、柴胡、桃仁泥等味。"薛氏自注云："暑湿先伤阳分，然病久不解，必及于阴，阴阳两困，气钝血滞，而暑湿不得外泄，遂深入厥阴，络脉凝瘀……心主阻遏，灵气不通，所以神不清而昏迷默默也。破滞通瘀，斯络脉通而邪得解矣。"吴氏三甲散（鳖甲、龟甲、穿山甲、蝉蜕、僵蚕、牡蛎、蛰虫、白芍、当归、甘草），功在入阴搜邪，活血通络。薛氏师其意而用于邪陷络闭，灵机不通之神志异常，为热病神昏的救治，别开生面，很值得借鉴。今人有用此法治疗"乙脑"后遗症神呆失语等，取得了一定疗效。

此外，妇女产后血晕神志异常，亦可由败血攻心所致。诚如《血证论·产后》所说："下血少而晕者，乃恶露上抢于心，心下满急，神昏口噤，绝不知人，法当破血。"宜用失笑散、延胡索散等。

综观上述，血瘀与神志异常，在发病与病机上有着密切的关系，这是中医学理论和实践上的一大特色。深入探讨和研究这方面的理论和治疗方法，阐明其实质含义，揭示其机制，将对神经系统的某些病症，特别是精神病症的防治，产生重大的影响。这是一个很有现实意义的课题。

四、痰浊蒙窍说

中医有关情志病证的病因病机，对"痰浊蒙窍"十分重视，兹举下列病证予以说明。

---

① 颜乾麟. 血府逐瘀汤治验 [J]. 新中医，1975（1）：35-37.

1. 神昏　急性热病和内伤杂病中危重症之一。究其病因，与痰浊关系密切，如温病、瘟疫出现神昏症状。古代文献常将"痰迷心窍"作为一种主要病机和证型，内伤杂病如中风神昏，前人多归咎于"痰浊蒙蔽神明"所致。

2. 不寐　明代李中梓《医宗必读》指出，引起不寐大约有五：一曰气虚，一曰阴虚，一曰痰滞，一曰水停，一曰胃不和。显然已将"痰滞"作为不寐的主要病因之一。清代唐容川《血证论·卧寐》中说："肝经有痰，扰其魂而不得寐者，温胆汤加枣仁治之。"温胆汤能治痰饮不寐，为医者所熟悉。明代张介宾《景岳全书·卷十八·不寐》引徐东皋语："痰火扰乱，心神不宁，思虑过伤，火炽痰郁而不眠者多矣。"其对"痰火""痰郁"导致不寐说得十分清楚。

3. 癫狂　元代朱震亨《丹溪心法·癫狂》说癫狂"大率多因痰结于胸间"，指出了"痰"在癫狂发病学上的重要作用。朱氏还明确提出"痰迷心窍"这一观点，被后世广为沿用。尤其是现代医者常将"痰蒙心窍""痰气郁结""痰火扰心"等列为包括癫狂在内的神志疾病辨证施治的常见类型。

4. 痫证　《丹溪心法·痫》强调："痫证有五……无非痰涎壅塞，迷闷空窍。"

"无非"二字最引人注目，道出了"痰"与痫证发生的密切关系。明代程国彭《医学心悟·癫狂病》曰："经云重阴为癫，重阳为狂，而痫证则痰涎聚于经络也。"并进一步指出："痫者忽然发作……叫喊作畜声，医者听其五声，分为五脏……虽有五脏之殊，而为痰涎则一。"其对"痰涎"于痫证发病的高度重视，跃然纸上。明代李中梓《证治汇补·痫病》尝谓"阳痫痰热客于心胃""阴痫亦本乎痰热"，强调指出了"痰热"是痫证的重要致病因素。更值得一提的是，《实用中医内科学》根据前贤的有关论述，总结出"积痰"与癫痫病因紧密相关，尝谓："古有无痰不作痫之说。初病实证，多由痰热迷塞心窍所成；久病虚证，多由痰湿扰乱神明而致。

总之积痰内伏是癫痫发病的原因之一。"确是至当之结论。

五、火热旺盛说

火热旺盛是引起神志异常的主要病机之一。火热，包括外界火热之邪侵犯和脏腑内在火热亢盛两大类，前者属外感病，后者属内伤病。

早在《黄帝内经》中就有火热致神志病证的记述。如《素问·至真要大论》尝谓："诸热瞀瘈，皆属于火。""诸禁鼓栗，如丧神守，皆属于火。""诸躁狂越，皆属于火。"明确指出了神昏瘈疭、神明失守、躁扰发狂等一类神志病证，多系火热引起。《素问·脉解》又说："阳尽在上，而阴气从下，下虚上实，故狂癫疾也。"道出了阳热上盛，火邪扰心是导致狂癫病的重要病机。《素问·病能论》载："帝曰，有病怒狂者，此病安生？岐伯曰，生于阳也。"《难经·二十难》所述"重阳者狂"，与《素问》此语如出一辙。盖阳者，火热者。

金元时期，刘河间《素问玄机原病式》谓："肝实则多怒为狂，况五志所发，皆为热，故狂者五志间发。"更明确指出了五志化火，上扰心神，狂证可由是而生。朱震亨《丹溪心法·癫狂》说："癫属阴，狂属阳。"可见狂证多属阳旺火热为患，这与《内》《难》的观点是一脉相承的。

明清以降，《景岳全书·癫狂痴呆》载："凡狂病多因于火，此或以谋为失志，或以思虑郁结，屈无所伸，怒无所泄，以致肝胆气逆，木火合邪，是诚东方实证也。此其邪乘于心，则魂魄不守，邪乘于胃，则为暴横刚强。"这里所说的"邪"，无疑是指"火热之邪"。随着温病温疫学说的发展，吴又可《温疫论·神虚谵语》有"烦热谵语"句，说明热邪扰心是导致谵语的原因之一。特别是叶天士《温热论》提出"温邪上受，首先犯肺，逆传心包"论点后，外感热邪引起的神志病证和病机，有了很大的发挥，诸如"邪陷心包""热扰神明""痰热蒙蔽心窍"等病机，在温病著述和相关医案中屡见不鲜。

新中国成立以来，对癫狂证的研究有了新的进展，特别是采用中西医结合方法取得了较多成绩。其中对癫狂的病机和辨证，1984年中华医学会神经精神科委员会制订的《精神分裂症临床工作诊断标准》，其中西医结合分型把"痰火内扰""阴虚火旺"作为主要类型，进一步阐发了火热旺盛导致情志病证的机制。举此一端，可见一斑。

综观上述，中医对情志病证由火热引起的病因病机，历代记述较为翔实，认识深刻，很值得我们传承和弘扬。

六、脑髓病变说

脑为奇恒之腑，乃诸髓汇聚之处，所谓"脑为髓之海"。现代医学认为，人的精神、意识、思维和情志活动是大脑的生理功能，是大脑对外界事物的反应。因此，脑髓充足，脏腑功能活动正常，则机体神志正常，精神稳定。若脑髓空虚不足或失却清灵，可致脏腑功能失常，神机失用，影响五志的化生或产生各种病理产物，如痰浊、瘀血等，郁闭五官七窍，而出现情志异常情况。

早在《黄帝内经》时期，中医学认为情志由心统帅，"心者君主之官，神明出焉"，故"心主神明"论在中医学传统理论中一直占有主导地位。而对脑和神明的关系，在古代文献中也有论述。如《素问·脉要精微论》曰："头者，精明之府。"《颅囟经》也说："元神在头曰泥丸，总众神也。"唐代孙思邈《备急千金要方》中曰："头者，身之元首，人神之所法，气口精明，三百六十五络，皆上归于头。"宋代陈无择的《三因极一病证方论》提出："头者，诸阳之会，上丹产于泥丸宫，百神所集。"明代李时珍《本草纲目》更明确指出："脑为元神之府。"

自清代开始，西学东渐日盛，各医家对脑与神明的关系及影响有了进一步的发展。如王清任《医林改错》提出"灵机记忆不在心而在脑"，并进一步阐明"两耳通于脑，所听之声归于脑，所见之物归于脑……鼻通于脑……所闻香臭归于脑"。汪昂《本草备药》云："人之记性，皆在脑中。"陈梦雷《古今图书集成·医部全录》云："诸阳之神气，上会于头，诸髓之精，上聚于脑，故头为精髓神明之府。"中西医汇通医派的代表医家张锡纯则提出"神明之体在脑而其用在心，心脑协同主持神明"，其所著《医学衷中参西录》中载："人之神明，原在心与脑两处。""神明之体藏于脑，神明之用发于心。""心脑息息相通，其神明自湛然长醒。"

近年来，随着中医在情志学领域的研究不断深入，并结合现代医学研究，临床上对"脑"的认识逐步深入，明确了"脑"在人体中的重要地位。有学者提出了"脑主脏""脑主神明"等观点。1997年颁布的《中医临床诊疗术语·疾病部分》中"痫病、癫病、狂病、癫狂病、卑慄、脏躁、百合病"等情志病归属于脑系病类。因此，关于脑和情志的内在联系，以及由脑髓不足或瘀血阻脑等引起情志疾病的相关机制研究，是随着时代的发展不断完善的，对现代中医情志学说发展和临床辨证治疗都有重要的启示作用。

第四章　情志病证的防治特色

中医情志疾病是由情绪的过激反应，反映出的一类涉及精神、心理、情绪异常的病证，对其认识和辨治都有其独到的特色。

一、情志病证防治体现中医辨证论治的精华

20 世纪 90 年代，《天津中医》杂志首开"情志病专栏"，曾发表有"中医情志医学是中医学的特色和精华"的论文，强调整体观念和辨证施治是中医的精髓。辨证论治、同病异治、异病同治，是防治情志疾病的主要特色和手段，这对我们很有启发。

辨证论治是中医独特临床思维方式的运用，其在情志病证的诊疗中，常常能得到更集中的反映和更好的体现。

异病同治和同病异治是辨证论治的核心内容。同病异治是指相同疾病可以表现出不同的证候类型，就可以应用不同的治法和方剂；异病同治是指不同的疾病可以表现出相同的证候类型，因而可采用相同的治法方剂。

在情志病证防治中，由于情志失常所造成疾病的病因病机同中有异，异中有同，临床表现错综复杂，所以中医也有如不寐、健忘、郁证、焦虑、神昏、癫痫、发狂等不同的病证名目，但各种疾病又当根据临床辨证分型作出相同或不同的治疗方法。如不寐与郁证，虽是两种病证，若病机同属肝气郁结，均可用逍遥散治疗；而同一不寐，因其病机和证型有异，治法则截然不同，有适用归脾汤，有宜用血府逐瘀汤。凡此就是异病同治、同病异治在情志病证治疗上的具体体现。

二、中医情志病证防治强调人性化、人道化和人文化

对情志病证的治疗应该特别强调"以人为本"。中医治病，不仅是治病，而更重要的是治人。由于情志疾病特别容易受到情绪的影响，故而更需要讲究对病患的人性化、人道化和人文化的需求。

1. 人性化　中国的儒学文化的《三字经》开宗明义说："人之初，性本善；性相近，习相远。"无论什么样的人，人性总是乐生恶死、喜善憎恶的。中医的基本哲理比较讲究人性，也就是尽量减除患者心目中的丑陋厌恶的成分，诱导、启发患者善良的心性，良好的心愿，以利于病体的康复。儒家说"仁者寿"，强调有仁性、善心的人比较能够长寿，以儒、道哲学为基础的传统医学也认为心地善良，慈悲为怀，有利于治病保健，这是有科学根据的。如美国科学家就做过这样的实验：将一个烦躁、愤怒的人呼出气体的蒸馏液注射到小白鼠体内，不久小白鼠就死了。说明情绪焦躁、恼怒、恐怖的人体内是会产生毒素的。可见我们的老祖宗当时虽然不明白"科学"二字的含义，但说出来的话还是很有些科学道理的！

2. 人道化　也可以说是人情化，就是医学的一切行为活动，都是为了减除病患的苦痛和促使疾病向愈为根本，避免对患者精神心理有任何的刺激和不良的影响。即便是对不治之症，也尽可能地让病者保持一份良好的心态，从而保证人身各方面的功能，如增强免疫、自愈功能，提高生活质量，延长生存期限。中医学特别重视人的精神、情绪的意义和作用，认为人生三宝精、气、神。精是生命的基础，气是功能活动，神是主导，是人身的司令部。患者得了所谓的不治之症如癌症，若是说他最多只能活三个月，一下子泄了气，精神支柱就倒塌了。本来身体状况还行的，如此一来精神垮了，也就起不来了。中医讲人道，非常同情人，理解患者，总是以安抚、宽慰为主，绝对不讲对患者情绪有刺激的话，不泄露不利的医事信息。患者把满怀的希望寄托在医生身上，只要他觉得有希望，具有一定的"正能量"，疾病就有好转甚至痊愈的希望。

3. 人文化 即强调"天地万物，莫贵于人"及"人贵千金"的文化理念。在医疗实践中，一切以围绕治人、救人为第一要务，这在中医当中得到了充分体现。《素问·宝命全形论》里明确提出："天覆地载，万物悉备，莫贵于人。"《备急千金要方》也指出："人命至贵，有贵千金；一方济之，德逾于此。"医疗的根本是为了拯救人的生命，"医乃仁术""医为仁学"，都重申了这样的一个传统宗旨。这对治病保健、健康长寿都具有十分重要的意义。

三、体质学说为情志病证的防治提供相关的理论基础

导致心理情志疾病，除了情绪过激，或心理压力等因素外，与个人的性格特征也很有关系。这一点现代心理学是十分强调的，中医学也有相当的认识。两千多年前的《黄帝内经》中，就有关于"阴阳五态人"人格的详尽论述。

所谓"阴阳五态人"，即把人格特征分为太阳、少阳、少阴、太阴、阳明平和等五个态型，其人格特征各有不同，大多表现在情志方面：如太阳之人，一般多直率热情，精力旺盛，情绪易于激动；少阳之人，多敦厚踏实，办事专注，稳重自如；少阴之人，反应敏捷，多变灵活，兴趣广泛，易喜易怒；太阴之人，多见多愁善感，性情孤僻，外静内动，不善交往；阴阳平和之人，也多稳重可靠，敦厚踏实，办事专注，且安闲自得，近似于少阳木态人。而且中医学认为，太阳之人多阳微阴，阳重易狂；少阳之人多阳少阴，血在内而气在外，故中气略显不足；少阴之人多阴少阳，六腑少畅，血易滞而气易散；太阴之人，多阴无阳，阴血浊而卫气涩，阴阳不和；而阴阳平和之人则阴阳之气较为平和，所以血脉调畅，脏腑气旺。

不同体质的人对情志的刺激会有不同的反应，唯阴阳平和人性格随和自然，情志刺激对他的影响相对比较小些。

现代对中医体质学说的研究有了极大的提高，其中特别强调"体病相

关"和"体病同治"。就情志病证而言，如体质类型中的"气郁质"，容易发生神经官能症、焦虑症和抑郁症。对这类患者，其防治尤其要注重"体病同治"，既要诱导和鼓励患者减轻心理压力，保持欢愉的心情，以改善体质状态，又要在治法上突出疏肝理气、镇心宁神、安魂定志。只有通过"体病同治"，才能提高临床疗效。

四、防治情志病证强调药治与心治相结合

上文所谈到的气郁质发生情志病证的治疗方法，无疑是药治与心治相结合的典型例子。以下我们进一步予以阐述和发挥：

1. 真诚和善的心理疏导疗法 情志病证，因为是人的精神、心理、情绪方面出现故障，所以又称之为心病。老话说，心病要用心药医，也就是对这种疾病的病因、病史、症状等，都要慢慢地有个充分的认识，需要有心理上的疏导和交谈。《灵枢·师传》里说："人之情，莫不恶死而乐生，告之以其败，语之以其善，导之以其便，开之以其苦，虽有无道之人，恶有不听者乎？"朱丹溪也说过："因七情而起之病，宜以人事制之。"用交谈、心理疏导的方法，具体有好言劝慰、释疑解惑、支持保证等。如有的人受了气，气急呼啦一下子缓不过来了，恼怒急暴。怎么去劝慰，让他平静下来？对碰到的事情不了解、不清楚，产生心理压力、负担，怎么去提高他的认知，让他慢慢明白过来？有人情绪低落，老是怀疑自己得这个病那个病的，反复体检查不出什么名堂。这就需要医生给他心理上的支持、保证，有的强迫症就是这样的。

2. 以情胜情的交互抑制心理疗法 中医学有个治法，叫"以情胜情"，就是用别的情绪刺激患者，让其对先前受到的不良情绪刺激起到制约、克制的作用，从而发挥积极的治疗效果。《黄帝内经》说"怒伤以忧胜之，以愁解之；喜伤以恐胜之，以怒解之；忧伤以喜胜之，以怒解之；恐伤以思胜之，以忧解之；惊伤以忧胜之，以怒恐解之。此法唯贤者能之"。现代心理学有个疗法，叫"交互抑制心理疗法"，与中医的以情胜情疗法是

不谋而合的。国际著名精神病学家沃尔泊指出："如果在出现激惹焦虑的刺激时，作出对抗焦虑的反应，这样刺激与焦虑反应之间联系会消弱，因而部分地或全部地抑制了焦虑反应。"交互抑制心理疗法就是在受到情绪刺激、干扰时，用另一种情绪来对抗它、冲击它，原先的情绪干扰就会被冲淡。范进中举，喜疯了，胡屠夫凶神恶煞地上去就是一个巴掌，就给治好了。中医学所说的"怒胜喜"，就是这个道理。不是这样的话，给他吃这个药，吃那个药，恐怕都不一定会好得那么快。

3. 移精变气、改易心志的行为认知疗法　这实际上就是通过一些认知行为的方法，要求逐步地排遣情思，开阔心胸，转移焦点，积极地从一种困惑、抑郁的心境中解脱出来的精神心理疗法。清代名医叶天士说过："情志之郁，由于隐曲不伸……郁证全在病者能够移情易性。"另外，现代医学心理学中运用放松训练与生物反馈疗法有机结合，在安静平和的氛围中平卧，放松身体，默念健康。通过机体主动的放松、大脑宁静的默念，来增强对体内自我能力的调控，这与传统的移精变气治法也有许多相似之处。

4. 中医药治疗重心在于调理脏腑气血　中医药物调治即便是配合治疗，也是根本性的治疗。因为情志病证受损的是病者的脏腑气血，因此重点在辨证论治基础上调理脏腑气血，即是说以脏腑为中心的整体调治。倘若仅仅是头痛医头、脚痛医脚的对症治疗，恐怕很难取得好的疗效。对情志损伤致病的药物治疗，根据不同的情绪对不同脏腑的损害，辨证提出不同的方药加以应对。我们临床采用中草药治疗，治法也多从安脏定志入手，如疏肝解郁、宁心安神、健脾豁痰、泻肝清肺、补肾益脑等。

5. 怡情摄生、重视保健的防病治病法　《黄帝内经》有"恬惔虚无，真气从之，精神内守，病安从来"的箴言。精神安逸，心情舒畅，不仅不会有情志疾病，其他各种各样的毛病也会大大减少，就是患了病，治疗起来效果也会更好。这常识虽然大家都知道，但做起来恐怕不那么容易。这方面古代医家给我们总结出了许多很好的经验，比如孙思邈强调"舍名利""除喜怒""去声色""淡滋味""静心神"等。人只要能够放得下名利，他的心理就会十分地安逸，情绪也就非常地宁静，那么还有什么情志疾病可见呢！心理学家研究指出，恬惔虚无能减轻一系列的受压抑的欲望，使之淡漠，让它消失。以此来预防和康复疾病，是一种主动有效的精神疗法。现在有人提倡养生先养心，要求人们学会保持几种心态，即宽心、静心、善心、定心、信心，有时还需要有一点点的粗心。郑板桥著名的"难得糊涂"的条幅，就是警示人们不必要事事精明，处处小心，有时该糊涂、该粗糙一点的时候就得糊涂一点、粗糙一点。我们也见多了那些特别较真，追求完美的人，更容易出现情绪问题。"笑一笑，十年少；愁一愁，白了头。"天天有个好心情，这才是灵丹妙药呀！

综观上述，中医防治情志病证，方法多样，特色鲜明，很有必要予以传承和弘扬，并与西医疗法有机结合，必将使临床疗效显著提高。

中篇　各论

第一章　不寐

【概说】

不寐，是因心神失养或不安引起经常不能获得正常睡眠为特征的一类病证，主要表现为睡眠时间、深度的不足，轻者入睡困难，或寐而不酣，时寐时醒，或醒后不能再睡，重则彻夜不寐，是临床常见症状之一。虽不属于危重病证，但影响人们正常生活、工作、学习和健康。其名首见于《难经》，《黄帝内经》中称其为"不得眠""不得卧""目不瞑"。后世医家对本病的病因病机、诊治方法等多有发挥（详见下文"医论选释"和"医案赏析"）。现代由于生活节奏加快，工作和心理压力增大，不寐的发病率居高不下，从中医中挖掘精华，可以更好地为现实服务。

【病因病机】

不寐的病因虽多，大致可分为外感与内伤两大方面，一般多以情志不节、劳逸失度、久病体虚、饮食内伤和禀赋不足等引起阴阳失交，阳不入阴而成。临床辨证需分清虚实，实证多由心火炽盛，肝郁化火，痰热内扰，胃气失和所致；虚证多由心脾两虚，心虚胆怯，阴虚火旺使然。其病位在心，与脾、肝、胆、肾相关。

【辨证论治】

1. 心火炽盛

症状：心烦不寐，躁扰不宁，怔忡，口干舌燥，小便短赤，口舌生疮。舌尖红，苔薄黄，脉细数。

治法：清心泻火，宁心安神。

方药：常用朱砂安神丸。药用朱砂、黄连、生地黄、当归、炙甘草等。

2. 肝郁化火

症状：急躁易怒，不寐多梦，甚则彻夜不眠，伴有头晕头胀，目赤耳鸣，口干而苦，便秘溲赤。舌红苔黄，脉弦而数。

治法：清肝泻火，镇心安神。

方药：常用龙胆泻肝汤等方剂加减。药用龙胆草、黄芩、栀子、木通、车前子、柴胡、当归、生地黄、甘草等。

3. 痰热内扰

症状：心烦不寐，胸闷脘痞，泛恶嗳气，伴有头晕目眩，口苦。舌红苔黄腻，脉滑数。

治法：清化痰热，和中安神。

方药：常用黄连温胆汤等方剂加减。药用半夏、陈皮、竹茹、茯苓、枳实、黄连等。

4. 胃气失和

症状：不寐，脘腹胀满，胸闷嗳气，嗳腐吞酸，或见恶心呕吐，大便不爽。舌苔腻，脉滑。

治法：和胃化滞，宁心安神。

方药：常用保和丸等方剂加减。药用山楂、神曲、半夏、陈皮、茯苓、莱菔子、连翘等。

5. 阴虚火旺

症状：心烦不寐，心悸不安，腰膝酸软，伴头晕，耳鸣，健忘，潮热盗汗，咽干少津，五心烦热，男子遗精，女子月经不调。舌红少苔，脉细数。

治法：滋阴降火，清心安神。

方药：常用六味地黄丸合黄连阿胶汤等方剂加减。药用熟地黄、酒萸肉、牡丹皮、山药、茯苓、泽泻、黄连、阿胶等。

6. 心脾两虚

症状：不易入睡，多梦易醒，心悸健忘，神疲食少，伴有头晕目眩，四肢倦怠，腹胀便溏，面色少华。舌淡苔薄，脉细无力。

治法：补益心脾，养心安神。

方药：常用归脾汤等方剂加减。药用人参、白术、黄芪、甘草、当归、远志、酸枣仁、茯神、龙眼肉、木香等。

7. 心虚胆怯

症状：虚烦不寐，多梦易醒，胆怯心悸，触事易惊，伴有气短自汗，倦怠乏力。舌淡，脉弦细。

治法：益气镇惊，安神定志。

方药：常用安神定志丸合酸枣仁汤等方剂加减。药用人参、茯苓、茯神、远志、龙齿、石菖蒲、酸枣仁、知母、川芎等。

【医论选释】

《素问·逆调论》：阳明者胃脉也，胃者六腑之海，其气亦下行，阳明逆不得从其道，故不得卧也。《下经》曰：胃不和则卧不安。此之谓也。

阐释：本论所说的卧不安，有解释为喘而不能平卧，与"失眠"的意思不完全一致。究其病机是阳明气逆，胃气不能顺着它的道路而下行，所以就不能平卧而喘了。现代不少医生认为"胃不和则卧不安"是因为胃气不和，即胃中气机失调，可导致不寐，并以半夏秫米汤治之。笔者认为两种观点可以并存，以利拓宽思路，有益于不寐的辨证和治疗。

《灵枢·营卫生会》：老者之气血衰，其肌肉枯，气道涩，五脏之气相搏，其营气衰少而卫气内伐，故昼不精，夜不瞑。

阐释：吴又可《温疫论》说："盖老年营卫枯涩，几微之元气易耗而难复也。"本论所说指出了由于老年"营气衰少而卫气内伐"，势必气血不足以养心，以致神不安，"目不瞑"（不寐）由是而生矣。联系临床，老人不寐的发生率的确较高，这是由他们的体质特点决定的。

《金匮要略·血痹虚劳病脉证并治第六》：虚劳虚烦不得眠，酸枣仁汤主之。

阐释：酸枣仁汤是治不寐的经方，后世医家对其证因脉治多有注释和发挥，详参下篇"常用方剂"。

《诸病源候论·大病后不得眠候》：大病之后，脏腑尚虚，荣卫未和，故生于冷热。阴气虚，卫气独行于阳，不入于阴，故不得眠。

阐释：本书不寐的病因病机中曾提到"以情志、劳逸、久病、饮食等引起阴阳不交，阳不入阴形成"即以本论为依据。所以临床治疗不寐，导阳入阴，使阴阳交济，显然是重要一环，交泰丸证即是其例。

《诸病源候论·伤寒病后不得眠候》：今热气未散，与诸阳并，所以阳独盛，阴偏虚。虽复病后仍不得眠者，阴气未复于本故也。

阐释：本论指出"阳独盛，阴偏虚"是导致"不得眠"（不寐）的重要机制，临床常可见到。有些患者虽大病恢复，但仍不得眠，这是体内阴阳尚未恢复平衡所致，与本论契合。

《普济本事方·中风肝胆筋骨诸风》：平人肝不受邪，故卧则魂归于肝，神静而得寐。今肝有邪，魂不得归，是以卧则魂扬若离体也。

阐释：肝藏魂，肝不受邪，能行司藏魂的职能，故神交而得寐；反之，肝若受邪，藏魂之职失司，是以寐不安矣。本论以肝为例，说明脏腑功能与情志活动密切相关。这在本书上篇有专题论述，可以互参。

《古今医统大全·不寐候》：痰火扰乱，心神不宁，思虑过伤，火炽痰郁而致不眠者，多矣。有因肾水不足，真阴不升，而心阳独亢，亦不得眠；有脾倦火郁，夜卧遂不疏散，每至五更，随气上升而发躁，便不成寐。此宜快脾发郁，清痰抑火之法也。

阐释：不寐的病因错综复杂，历代医家多有认识和阐述。本论列举痰火扰乱，心神不宁，思虑过伤，火炽痰郁和肾水不足，真阴不升，心阳独冗，以及脾倦火郁等因素导致不眠，并提示了一些治法。

《景岳全书·不寐》：不寐证虽病有不一，然唯知邪正二字，则尽之矣。盖寐本乎阴，神其主也，神安则寐，神不安则不寐。其所以不安者，一由邪气之扰，一由营气不足耳。有邪者多实证，无邪者皆虚证。

阐释：《景岳全书》倡导"八纲"辨证。清代程国彭《医学心悟》也说："病有总要，寒、热、虚、实、表、里、阴、阳八字而已。"遵"八纲"辨证，是诊治疾病的关键。本论对不寐的辨证，同样强调虚实两端，"有邪者多实证，无邪者皆虚证"，此之谓也。

《医宗必读·不得卧》：不寐之故，大约有五。一曰气虚，一曰阴虚，一曰痰滞，一曰水停，一曰胃不和。

阐释：本论对不寐的病因病机做了高度概括，颇切临床实际。至于各种证型的症状表现和治疗方法，详参本书的有关篇章和其他医籍。

《类证治裁·不寐论治》：由思虑伤脾，脾血亏损，经年不寐，归芍六君子汤，或益气安神汤。

阐释：本论对于思虑伤脾、脾血亏损引起的不寐，提出了具体的治疗方剂，可供参考。依笔者经验，归脾汤当更合适，因为思虑不仅伤脾，而心亦受伤，不言而喻。临床对于心脾两伤的不寐，归脾汤最为常用，效果亦佳。

【医案赏析】

1. 五火内炽烁液成痰不眠案（《归砚录》）

寅昉曾于去冬患血溢，与清舒肝胆而安。唯久患不眠，臂冷食少，自云服补心丹及知柏八味丸甚合。余曰：脉至弦细而缓，因赋质阴亏，心多思虑，五火内炽，炼液成痰，阻碍气机，故脉证如是，滋腻之药，不可再投。用沙参、丹参、丝瓜络、茅根、旋覆、橘、半、菖、苓，服十余剂而愈。

评议：本案中"赋质阴亏，心多思虑，五火内炽，烁液成痰，阻碍气机"，已点出了本例失眠的病因病机。故王氏采取辨体论治与辨证论治相结合的方法，既滋养气阴，又清火化痰，如是则心神得宁，夜寐自安矣。值得关注的是，处方用药轻灵可喜，这是王孟英用药的特点，很值得师法。

2. 津液大伤不寐案（《丛桂草堂医案》）

米某年逾四旬，卧病多日，服药数剂，他病俱退，唯彻夜不寐，谵语笑不休，不饥不食。予视其舌，尖红而苔少，脉息小滑，盖病退而津液大伤，痰热阻滞为患。遂以百合、知母、沙参、麦冬、贝母、花粉、枣仁、柏子仁、茯神、竹茹、黄芩，少加川连二分，一剂而笑止神安。遂以饮食调养而瘥。

评议：舌"尖红而苔少"是心火旺盛，津液耗伤之的据，故药用沙参、麦冬、花粉滋养津液；酸枣仁、柏子仁、茯神养心安神，黄连清心火；黄芩、贝母、竹茹清化痰热。百合配知母，即《金匮要略》百合知母汤，可治热病津伤，心神不宁。

3. 肝郁老妇漏血不寐案（《校注妇人良方》）

一妇人年六十有四，久郁怒，头痛寒热，春间乳内肿痛，服流气饮之类益甚，不时有血如经行。又因大惊恐，饮食不进，夜寐不宁。此因高年去血过多，至春无以生发肝木，血虚火燥，所以至晚阴旺则发赤。经云：肝藏魂。魂无所附，故不能寐。先以逍遥散加酒炒黑龙胆草一钱，山栀一钱五分。二剂肿痛顿退，又二剂而全消。再用归脾汤加炒栀、贝母，诸症悉愈。

评议：本患得之肝郁乳肿，又因药误而去血过多，再则伤于七情，心脾受扰，故不寐由是而作。首用逍遥散加龙胆草、山栀疏肝清火而乳肿消，继用归脾汤加山栀、贝母补养心脾兼清热散结而诸症悉愈。治法先后有序，方药丝丝入扣，宜其取效也。

4. 痰火蒙蔽心包神乱不寐案（《孟河费绳甫先生医案》）

佚名。肝阳上亢，夹湿痰蒙蔽包络，神明无主，如浮云蔽日，虽照无光。神识乍清乍昧，时常喜哭，夜不成寐。包络受病，已无疑义。大便燥结，必五六日一行，或肌热，或手足心内热，无非痰火灼阴见症。辛凉清热，未免耗气伤津。脉来弦滑。清通神明，降火消痰，颇为合度。宜宗前法，更进一筹。

北沙参四钱　京玄参一钱　云茯神二钱　细木通一钱　薄橘红一钱　川贝母二钱　天竺黄五分　陈胆星五分　瓜蒌皮三钱　江枳壳一钱　鲜竹茹一钱　钩藤钩一钱半　甜杏仁三钱　川雅连一分　荸荠五枚　牛黄末五厘（过服）

评议：孟河医派是明末清初起源于江苏常州的一大医学流派，其中最具代表性的是费伯雄、马培之、巢崇山、丁甘仁四大家，费绳甫为费伯雄之孙。是患痰火灼阴，包络受病，所以神志乍清乍昧，时常喜哭，夜不成寐。药用清通神明，降火消痰，颇为合辙。方中天竺黄、胆星、牛黄是痰热蒙蔽心包的常用药物。鄙意似可加入郁金、石菖蒲等品。

5. 胃不和卧不安案（《沈氏医案》）

徽州吴天具，天禀强壮，多郁善怒，性嗜酒，酒性大热，贮于胃中，夜不得安卧，脉息左手沉弦带数，右手滑大有力。此系肝胆之火，郁于胃中，炼津液成痰，以致胃中不和，而卧不安也。恐冬令之后，痰随火升而颠仆，为类中之疾。治法宜以豁痰清火，并忌醇酒厚味，戒恼怒，一交冬令，自然却去病蒂矣。

半夏　广皮　茯苓　甘草　黄连　石膏　枳壳　山栀　香附　加生姜、竹茹、石菖蒲根煎

评议：脉息左手沉弦带数，右手滑大有力，肝胆之火，郁于胃中显然，故用黄连温胆汤加石膏、山栀等豁痰清火。

6. 黄连阿胶汤治不寐案（《丛桂草堂医案》）

张星五大令（绍棠桐城人）宰昆山时，其如君年四十余，患血崩症，经医治愈，自是遂不能寐，精神疲惫，饮食不多，延予治之。左脉细小，心脉尤弱，脐左有动气勃勃，甚则上冲，心悸多汗，颈胸间尝觉筋挚。盖血舍空虚，筋无血养，而虚阳不能敛纳也，乃与阿胶鸡子黄汤合三甲复脉

汤，加女贞子、枸杞子、枣仁、茯神、柏子仁等。接服五剂，诸症稍退，夜间亦稍能寐。遂接服五十五剂，病大退，饮食亦较多矣，嗣以原方加生地、熟地，制成膏剂，常服全瘳。

孟姓妇，年逾四旬，素患白带，庚戌秋间卧病，服药不效，遂延予治。病者烦躁不安，彻夜不寐，稍进汤饮，则呕吐不已，脐左有动气，白带频流，自觉烧热异常，扪其身凉如平人，脉亦弦小不数，舌红赤光，毫无苔垢。问其家人，病者性情素躁，且已产育十二胎，盖血液亏竭，阳热偏胜，加以所服药饵，皆辛散苦寒之品，以致胃气益虚，胃液益竭，而神不守舍也。乃与黄连阿胶汤，加沙参、麦冬、熟地、枣仁、茯神、牡蛎、龙齿、珍珠母、朱砂块、磁石、蒌仁等药，芩、连只用数分，熟地、阿胶等则用三钱，以鸡子黄一枚，生搅冲服，一剂烦躁定，能安睡。二剂后眠食俱安，但精神疲惫，遂以前方去芩、连，加苁蓉、枸杞，填补精血。接服数日而痊。

评议：《伤寒论》曰："少阴病，得之一二日以上，心中烦，不得卧，黄连阿胶汤主之。"清代吴谦《医宗金鉴》释曰："少阴肾经，水火之脏，邪伤其经，随人虚实，或从水化以为寒，或从火化以为热。"上两例是少阴热化而引起的不寐，故方中均用黄连阿胶汤。值得一提的是，第一例黄连阿胶汤与《温病条辨》三甲复脉汤融于一方，可见袁桂生（注：《丛桂草堂医案》作者）不囿于伤寒与温病学派门户之见，难能可贵。

7. 阴损不寐案（《临证指南医案》）

某三三，寐不成寐，食不甘味，尪羸，脉细数涩。阴液内耗，厥阳外越，化火化风，燔燥煽动，此属阴损，最不易治，姑与仲景酸枣仁汤。

枣仁炒黑勿研，三钱　知母一钱半　云茯神三钱　生甘草五分　川芎五分

评议：中医学认为，阳伏于阴，气藏于血则人可安寐。若阴血不足，则阳气很难伏藏，而浮越于上，则不寐。酸枣仁汤出自《金匮要略·血痹虚劳病脉证并治》："虚劳虚烦不得眠，酸枣仁汤主之。"其有养血安神、清热除烦之功，与本例正合。

8. 伤思过虑二年不寐案（《续名医类案》）

张子和治一富家妇人，伤思过虑，二年不寐，无药可疗。其夫求张治之，张曰：两手脉俱缓，此脾受之，脾主思故也。乃与其夫约，以怒激之，多取其财，饮酒数日，不处一法而去。其妇大怒出汗，是夜困眠。如此者八九日不寤，自是食进脉平。雄按：此法人皆能之，然须问其是否愈人之病也。

评议：此乃情志相胜法。《黄帝内经》曰："怒伤肝，悲胜怒；思伤脾，怒胜思；恐伤肾，思胜恐；喜伤心，恐胜喜；悲伤肺，喜胜悲。"此妇人伤思过虑，以怒激之，得汗而解，木克土故也。

9. 多虑多愁夜不安寐案（《斡山草堂医案》）

平昔过于操心，多虑多愁，甚则夜不安寐，或时脘痛欲吐。此心、肝、脾三脏之病，久防惊悸怔忡。以益气养心营为治。

西党参　炙甘草　炙龟甲　炒归身　柏子霜　制白术　橘红　麦冬肉　炒白芍　生枣仁　茯神　远志肉

评议：此为清代嘉庆、道光年间江苏青浦名医何书田医案。何书田，自号竹斡山人，治病起疾如神，名满江浙。此案为心、肝、脾三脏之病，故用药补心、养肝、健脾兼而有之，堪称周密。

10. 中气久虚湿痰阻胃不寐案（《孟河费绳甫先生医案》）

广东姚仁峰，心悸不寐，肢麻怯冷，食入作吐。余诊其脉，左弦右缓。中气久虚，湿痰阻胃。遂用高丽参一钱，茯神二钱，白术一钱，当归二钱，枣仁钱半，远志八分，广皮一钱，半夏钱半，茅术一钱，木香五分，砂仁一钱，炮姜八分，龙眼肉三枚。连服十剂而愈。

评议：方用归脾汤加减。方中人参、白术、炮姜益气健脾；当归补血；远志、酸枣仁、茯神、龙眼肉养心安神；木香、砂仁行气健脾。复合陈皮、半夏、茅术，乃取平陈汤意，旨在化痰祛湿，使全方补而不滞，脾胃运化正常则痰湿自除。组方配伍谨密，药中鹄的，宜乎取效也。

11. 脾虚不寐案（《沈俞医案合钞》）

右寸脉弱，左寸关弦滑，此劳心太过，心不摄肾，而为梦泄。又以思虑伤脾，脾虚则生痰，痰停心包，故不寐嘈杂。宜先半夏秫米汤，继以归脾汤调理，然后可以抛弃一切，安神忌食静养，则渐可向安无虑矣。

熟半夏半杯　白糯米小半合

以千里长流水扬之万遍，取二碗煎药，煎用枯芦苇代炭。

评议：盖半夏秫米汤原名半夏汤，出自《灵枢·邪客》，原文云："补其不足，泻其有余，调其虚实，以通其道而去其邪；饮以半夏汤一剂，阴阳已通，其卧立至。"又说："决渎壅塞，经络大通，阴阳得和者也。"后人据此，多用于胃中壅滞、气机不和而致失眠，所谓"胃不和则卧不安"是也。

12. 心惕如悬夜寐不安案（《邵兰荪医案》）

安昌相。心惕如悬，夜寐不安，脉虚细，左关细劲，舌红，偶然语蹇，姑宜补心丹加减治之。（辛亥十二月念九日。）

丹参三钱　生地四钱　柏子仁钱半　甘菊二钱　麦冬二钱，去心　炒枣仁三钱　远志肉八分　预知子三钱，即八月札　元参二钱　钗斛三钱　茯神四钱，辰砂拌　引灯心七支

四帖。

介按：心血不足，神志不宁，而致心惕如悬，夜不安寐，故治以补益心神为主。用生地以滋气，酸枣仁以补心，茯神、远志以安心神，钗斛滋液，甘菊养肝，又用预知子之固肾，灯心以为引导。此方诚治心虚不寐之专剂。（不寐）

评议：邵兰荪医案善用引药，具有种类多、药量轻、喜鲜品的特点，种类又以枝叶果实为主，血肉有情之品、矿物类为辅，充分发挥了引药增强主方药效作用。

【小结】

不寐是指因心神失养或不安引起不能正常睡眠为特征的一类病证。中医对不寐在几千年的临床实践中积累了丰富的诊疗经验，创制了诸多治不

寐经典名方，为后世治疗不寐提供了宝贵的论治典范。不寐病因繁多，又有五脏六腑寒热虚实之分，然中医临床上多以《内经》"阳不归阴"为不寐总病机。叶天士云："不寐之故虽非一种，总是阳不交阴所致也。"观后世治不寐之方各异，但其宗旨皆在于使阴阳相交。阴阳失交，不外两类。一为阴阳之一方偏胜偏衰，一为阴阳相交之道路不通。一方偏胜者，他方不能制约，如邪热引动心火，心阳独亢，肾水不能上承之黄连阿胶汤证，需降折心火，滋养阴血，水火方得以相交。一方偏衰者，则无力以潜纳他方，如心肝阴血亏损、虚热内扰之酸枣仁汤证，需滋养阴血方能潜纳阳气，而得阴阳相交。此一类正应"补其不足，泻其有余，调其虚实"之治法。阴阳相交之道路不通者，乃因"厥气客于五脏六腑"，以致脏腑气机失调，经脉运行不利也，如前述虚火上扰心神、火不归原、心肾不交之交泰丸证，需降浮火，旺真阳，引火归原，以复天地交泰而得阴阳和平矣。其他如痰热阻扰清阳之温胆汤证，热扰胸膈之栀子豉汤证，瘀血阻滞之血府逐瘀汤证，皆由病邪阻扰，经络气机不畅，阴阳之通路受阻，其气亦乱而不调矣。"以通其道，而去其邪"，病邪去，窒塞除，气机得畅，经络得通，阴阳方有正路通行，自然达到交和。盖治不寐此为宗旨，治百病亦斯理也。

此篇虽仅列心火炽盛、肝郁化火、痰热内扰、胃气失和、阴虚火旺、心脾两虚、心虚胆怯七型，各有主方，但临证时亦多见患者神疲乏力、头昏脑涨、多梦健忘、腰膝酸软、时时欲呕等伴随症状，以及心烦易怒、忧思惊恐、卧起不安、默默欲眠、抑郁消极、神昏谵语、哭笑不休等精神症状。除主证主方外，再酌加开痰、泻火、调气、解郁、导滞、潜镇、安神、和胃等药，随证选药，标本兼顾。本篇诸多古代名医验案供参，可效仿学习。

第二章 狂证

【概说】

狂证是因五志过极，或先天遗传，或饮食不节等病因，导致脏腑功能失调、阴阳失衡，痰结、火盛、气滞、血瘀等病理因素扰乱神明，表现为动而多怒、喧扰不宁、狂躁刚暴、毁物打骂等特征的精神亢奋状态。西医学的精神分裂症之紧张性兴奋型及青春型者、双相情感障碍之躁狂相者、急性反应性精神病的反应性兴奋状态等大致相当于本病。

《黄帝内经》中"狂"的辨治体系已初具雏形。《灵枢·癫狂》云："狂始生，先自悲也，喜忘、苦怒、善恐者，得之忧饥，治之取手太阴、阳明，血变而止，及取足太阴、阳明。狂始发，少卧不饥，自高贤也，自辩智也，自尊贵也，善骂詈，日夜不休……狂，善惊，善笑，好歌乐，妄行不休者，得之大恐……目妄见、耳妄闻、善呼者，少气之所生也……狂者多食，善见鬼神，善笑而不发于外者，得之有所大喜。"其症状描述涵盖了感知、情绪、认知、行为、饮食睡眠等多方面异常；病因有忧饥、大恐、少气、大喜等，并提出了相应的经络治疗。《素问·至真要大论》云："诸躁狂越，皆属于火。"《素问·阳明脉解》云："足阳明之脉病……病甚，则弃衣而走，登高而歌，或至不食数日，逾垣上屋，所上之处，皆非其素所能也……阳盛则四肢实，实则能登高而歌也……热盛于身，故弃衣欲走也……妄言骂詈，不避亲疏者……阳盛则使人妄言骂詈，不避亲疏而不欲食，不欲食故妄走也。"火邪、阳盛是狂的主要病机。《素问·病能论》指出："有病怒狂者……生于阳也……夺其食即已……使之服以生铁落为饮，夫生铁落者，下气疾也。"后世医家在《内经》基础之上，对狂证的病因诊治不断深入和丰富。

【病因病机】

（一）病因

1.先天禀赋异常　狂属阳病，阳盛之体易从阳化热，心神受扰而发为狂病。《难经·二十难》载："重阳者狂，重阴者癫。"《素问·调经论》中有"血有余则怒，不足则恐"。刘河间《素问玄机原病式·火类》曰："肝实则多怒而狂。"《素问·病能论》："帝曰，有病怒狂者，此病安生？岐伯曰，生于阳也。帝曰，阳何以使人狂？岐伯曰，阳气者，因暴折而难决，故善怒也，病名曰阳厥。帝曰，何以知之？岐伯曰，阳明者常动，巨阳、少阳不动，不动而动大疾，此其候也。"

2.情志过极　多因暴怒不止，引动肝胆木火上升、冲心犯脑，神明无主而发病；或郁愤不解，水渎失职，痰湿内生，气郁痰结，格塞心窍而发病；或肝气郁悖，气失畅达，血行凝滞，致气滞血瘀，或痰瘀互结，气血不能上荣脑髓，神机失养，神明混乱而发病；或大惊卒恐，精缺肾亏于下，心火上浮，扰乱神明而发病。

情志刺激是否引起狂证，与先天禀赋密切相关。阴阳平和者调适能力较强，虽受刺激亦只有短暂的情志失畅不致发病，而个性偏颇者难以正确对待外界事物，导致情志刺激强度大、持续时间长，或反复发生；阴阳失调体质，尤其是阳盛阴虚、上实下虚者，遇有情志过激更易从阳化热而为狂。

3.外邪侵袭　《素问·宣明五气》曰："邪入于阳则狂，邪入于阴则痹。"外感六淫侵袭人体，从阳化热，心火上扰，神明错乱而发为狂证。

（二）病机

1.火邪扰神　火是诱发狂证的直接病理因素。《素问·脉要精微论》指出："衣被不敛，言语善恶不避亲疏者，此神明之乱也。"《素问·至真要大论》指出："诸躁狂越，皆属于火。"《景岳全书·杂证谟·癫狂痴呆》曰："凡狂病多因于火。此或以谋为失志，或以思虑郁结，屈无所伸，怒无所泄，以致肝胆气逆，木火合邪，是诚东方实证也。此其邪乘于心，则为神魂不守；邪乘于胃，则为暴横刚强；故治此者，当以治火为先，而或痰或气，察其甚而兼治之。"

2. 痰瘀互结　痰、瘀是狂病反复发作、经年难愈的主要致病基础。《丹溪心法·癫狂》曰："癫属阴，狂属阳，癫多喜而狂多怒……大率多因痰结于心胸间，治当镇心神，开痰结……如心经蓄热，当清心除热；如痰迷心窍，当下痰宁心……阴虚阳实则狂，狂病宜大吐下则除之。"《医学三字经》曰："狂多实、痰宜蠲。"清代王清任《医林改错·癫狂梦醒汤》曰："癫狂一症……乃气血凝滞脑气，与脏腑气不接，如同做梦一样。"总之，因情志内伤，肝气郁滞、血行不利、痰湿内生、五志化火，夹瘀血、痰浊之邪上扰神明发为狂病。又有饮食失节、运化失司，损伤脾胃，聚湿成痰，内生邪实郁而化热，痰热窜扰脏腑经络，心神受扰而发病；或因痰为瘀之基，瘀又能变生痰浊，痰夹瘀血，每因郁火相夹，触动痰瘀，神明逆乱而发狂。狂病日久，气滞痰凝，血瘀阻窍，痰瘀交结，形成宿疾，或转为癫疾。

3. 肾虚精亏　狂证病性多属实证，亦有虚实夹杂，或以肾虚、精亏为主之虚狂。刘河间《素问玄机原病式·火类》认为："肾水主志，而水火相反，故心火旺则肾水衰，乃失志而狂越。"《景岳全书·杂证谟·伤寒典·发狂》云："虚狂之证，必外无黄赤之色，刚暴之气，内无胸腹之结，滑实之脉，虽或不时躁扰，而禁之则止，口多妄诞，而声息不壮，或眼见虚空，或惊惶不安。察其上则口无焦渴，察其下则便无硬结，是皆精气受伤，神魂不守之症。此与阳极为狂者，反如冰炭，而时医不能察，但见错乱，便谓阳狂，妄行攻泻，必致杀人。凡治此者，顺辨阴阳。其有虚而夹邪者，邪在阳分则宜补中益气汤之类，邪在阴分则宜补阴益气煎之类。虚而无邪者，在阳分，是宜四君、八珍、十全大补汤、大补元煎之类；在阴分，则宜四物、六味、左归饮、一阴煎之类；阴虚夹火者宜加减一阴煎、二阴煎之类，阳虚夹寒者宜理中汤、回阳饮、八味汤、右归饮之类。"

狂证的病因有七情内伤，饮食失节，禀赋不足等内因；又有外邪并于阳，导致脏腑功能失调，神明逆乱而发狂。病位主要在心、肝，与脾、胆、肾有关；病理因素有火热、气滞、痰结、瘀血；狂属阳，以火邪为主，如久而不愈，火盛势必伤及真阴，阴虚则水不制火，虚火与痰瘀互结，上扰心神，表现为虚实夹杂之证。

【辨证论治】

1. 痰火扰神

症状：素有性急易怒，头痛失眠，两目怒视，面红目赤，烦躁，突然狂乱无知，骂詈号叫，不避亲疏，逾垣上屋，或毁物伤人，气力逾常，不食不眠。舌质红绛，苔多黄腻或黄燥而垢，脉弦大滑数。

治法：清心泻火，涤痰醒神。

方药：常用生铁落饮、礞石滚痰丸等加减。药用生铁落、胆星、贝母、玄参、天冬、麦冬、连翘、丹参、云苓、橘红、石菖蒲、远志、朱砂等。

2. 瘀血阻窍

症状：少寐易惊，疑虑丛生，妄见妄闻，言语支离，面色晦暗。舌青紫，或有瘀斑，苔薄滑，脉小弦或细涩。

治法：活血化瘀，安神定志。

方药：定狂逐瘀汤加减。药用桃仁、红花、赤芍、丹参、琥珀粉、大黄、柴胡、制香附、石菖蒲、郁金、炙甘草等。

3. 痰结血瘀

症状：狂病日久不愈，面色暗滞而秽，躁扰不安，多言，恼怒不休，甚至登高而歌，弃衣而走，妄见妄闻，妄思离奇，头痛，心悸而烦。舌质紫暗有瘀斑，少苔或薄黄苔干，脉弦细或细涩。

治法：豁痰化瘀，调畅气血。

方药：癫狂梦醒汤加减。药用半夏、胆南星、陈皮、青皮、柴胡、香附、桃仁、赤芍、丹参、桑白皮、大腹皮、紫苏子、木通、甘草等。

4. 火盛伤阴

症状：狂病日久，妄言妄为，其势较戢，呼之能自止，但有疲惫之象，多言善惊，心中烦躁，寝不安寐，口干便难，形瘦面红。舌质红少苔或无苔，脉细数。

治法：滋阴降火，安神定志。

方药：二阴煎加减。药用生地黄、麦冬、酸枣仁、生甘草、玄参、茯苓、黄连、木通、灯心草、竹叶等。

5. 心肾不交

症状：狂病久延，时作时止，势已轻瘥，呼之能自制，寝不安寐，烦悗焦躁，口干便难。舌尖红无苔或剥裂，脉细数。

治法：育阴潜阳，交通心肾。

方药：黄连阿胶汤合琥珀养心丹加减。药用黄连、黄芩、芍药、鸡子黄、阿胶、琥珀、龙齿、远志、牛黄、石菖蒲、茯神、人参、酸枣仁、生地黄、当归、柏子仁、朱砂、金箔等。

【医论选释】

《素问玄机原病式·火》：狂越。狂者，狂乱而无正定也。越者，乖越礼法而失常也。夫外清而内浊，动乱参差，火之体也；静顺清朗，准则信平，水之体也。由是肾水主志，而水火相反。故心火旺则肾水衰，乃失志而狂越也……况五志所发皆为热，故狂者五志间发，但怒多尔……骂詈，言为心之声也。骂詈，言之恶也。夫水数一，道近而善；火数二，道远而恶……故上善若水；水火相反，则下愚如火也……而今病阳盛阴虚，则水弱火孽，制金不能平木，而善去恶发，骂詈不避亲疏。喜笑恚怒而狂，本火热之所生也，平人怒骂亦同。

阐释：刘河间，寒凉派创始人，主张：五志所发皆为热；躁扰、狂越、骂詈、惊骇等皆属于火；狂证的治疗以清火为首要治则。"下愚如火"是情志疾病的人格基础，"上善若水"是完善自我的修行目标。

《丹溪心法·癫狂》：癫属阴，狂属阳，癫多喜而狂多怒，脉虚者可治，实则死。大率多因痰结于心胸间，治当镇心神、开痰结。亦有中邪而成疾者，则以治邪法治之，《原病式》所论尤精。盖为世所谓重阴者癫，重阳者狂是也，大概是热。癫者，神不守舍，狂言如有所见，经年不愈，心经有损，是为真病。如心经蓄热，当清心除热；如痰迷心窍，当下痰宁志。若癫哭呻吟，为邪所凭，非狂也……阴虚阳实则狂，狂病宜大吐下则除之……治狂邪发无时，披头大叫，欲杀人，不避水火。苦参不拘多少，上为末，蜜丸如梧子大。每服十五丸，煎薄荷汤下。

阐释：狂属阳，多以实证为主，治以祛邪为主，因于火者清心降火，因于痰者下痰宁志。吐法、下法可用于急症快速起效，如痰结于胸中可予吐法令痰涎从口而出，阳明里实则可予泻下，火扰神明则清火。苦参，清热燥湿，药性苦寒，趋向沉降，但只可暂用，否则胃气易伤。吐下之后形神俱乏者，宜以饮食调养。

《景岳全书·杂证谟·癫狂痴呆·论治》：凡狂病多因于火。此或以谋为失志，或以思虑郁结，屈无所伸，怒无所泄，以致肝胆气逆，木火合邪，是诚东方实证也。此其邪乘于心，则为神魂不守；邪乘于胃，则为暴横刚强。故治此者，当以治火为先，而或痰或气，察其甚而兼治之。若止因火邪，而无胀闭热结者，但当清火，宜抽薪饮、黄连解毒汤、三补丸之类主之。若水不制火，而兼心肾微虚者，宜朱砂安神丸，或服蛮煎、二阴煎主之。若阳明火盛者，宜白虎汤、玉泉散之类主之。若心脾受热，叫骂失常，而微兼闭结者，宜清心汤、凉膈散、三黄丸、当归龙荟丸之类主之。若因火致痰者，宜清膈饮、抱龙丸、生铁落饮主之。甚者宜滚痰丸。若三焦邪实热甚者，宜大承气汤下之。若痰饮壅闭，气道不通者，必须先用吐法，并当清其饮食。此治狂之要也。

阐释： 狂证之火需区别在脏、在腑、在三焦，又有虚火、实火之别，又有夹痰、夹瘀需兼治。

《癫狂条辨》： 是症不外忧思郁结，痰火夹攻，延及五脏，因有呼、笑、歌、泣等症。须知癫症专责乎痰，痰火夹攻则狂也。盖火属阳而常动，故有传经之变；痰属阴而常静，故有结聚之坚。痰本不动，其动者，火逼之也。狂虽有传变，又与伤寒传经异，伤寒自外而入，狂则自内而出。伤寒始于太阳膀胱，一日一传。狂则始于厥阴肝，次传心，次传脾，次传肺，次传肾。至肾不愈，则又反而传肝。要之心为君主之官，神明出焉。邪不入心，天君泰然，百体从令，焉能为患。盖忧思则伤脾，郁久而怒则伤肝，土郁而木复克之，此痰所由生也，痰迷心窍而昏愦作矣。岚瘴戾气伏入于里，积久成热，此火所由生也，火灼心君而妄念作矣。内乱既生，外侮因而乘之，痰火触逼，两相夹攻，心神亦因之扰乱，而谵狂作矣。其或弃衣逃匿，逾墙上屋，风热相争也；呼神叫鬼，昼夜不寐，神不守舍也；采青摘叶，肝风动也；擢土破物，风热入脾也；时而收物藏匿，邪入于阴也；时而抛物弃外，邪出于阳也；不拒水火，不拘生热，阴阳混杂也。更可奇者，前之所为言之了了，目今所为，毫不省着，盖痰在里而热在表也。治是证者，须察证候起于何经，虚实贵乎明辨。岂得以痰火概治之，以硝黄、陈半统治之哉！分辨数条，缕列于后。

阐释： 郭传铃《癫狂条辨》为中国现存第一本精神病专著，是郭氏根据家传之学，结合个人经验总结而成。郭氏对癫狂强调以脉、色、症、方为辨识的重点，着眼于五脏分治与五脏合病治法，在病机上提出："癫症专责乎痰，痰火夹攻则狂也。"在辨证上，提出辨阴阳、辨虚实、辨浅深、辨经络、辨先后的癫狂辨证大纲；在治疗上，总结出以五脏分治为主的脏腑辨证体系，提出治癫"以温中升阳为主"，治狂"则以理痰为先，清火次之"。

【医案赏析】

1. 阳明腑实发狂案（《卫生宝鉴》）

甲寅岁四月初，予随斡耳朵行至界河里住。丑厮兀闽病五七日，发狂乱弃衣而走，呼叫不避亲疏，手执潼乳，与人饮之。时人皆言风魔了，巫师祷之不愈而反剧。上闻，命予治之。脉得六至，数日不得大便，渴饮潼乳。予思之，北地高寒，腠理致密，少有病伤寒者。然北地此时乍寒乍热，因此触冒寒邪，失于解利，因转属阳明证。胃实谵语，又食羊肉以助其热，两热相合，是谓重阳则狂。阳胜宜下，急以大承气汤一两半，加黄连二钱，水煎服之。是夜下利数行、燥屎二十余块，得汗而解。翌日再往视之，身凉脉静，众人皆喜曰：罗谦甫医可风魔的也。

由此见用，伤寒非杂病之比，六经不同，传变各异。诊之而疑，不知病源，立相侮嫉。呜呼！嗜利贪名，耻于学问，此病何日而愈耶？

评议：本例因"胃实谵语，又食羊肉以助其热，两热相合，是谓重阳则狂"是《内经》"重阳则狂"的具体例子。观其发狂乱弃衣而走，呼叫不避亲疏，手执潼乳，与人饮之，数日不大便等症状，证属伤寒阳明腑实证无疑，治用大承气汤加味，药到病除。足见罗谦甫（《卫生宝鉴》作者）乃医林之高手，是案对临床治疗狂证颇有借鉴，值得细读。

2. 发狂寒热疑似案（《名医类案》）

一人年十八，病眩晕狂乱此非伤寒狂。医以为中风，已而四肢厥冷，欲自投水中欲投水中，若不细审，竟以为阴竭发躁矣。医曰：是当用乌、附，庶足以回阳。翁曰：此心脾火盛，阳明内实，用热药则不治。强以泻火解毒之剂，三服愈。

评议：发狂的辨证，重在辨清虚实寒热。本例叙症虽简，但呈现寒热错杂的临床表现。"四肢厥冷"似虚证寒证，故有医者主张"当用乌、附，庶足以回阳"；后医则认为"心脾火盛，阳明内实，用热药则不治。强以泻火解毒之剂，三服愈"。一虚一实，一寒一热，判若天壤，当此紧急关头，全凭医者正确判断，方不致误。《黄帝内经》"毋虚虚，毋实实"，此之谓也。

3. 痰食交积胸中致狂案（《名医类案》）

一妓患心疾，狂歌痛哭，裸裎妄詈。问之，则瞠视默默，脉沉坚而结。曰：得之忧愤沉郁，食与痰交积胸中。涌之，皆积痰裹血。后与大剂清上膈，数日如故。

评议：本案脉因证治交代十分清楚，"忧愤沉郁"，因也；"脉沉坚而结"，脉也；"食与痰交积胸中"，证也；"涌之"，治也。这确是一则言简意赅的佳案。

4. 单方治愈发狂案（《名医类案》）

蒋仲宾，江阴人。来吴中，人未知奇。有老兵行泣道上，问之，曰：吾儿为鬼魅所凭，医莫能治，今垂笃矣。仲宾往视之，其子方裸体瞠目，大诟且殴，人不可近。仲宾即令其家取蚯蚓数十条，捣烂，投水中去泥，以水遥示病者，病者见水，遽起持饮，未尽，帖然安卧，更与药泻之而愈。由是名著吴下。

评议：俗云"单方一味，气死名医"，这是本案的最好写照。患者狂证垂笃，蒋氏竟以蚯蚓数十条令服，使其"帖然安卧"，继与泻药而愈。盖蚯蚓治狂证，陶弘景曾谓："温病大热狂言，饮其汁皆瘥。"《名医别录》亦载："疗伤寒伏热狂谬。"《黄帝内经》云："诸躁狂越皆属于火。"可见"火热"引起狂证，渊源有自。此案之治之方，与此不无关系。

5. 阳明胃实致发狂谵语治案（《名医类案》）

滑伯仁治一僧，病发狂谵语，视人皆为鬼。诊其脉，累累如薏苡子，且喘且抟，曰：此得之阳明胃实。《素问》云阳明主肉，其经血气并盛，甚则弃衣升高，逾垣妄詈。遂以三化汤三四下，复进以火剂^{璜按：火剂，子和谓是黄连解毒汤，}乃愈。下法。

评议：阳明腑实发狂，用下法治疗，《伤寒论》早有记述。此案引《素问》语，对临床很有指导作用。

6. 惊气入心涌吐痰涎得愈案（《名医类案》）

沧州治一人，因恐惧遂惊气入心，疾作如心风，屡作，逐逐奔走，不避水火，与人语则自贤自贵，或泣或笑。切其脉，上部皆弦滑，左部劲于右，盖溢膻中，灌心包，因惊而风经五脏耳。即投以涌剂，涌痰涎一沫器，徐以惊气丸服之，尽一剂，病瘳。内伤实痰吐法。

评议：逐逐奔走，不避水火，酷似狂证，医者究其病因病机，系"恐惧遂惊气入心"。其用涌剂，"涌出痰涎一沫器"，迅即获愈。前贤有云"怪病多属于痰"，诚不我欺。

7. 惊恐致狂单方一味得安案（《名医类案》）

庞安时治一富家子，窃出游娼，邻有斗者，排动屋壁，富人子大惊惧，疾走惶惑，突入市，市方陈刑尸，富人子走仆尸上，因大恐，到家发狂，性理遂错。医巫百方，不能已。庞为剂药，求得绞囚绳，烧为灰以调药，一剂而愈。

评议：本例之治法，百思不得其解。庞氏妙手回春，所谓"医者，意也"，殆此类是也。

8. 养心安神辅以化痰治愈狂证案（《孙文垣医案》）

吴文学霁阳先生，笃志士也。以积学劳心，又有星士以己卯决科许者，其星士前许历历有验，至期疟发不能终场，遂心忧而成癫狂，日间或悲，或歌，或鼓掌，或顿足，甚则骂詈不避亲疏贵贱。乃叔邀予视之，面白而青，脉两寸短弱，关弦，右关滑，两尺平。予谓两寸脉既短弱，此心肺之神不足，志愿高，而不遂其欲，郁结不舒，津液生痰而不生血，又攻痰克伐太过，心神愈不得养，故昏乱而无所摄持。《内经》云：主不明则十二官危。按此，则治宜补养，收敛心神，而兼之清痰，可万全也。用酸枣仁、人参、茯神、小草、丹参、当归以补心安神，黄连、竹茹以清肝胆之火，玄参佐之，外以龙齿、珍珠、羚羊角、牛黄、胆星、天麻、青黛、辰砂、全蝎、水片、黄连、甘草膏为丸，金箔为衣，调理而愈。

评议：狂证有虚实之分，本例则属虚实兼夹之证。盖心肺之神不足，虚也；津液生痰而不生血，实也。孙氏所用方药，案中分析甚明，乃标本兼治之法。

9. 下焦蓄血发狂用抵当汤而愈案（《薛案辨疏》）

太守朱阳山弟，下部蓄血发狂，投抵当汤而愈。

疏曰：发狂症属阳明实热为多，何以知其属下部蓄血也？意必其小腹硬痛，大便黑亮，或溏腻如漆者为蓄血。若黑燥如煤者为燥结，非蓄血也。又蓄血症，舌苔有边白中黑而极薄润，必无干燥焦黄者，以血为阴，无大实热故也。又云：伤寒发黄，热势已极，与蓄血相类，但小便自利而渴者，为蓄血；小便不利，大便实而渴者，为发黄。故凡有蓄血者，必小便自利，大便黑亮，其人如狂。盖血病而气不病，故小便多自利也。心主血，邪热上干心，心君不宁，故烦躁谵语而如狂也。尚有身黄唇焦，嗽水不欲咽，腹胀起有青紫筋，诸症可验，但当分三焦上、中、下部分。如曾吐血衄血，而胸膈痛兼现有以上诸症者，上焦蓄血也，须用犀角、地黄；渴如患伤寒，邪入阳明，或患下痢脓血，而胸中痛兼现有以上诸症者，中焦蓄血也，当用桃仁承气汤，轻者犀角地黄汤，或加大黄；如患伤寒邪热，自太阳经不解，传入膀胱之里，与血相搏，或下血痢，产后恶露不尽，结在小腹，经水阻滞，而小腹痛兼现以上诸症者，下焦蓄血也，当用抵当汤，轻者桃仁承气汤。要知血既瘀滞，脾胃虽虚不得不先下之也。

评议：蓄血证引起发狂，《伤寒论》早有述及。如说："太阳病不解，热结膀胱，其人如狂，血自下，下者愈。其外不解者，尚未可攻，当先解外。外解已，但少腹急结者，乃可攻之，宜桃核承气汤。"又载："太阳病，六七日，表证仍在，而反下之，脉微而沉，反不结胸，其人发狂者，以热在下焦，少腹当硬满，小便自利者，下血乃愈。所以然者，以太阳随经，瘀热在里故也，抵当汤主之。"本案文字虽简，但辨疏甚详，指出蓄血证的主要症状及其辨证施治要点，尤其将蓄血分为上、中、下三焦部分证治，是对《伤寒论》的重要发挥。薛立斋氏学验俱丰，此案可见一斑。

10. 当归龙荟丸治狂乱案（《临证指南医案》）

陈。动怒惊触，乃外加扰内，致五志阳越莫制。古人集癫痫狂辨，以阳并于阴、阴并于阳互异，今以阳逆狂乱，非苦药之降，未能清爽其神识也。

当归龙荟丸三钱。

评议：本例是由七情内伤致"阳热狂乱"，属阳热实证。叶天士认为"非苦药之降，未能清爽其神识者"。方用当归龙荟丸（当归、龙胆草、大栀子、黄连、黄柏、黄芩、芦荟、青黛、木香、麝香）苦寒泄降，以泻其实热，可望病愈。现代临床也有用是方治疗实热狂证而获效者。本书"情志病证的病机学说"中"火热旺盛说"（第19页）对此有专门论述，可互参。

11. 木火动心神虚惊狂案（《临证指南医案》）

吴。惊狂，乃木火扰动，虽得平静，仍心悸怔忡，夜卧不寐。诊脉虚细如丝，已非痰火有余，议补心丹，以理心之用。木火动心神虚。

人参 茯神 枣仁 玄参 丹参 天冬 麦冬 生地黄 川连 柏子仁 菖蒲 桔梗 远志

评议：本例木火扰动渐息，惊狂已得平静，但心悸、不寐等情志异常见症尚未痊愈。叶氏据脉"虚细如丝"，断定"已非痰火有余"，而转属虚证，故改用补心养神之剂，所谓"药随证变""有是证即用是也"，即此意也。

12. 以情胜情治愈狂证案（《续名医类案》）

张子和治项关令之妻，病饥不欲食，常好叫呼怒骂，欲杀左右，恶言不辍，众医半载无效。张视之曰：此难以药治，乃使二媪，各涂丹粉，作伶人状，其妇大笑。次日又令作角抵，又大笑，其旁令两个能食之妇，常夸其食美，其妇亦索其食，而为一尝之。不数日，怒减食增，不药而瘥，后得一子。夫医贵有才，无才何得应变无穷。

评议：本书"情志病证的防治特色"中谈及"以情胜情的交互抑制心理疗法"。（第25页）本案即是运用此种特异疗法治愈狂证的生动例子，值得品味。案谓"夫医贵有才，无才何得应变无穷"善哉斯言。

13. 单味吐药治愈癫狂案（《续名医类案》）

浙江一妇人，癫狂不止，医以瓜蒂半两为末，每一钱重，井花水调满一盏投之。随得大吐，吐后熟睡，勿令惊动，自此无恙。

评议： 吐法善治狂证，这在古代名家医案中多有记载，本例堪称典型例子。一味瓜蒂汤涌吐竟能治愈"癫狂不止"之证，令人叹为观止。由是观之，临证治病，药不在于多，而在于精，简便廉验最为上策，贵在辨证准确。

14. 阳厥发狂验案（《续名医类案》）

王海藏治许氏，阳厥狂怒，骂詈不避亲疏，或哭或歌，六脉举按无力，身表如冰石，发则叫呼声高。洁古云：夺其食即已。因不与之食，乃以大承气汤，下得脏腑积秽数升，狂稍宁。数日复发，复下，如此五七次，行大便数斗，疾缓身温，脉生良愈，此易老夺食之法也。

评议： 厥证可分阳厥（热厥）、阴厥（寒厥）两大类型。对此《黄帝内经》就有"重阴必阳""重阳必阴"之谓，《伤寒论》于阳厥、阴厥的症状和病机早有阐述。明代吴又可《温疫论》还载有阳厥的具体病例：施幼声患疫，症见通身肌表如冰，指甲青黑，六脉六丝，显属"厥证"无疑，但细察病情，口燥舌干，苔刺如锋，心腹胀痛，按之痛甚，渴似冰水，小便赤涩。吴氏辨证为"阳证之最者"，即内热外寒的阳厥重症，主张用大承气汤下其实热，去其壅塞，俾阳气宣通，布达于体表，方可脉至厥回。试观本例的症状，何其相似乃尔，王海藏氏断为"阳厥"，确为高明之见。至于发狂，显系火热旺盛，扰乱心神所致，所谓"重阳则狂"是也。王氏以大承气汤数次泻下，良愈。

15. 火热发狂用祛热生胃汤得安案（《齐氏医案》）

曾治萧万有，患伤寒发狂，弃衣而走，不避羞耻，登高而歌，遇岩而跳，詈骂呼号，终日唯思饮水，其友请治。以祛热生胃汤，用石膏三两，知母三钱，人参五钱，元参三两，茯苓一两，麦冬三两，车前五钱，煎水十碗，一日灌完，是夜狂定。明日亦如前法一剂，明夜而口渴减半。又明日亦如前法一剂，而口渴方止，火亦顿息。乃改用四物汤重用生地一两，以保护元阴，滋养肝血而愈。前方妙在石膏、知母以泻胃火，人参以生胃气，元参去浮游之焰，麦冬生肺中之阴，茯苓、车前引火下行于膀胱，从小便而出。且火盛者口必渴，口渴必多饮水，吾用茯苓、车前二味以分消水湿，则水流而火自随水而散矣。方中泻火又不伤气，较胜于白虎汤。予常以此治火热发狂，或汗如雨下，口渴舌燥，或起芒刺者，即奏奇功。但要知病之轻重，而斟酌乎用药之轻重，庶不致误耳。

评议：本例为火热发狂，方用祛热生胃汤始得安康。盖本方与白虎汤相类，齐氏认为其效远胜于白虎汤，足资临床借鉴。案说："但要知病之轻重，而斟酌乎用药之轻重，庶不致误。"至理名言，切记！

16. 实热狂证用苦寒清心胆之火转机案（《吴鞠通医案》）

鲍，三十二岁，十月初二日。大狂七年，先因功名不遂而病，本京先医市医儒医，已历不少，既而徽州医、杭州医、苏州医、湖北医。所阅之医，不下数十百矣，大概补虚者多，攻实者少。间有已时，不旋踵而即发。余初诊时，见其蓬首垢面，下体俱赤，衣不遮身，随着随毁，门窗粉碎，随钉随拆，镣铐手足，外有铁索数根，锢锁于大石盘上，言语之乱，形体之赢，更不待言。细询其情，每日非见妇人不可，妇人不愿见，彼尽闹不可，叫号声嘶衰鸣，令人不可闻，只得令伊姬妾强侍之，然后少安，次日仍然，无一日之空。诊其脉六脉弦长而劲，余曰：此实证，非虚证也。于是用极苦以泻心胆二经之火，泻心者必泻小肠，病在脏，治其腑也，胆无出路，亦必泻小肠也。

龙胆草三钱　胡黄连三钱　天门冬三钱　细生地三钱　牡丹皮三钱　大麦冬三钱，连心

服二帖而大效，妄语少而举动安静，初三日见其效也。以为久病体虚，恐过刚则折，用病减者减其制例，于原方减苦药，加补阴之甘润。初五日，病家来告云："昨服改方二帖，病势大重，较前之叫哮妄语加数倍

之多，无一刻静，此症想不能治，谅其必死，先生可不必再诊矣。"余曰："不然，初用重剂而大效，继用轻剂加补阴而大重，吾知进退矣。"复诊其脉，弦长而数，于是重用苦药。

龙胆草六钱　洋芦荟六钱　天冬五钱　麦冬五钱，连心　胡黄连五钱　秋石二钱　乌梅肉五钱

一气六帖，一日较一日大效，至十一日大为明白，于是将其得病之由，因伊念头之差，因未识文章至高之境，即能至高，尚有命在，非人力所能强为，何怒之有。人生以体亲心为孝，痛乎责之，俯首无辞，以后渐去苦药加补阴。半月而后，去刑具，着衣冠，同跪拜，神识与好人无异。服专翕大生膏一料而大壮，下科竟中矣。

评议：本例的辨证关键在于诊得六象弦长而劲，故吴氏断其为"此实证，非虚证也"。观其处方用药，先后以一派苦寒之品泻心胆二经之火。由于药性熨帖，病获转机，最后以滋阴而收全功。用药次第井然有序，若非医林巨擘，断难为之。

17. 惊痰乱其神明致狂案（《类证治裁》）

包。因恐发狂，神扰语妄，脉右大左软。症由心虚受吓，惊痰乱其神明，非痫疾也。痫乃一时昏仆，醒即明了，即用胆星、川连等泄降痰火，月来神识稍清，宜用白金丸六服，再以清心温胆汤安神定志，可冀向安。潞参、淡竹茹、枳壳、橘红、茯神、生枣仁、栀心、远志、麦门冬、莲子心、鲜菖蒲汁冲。三四剂已效，改汤为丸服，遂复常。

评议：狂证因痰而致者不在少数。本例病因病机为"心虚受吓，惊痰乱其神明"。观其处方遣药，如白金丸、温胆汤等，皆为化痰、豁痰安神之名方，临床常用于痰阻心窍、扰乱神明所引起的癫狂等证。本例的证治，堪称典范。

18. 祛痰清热滋阴镇惊治愈发狂案（《回春录》）

张养之所亲李某，戊冬醉饮夜归，为查段巡员所吓，神志即以渐昏，治之罔效，至于不避亲疏，裸衣笑骂，力大无制，粪秽不知。己夏延孟英

视之，用石菖蒲、远志、龙齿、龟甲、犀角、羚羊角、元参、丹参、知、柏、栀子、龙胆草、枳实、黄连、竹黄、竹沥、石膏、赭石、黑铅、铁落，出入为方。十余帖吐泻胶痰甚多，继与磁朱丸，渐以向愈。眉批：祛痰清热，滋阴镇惊，力量甚大，此必本虚标实者，故其方如此。

评议：《回春录》作者王孟英，临证善用清热化痰之品。本例狂证，为惊吓所致，痰热扰心是其主要病机。王氏用祛痰清热、滋阴镇惊之剂而获卓效，其处方用药法度很值得参考。

19. 热入血室发狂验案（《尚友堂医案》）

桃源熊求才妻，因人盗笋，赴林中呼号怒骂。归即发狂，乱言无次，遂致纵火持刀，无所忌惮，家人扃锁内室，縶其手足，咸称邪祟。迎余诊视。令其夫烧圆石一枚，置勺中，再令扶坐，解其缚，以醋浇石，使烟气入鼻，乃得安寝就诊，其脉关滑尺数。余曰：此因经期适至，大呼大怒，气从上升，热入血室，瘀血直冲，故发狂妄，症实阻经，非祟也。投以桃仁承气汤加犀角、羚羊角、归尾、红花、丹皮、元胡、郁金、牛膝，三剂经血下行，其病如失。次年春月获生子焉。

评议：热入血室可引起神志异常，本书"情志病证的病机学说"中"瘀血凝滞说"（第12页）已有阐述。本案医者据因据证，断为"此因经期适至，大呼大怒，气从上升，热入血室，瘀血直冲，故发狂妄"。首用醋熏入鼻单方醒其神明，继用桃仁承气汤加味活血祛瘀，促使经血下行，其病如失。尚氏若非熟谙《伤寒论》，久经临床而有心悟，殊难有此杰作。

20. 据脉辨证虚狂验案（《王氏医案续编》）

江某，年三十余，忽两目发赤，牙龈肿痛，渐至狂妄，奔走骂人，不避亲长，其父皇皇，求孟英诊焉。脉大而数，重按虚散。与东洋参、熟地黄、辰砂、磁石、龙齿、菖蒲、枣仁、琥珀、肉桂、金箔、龙眼肉为剂，投比即安，翼日能课徒矣。眉批：昔余友彭香林患此证，医虽知其虚，而治不如法，竟以不起。今读此案，弥增愧叹！

评议：狂证有虚有实，分清虚实两端是辨证施治的关键。本例貌似火热之证，但"脉大而数，重按虚数"，据此孟英辨别是属虚证，处方用药一派滋补气阴，兼以镇心安神，投匕即安。

21. 桃叶吐痰治愈狂证案（《余听鸿医案》）

余见吾师治一痰痫，终日嬉笑怒骂，高歌狂喊，力能逾垣走游街市，已有八九月。或时吐痰，神识稍清。吾师曰：痰久则坚而难出，虽消痰化热徒然，当用吐法以倾其痰窠，作痫疾治之。将鲜桃叶一二斤捣汁，和水灌之，用鸡羽探吐，吐出坚痰。连吐四五次，吐出黏痰数碗，又吐出痰块三枚，坚凝如卵，色青光亮。病人吐后，觉胸膈烦热，进以甘凉清热，化痰潜阳，二十余剂，神识大清，调理半月而愈。

评议：据患者症状，显属"狂证"，与"痫证"有别。医者用吐法倾其痰窠，痰去则神志大清，调理半月而愈。本案之治，妙在用单味桃叶捣汁探吐。盖桃叶能治狂证，古代文献记述甚少，唯《本草再新》载本品能"除痰"。于此可见，凡痰阻神窍而致的狂证，本方不妨试之。

22. 痰狂二则验案（《鲁峰医案》）

清心滚痰汤，此予治福建郑公瘟疫解后中痰之方也。伊来京会试，偶感瘟疫之症，服药清解，尚未大愈。忆及启行之际，伊父患病难愈，不禁疑虑驰思，昼夜营营，始而信口胡言，后至疯狂大作，披发乱喊，延予诊视。唯左寸沉急而滑，右关实数。遂立此汤，服二剂，疯狂顿止，又用清里除热之剂，服四帖而愈。

清心滚痰汤方：

竹茹_{三钱}　麦冬_{三钱，去心}　石菖蒲_{一钱，九节者}　黄芩_{一钱五分，酒炒}　枳实_{一钱五分，麸炒}　大黄_{二钱，酒蒸}

引加生姜一片，煎出兑焰硝同煅青礞石细末一钱，冲服。

加味礞石滚痰散，此予治一仆妇触怒中痰之方也。伊因气恼忿懑中怀，多日未释，疯狂暴作，胡言乱喊，撕衣打人，趴墙上房，人不能制，遂捆缚在户。若是者，已十四日矣。予遵用王隐君礞石滚痰丸之方，加石菖蒲、青皮，共研细末，米汤调服。服至五钱，大便泄痰数次而愈。

加味礞石滚痰散方：

青礞石三钱，打碎，同焰硝三钱入罐煅石色如金　沉香一钱五分，落水者　大黄五钱，酒蒸　黄芩五钱　石菖蒲一钱五分，九节者　青皮一钱五分

上药，共研细末，米汤调服，以大便泄痰疯止为度，然乃峻剂，量人虚实服之。

评议：以上两方，能荡涤顽痰、老痰，对于痰蒙心窍的发狂，属实证者，值得采用。

【小结】

狂证是以精神亢奋、多怒而暴、妄言骂詈、不避亲疏、妄想丛生、毁物伤人、甚则自杀为特征的一类精神疾患，多表现为阳胜之状。几千年来，中医在狂证的诊疗上积累了丰富的经验，形成了较为完善的理论体系，创制了诸多名方、情志疗法、针灸疗法等，目前仍应用于临床。值得注意的是，狂证治疗多为攻伐之品，不宜久用；又，中药的温补之品使用不当，可能会引起狂证发作，临证须慎之又慎。

狂证患者常需要长期维持治疗，中药在患者维持治疗阶段所发挥的作用值得重视，其在减少西药维持治疗用量、减轻西药副作用、改善患者体质状况以防变生他病等方面，必能进一步体现出中医优势。

第三章　癫证

【概说】

癫证最早见于马王堆汉墓出土的帛书中，《足臂十一脉灸经》载"数痕疾"。《五十二病方》载有"颠疾""痕疾"。癫证，田德禄主编《中医内科学》教材定义其为：以精神抑郁，表情淡漠，沉默痴呆，语无伦次，静而少动为特征的一类病证。

今之癫证常与狂证并论，以"癫狂"统称各种严重精神疾病。但从先秦至隋，"癫"多指癫痫之癫，"狂"则独指属阳之狂，而并无今人所谓属阴之癫证。此后医家的论著中，长期存在癫、狂、痫三者具体内容互为渗透的情况。至唐初孙思邈《备急千金要方》才对癫狂之"癫"与癫痫之"癫"做出了区分。明代王肯堂在《证治准绳》中以症状特点为基本原则，对癫、狂、痫做了总结性的区分。至此，癫证才成为一个独立的病名，并为后世医家所沿用。

从历代对癫证症状学的描述来看，涵盖了现代精神病学中精神分裂症、心境障碍（抑郁症）、癔症、创伤后应激障碍等疾病。在病因病机上，秦汉时期主要强调先天因素、外邪时令、血虚气少等；魏至宋时期仍强调风邪外袭，人体气血虚弱或阴阳失调，此外对七情损伤有所认识；金元时期一改过去强调外邪为患的主体认识，重点强调情志为患，并在此基础上，提出"火""痰"扰心闭窍学说及证治理论；明清时期则重点强调诸邪合并的病理趋向，包括痰气郁结、痰火夹杂、寒痰凝结、风痰上扰、气滞血瘀诸方面。治疗方面，早期癫证的治疗依赖于针灸，到唐朝时出现治痰方剂，自此药物疗法后来居上成为主导，金元时期"开痰结"的治法开始发展，到明清时期祛痰法成为治癫的主要方法。此外还有情志疗法，如华佗的顺情疗法及丹溪的活套疗法，体现了中医学的先进性，在当今临床仍有借鉴价值。

【病因病机】

癫证发生的主要因素为机体内部脏腑功能失调，形成气、血、痰、火、瘀等病理产物，上扰清窍而发病。过度的情志刺激亦可因体质差异而产生上述病理性变化，累及脑神或脑神失养，发为癫证。此外，遗传因素在本病发病中的影响也不可忽视。

癫证病机复杂，变化多端，其转化规律可归纳为："始发于肝，并发于心，失调于脏，上扰于脑，癫证乃作。"

癫证起病初期以邪实为主，病理变化多表现为气滞、血瘀、痰浊、火邪等。情志不遂，气机不畅，肝气郁结，郁久必化火，火性炎上，冲及脑神，同时肝风引动心火，风火相煽，以致心肝热盛，神魂不宁。气为血帅，肝气郁滞，血瘀内结，则邪扰脑神，意魂失舍。瘀滞化火，炼液成痰，痰火扰神，以致脑神失其灵机。

癫证日久则以正虚为主，病机多为脏腑功能失调。心主血藏神，脾统血藏意，思虑过度，火不生土，则心脾失调，脑神失司。肝气横逆犯脾，中州不运，水湿停聚，痰随气行，蒙蔽清窍；久而气血生化无权，上不荣脑。病久肾阴亏虚，肝失条达疏泄，肾不藏精，魂不守舍，生髓益脑功能失司，脑神失养而作癫疾。

【辨证论治】

癫证证类繁多，范围广泛。参照王彦恒主编《实用中医精神病学》，按照中医辨证原则，分为以下证型。

1. 痰火内结

症状：兴奋话多，情绪不稳，时易激惹，时或焦虑，妄见妄闻，多疑善虑，甚则冲动，伤人毁物。面红目赤，大便秘结，小便短赤。舌红苔黄厚腻，脉弦滑数。

治法：豁痰泻火，清脑安神。

方药：常用礞石滚痰丸、黄连温胆汤等方剂加减。药用生石膏、礞石、陈皮、竹茹、黄连、黄芩、栀子、枳实、炒枣仁、丹参、酒制大黄等。舌苔黄腻加黄连；冲动加磁石、代赭石、怀牛膝。

2. 肝火内炽

症状：兴奋话多，急躁易怒，面红目赤，言语零乱，妄见妄闻，时疑被害，甚则冲动，不寐好动，时时外走。渴喜冷饮，耳鸣如潮，口苦咽干，大便秘结，小便黄赤。舌红苔黄，脉弦数有力。

治法：镇肝泻火，清脑宁神。

方药：常用龙胆泻肝汤等方剂加减。药用生石膏、生石决明、生龙齿、生牡蛎、黄芩、栀子、龙胆草、川芎、炒枳壳、车前子、酒制大黄等。

3. 肝郁痰结

症状：情感淡漠，意志减退，妄见妄闻，生活懒散，喜静恶动，呆愣独处，胸闷不舒，渴不喜饮。舌质淡红，苔薄白，脉弦滑。

治法：解郁化痰，育脑安神。

方药：常用柴胡疏肝散、导痰汤等方剂加减。药用佛手、香附、郁金、柴胡、白芍、陈皮、制半夏、胆南星、竹茹、远志、川芎等。

4. 肝郁脾虚

症状：生活懒散，情感淡漠，呆愣少语，意志减退，食欲不振，妄见妄闻，多疑善虑，面色萎黄，肢体困乏，形容憔悴，少寐易惊。舌淡红，苔薄白，脉弦细。

治法：疏肝健脾，养脑安神。

方药：常用逍遥散、越鞠丸等方剂加减。药用柴胡、郁金、香附、白芍、百合、党参、茯苓、炒白术、川芎、炒枣仁、炒麦芽、六神曲等。

5. 肝肾两虚

症状：情感淡漠，意向减退，妄见妄闻，敏感多疑，思维迟缓，倦怠懒动，腰膝酸痛，脑中发空，头晕目眩，记忆减退，咽干口渴。舌质红，苔薄白，脉弦细。

治法：补益肝肾，荣脑养神。

方药：常用归芍地黄汤、左归饮等方剂加减。药用当归、丹参、生地黄、淮山药、白芍、女贞子、菟丝子、枸杞子、何首乌、山萸肉、巴戟天、炒麦芽等。

6. 脾肾两虚

症状：倦怠懒动，思维贫乏，形容憔悴，形体消瘦，生活懒散，呆愣少语，喜静少动，自语自笑，独处一隅，腰膝酸软，大便溏薄。舌质淡，苔薄白，脉沉细。

治法：培土固肾，养脑安神。

方药：常用六君子汤、左归饮等方剂加减。药用党参、茯苓、炒白术、陈皮、制半夏、淮山药、生萸肉、菟丝子、枸杞子、何首乌等。

7. 心脾两虚

症状：倦怠乏力，不思饮食，心悸而空，思维贫乏，意向减退，时而自笑，情感淡漠，呆愣独处，少寐多梦。舌淡红，苔薄白，脉细弱。

治法：益心健脾，育养脑神。

方药：常用归脾汤、养心汤等方剂加减。药用党参、茯苓、炒白术、大枣、生黄芪、当归、丹参、远志、炒枣仁、木香等。

8. 气滞血瘀

症状：情感淡漠，意向低下，偶有易怒，气短懒言，时而妄闻，体乏无力，女性经黯愆期。唇紫黯淡，或舌有瘀点，脉沉细涩。

治法：益气活血，化瘀醒神。

方药：常用血府逐瘀汤、癫狂梦醒汤等方剂加减。药用生黄芪、当归、川芎、丹参、桃仁、枳壳、制香附、红花、赤芍等。

【医论选释】

《备急千金要方·风癫》：凡诸百邪之病，源起多途，其有种种形相示表癫邪之端，而见其病。或有默默而不声，或复多言而漫语，或歌或哭，或吟或笑，或眠坐沟渠，啖食粪秽，或裸形露体，或昼夜游走，或嗔骂无度，或是飞虫精灵，手乱目急，如斯种类癫狂之人，今针灸与方药并主治之，凡占风之家亦以风为鬼断。

阐释：从先秦至隋代，"癫"多指发作性跌仆的癫痫病，以发作性跌仆、意识不清、四肢抽搐、角弓反张、呕多痰沫为主。唐初孙思邈《备急千金要方》基本认同晋隋时期对"癫"和"痫"的划分，并进一步提出"大人曰癫，小儿则为痫，其实则一"。然而与前代不同的是，《备急千金要方》中所谓"癫"已出现精神疾病的含义。此段条文所描述的症状便符合后世"沉默痴呆，静而多喜"之癫证，被视作以"癫"指称精神障碍之发端。

《格致余论·虚病痰病有似邪祟论》：血气者，身之神也。神既衰乏，邪因而入，理或有之。若夫血气两亏，痰客中焦，妨碍升降，不得运用，以致十二官各失其职，视听言动，皆有虚妄。以邪治之，其人必死。吁哉冤乎！谁执其咎？

《丹溪心法·癫狂》：癫属阴，狂属阳，癫多喜而狂多怒，脉虚者可治，实则死。大率多因痰结于心胸间，治当镇心神、开痰结。亦有中邪而成此疾者，则以治邪法治之，《原病式》所论尤精。盖为世所谓重阴者癫，重阳者狂是也，大概是热。癫者，神不守舍，狂言如有所见，经年不愈，心经有损，是为真病。如心经蓄热，当清心除热；如痰迷心窍，当下痰宁志。若癫哭呻吟，为邪所凭，非狂也，烧蚕纸，酒水下方寸匕。卒狂言鬼语，针大拇指甲下，即止。风癫引胁痛，发则耳鸣，用天门冬去心，日干作末，酒服方寸匕。癫疾，春治之，入夏自安，宜助心气之药。阳虚阴实则癫，阴虚阳实则狂。狂病宜大吐下则除之。

阐释：从金元之后，痰证学开始发展，大多医家以为癫证，属有形"痰实"作祟之故，由此开始出现从痰论治渐成主流。此段条文中，丹溪言明癫证系"痰迷心窍"所致，当"下痰宁志"。此论对于后世医家产生了深远影响，明代戴思恭《秘传证治要诀及类方·癫狂》云："癫狂由七情所郁，遂生痰涎，迷塞心窍。"明代张介宾《景岳全书·癫狂痴呆》云："癫病多由痰气，凡气有所逆，痰有所滞，皆能壅闭经络，格塞心窍。"清代叶天士《临证指南医案·癫痫》云："癫由积忧积郁，病在心脾胞络，三阴蔽而不宣，故气郁则痰迷，神志为之混淆。"

《儒门事亲·九气感疾更相为治衍》：凡此七者，更相为治。故悲可以治怒，以怆恻苦楚之言感之；喜可以治悲，以谑浪亵狎之言娱之；恐可以治喜，以迫遽死亡之言怖之；怒可以治思，以污辱欺罔之言触之；思可以治恐，以虑彼忘此之言夺之。

《医学正传·癫狂痫证》：《丹溪活套》云，五志之火，因七情而起，郁而成痰，故为癫痫狂妄之证，宜以人事制之，非药石所能疗也。须诊察其由以平之：怒伤于肝者，为狂为痫，以忧胜之，以恐解之。喜伤于心者，为癫为痫，以恐胜之，以怒解之。忧伤于肺者，为痫为癫，以喜胜之，以思解之。思伤于脾者，为痫为癫为狂，以怒胜之，以喜解之。恐伤于肾者，为癫为痫，以思胜之，以忧解之。惊伤于胆者为癫，以忧胜之，以恐解之。悲伤于心胞者为癫，以恐胜之，以怒解之。此法唯贤者能之耳。

阐释：《素问·举痛论》载："怒则气上，喜则气缓，悲则气消，恐则气下，惊则气乱，劳则气耗，思则气结。"张从正遵经文之意，予以发挥，认为人受过度刺激出现情志异常时，除针、药外，当辅以"更相为治""五行相胜"的方法。丹溪同样受五行生克原理的启迪，开拓发展了"生克制化"思想，并将这种七情更相为治，以情胜情、以情解情的精神疗法，运用于癫狂痫等神志病证。其所谓"胜之""解之"，即体现了五行

"相克""相生"规律。

《证治准绳·杂病·癫狂痫总论》：癫者，或狂或愚，或歌或笑，或悲或泣，如醉如痴，言语有头无尾，秽洁不知，积年累月不愈，俗呼心风。此志愿高大而不遂所欲者多有之。狂者，病之发时，猖狂刚暴，如伤寒阳明大实发狂，骂詈不避亲疏，甚则登高而歌，弃衣而走，逾垣上屋，非力所能，或与人语所未尝见之事，如有邪依附者是也。痫病，发则昏不知人，眩仆倒地，不省高下，甚而瘛疭抽掣，目上视，或口眼㖞斜，或口作六畜之声。

《证治准绳·杂病·癫》：癫病，俗谓之失心风。多因抑郁不遂，侘傺无聊，而成精神恍惚，言语错乱，喜怒无常，有狂之意，不如狂之甚。狂者暴病，癫则久病也。

阐释：现代临床精神病学发展至今，大部分精神病例的临床诊断还需借助询问、交谈、观察等方法收集信息判断精神状况，做出症状学诊断。可以说时至今日，症状仍是精神疾病诊断的基础。王肯堂引《灵》《素》等经典，并参前代各家之说，探本求源，首次从症状层面对癫、狂、痫做了明确的鉴别，且不难发现王氏所述的症状可与现代临床医学中情感障碍、认知障碍、意志行为障碍、癫痫等疾患相互印证。

《类证治裁·癫狂论治》：凡脉急甚，皆癫狂厥疾。癫脉搏大滑，久自已，脉小坚急，死不治。癫脉虚则可治，实则死。狂脉实大者生，沉小则死。恍惚癫狂，实大为顺，沉细为逆。

阐释：此段原出《素问·通评虚实论》："帝曰，癫疾何如？岐伯曰，脉搏大滑，久自已；脉小坚急，死不治。帝曰，癫疾之脉，虚实何如？岐伯曰，虚则可治，实则死。"但当时对癫、狂、痫三证未做区分，癫亦多指"癫痫"。明清时期对上述三证的鉴别标准已明，林珮琴《类证治裁》亦是明确此"癫"为"癫狂"之癫。其所载脉象对判别癫证预后情况，有的放矢。

【医案赏析】

1. 涌吐祛痰治疗风留心包癫证案（《名医类案》）

沧州翁治一人，病寓湖心僧舍，以求治。翁至，其人方饭，坐甫定，即抟炉中灰杂饭猛噬，且喃喃詈人。命左右掖之，切其脉，三部皆弦，直上下行，而左寸口尤浮滑。盖风留心包证也，法当涌其痰而凝其神。既涌出痰沫四五升，即熟睡，竟日乃寤，寤则病尽去。徐以治神之剂调之，神完如初。

评议：吐法是驱邪外出的重要疗法，通过药物引吐或异物刺激祛除位置偏上的痰涎实邪，用治有形之邪居于上者或者误食毒物等病证。《肘后备急方》《小品方》中便可见通过涌吐治疗痰阻所致的神昏、窍闭等急症。本案患者因风夹痰邪客于心包而致癫疾，急用吐法治疗，病甫作便一吐为快，痰邪遂不与其他病邪胶结，开窍凝神后再予治神之剂调理，神完如初。但吐法运用须谨慎，如虚者、病在下焦者、有出血倾向者、妊娠者，涌吐或致他症，得不偿失。

2. 心血耗伤癫疾案（《名医类案》）

吴茭山治一女子，瘦弱性急，因思过度，耗伤心血，遂得失志癫疾，或哭或笑，或裸体而走，或闭户而多言。父母忧疑，诸疗罔效。吴诊其脉，浮而涩，思虑过伤，神不守舍也。用紫河车二具，漂洗如法，煮烂如猪肚，切片，任意啖之，二次即愈。缓濡则用参，浮涩则用河车，症同而脉异，随脉用药，神乎技矣。后服定志丸一料，日煎补心汤一服，调理百日，后乃毕婚，次年生子，身肥壮。内伤血虚。

评议：《诸病源候论·风邪候》曰："人以身内血气为正，外风气为邪，若其居处失宜，饮食不节，致脏腑内损，血气外虚，则为风邪所伤也……狂惑妄言，悲喜无定是也。"《丹溪手镜》也提出癫证"盖因痰者，乃血气亏虚，痰客中焦，妨碍升降，视听言语皆有虚妄"。心主神明，肺主气藏魄，肝藏魂舍血，肝魂肺魄羁系于神，三者之间协调为用。若心气不足，阴血衰少，则心不主神而魂魄离散，发为癫疾。本案患者素体瘦弱，加之思虑耗伤，与之河车大补气血，此类血肉有情之品，与有形精血"声气相应"，又不似草木无情之物药性峻烈，最为合拍。

3. 张方之癫疾案（《里中医案》）

文学张方之，久忧暴惊，遂发癫妄，服补心神药，服逐痰涩药，均无俾也。余曰：六脉结而有力，非大下其痰，无由瘥也。先服宁志膏三日，遂以小胃丹下之。三月之内，服小胃丹数次，去痰积始尽。更以归脾、妙香加牛黄、龙骨为丸，剂毕而康。向使下之不如是之屡屡，以尽其痰，将成痼疾矣。

评议：小胃丹出自《三因方》，上可去胸膈之痰，下可利肠胃之痰，方由芫花、甘遂、大戟、大黄、黄柏组成，药性峻猛，易伤胃气。本案患者六脉结而有力，痰邪盛实，轻剂无法撼动，用猛药方可奏效。医家3个月内予小胃丹数次，以尽其痰，"有故无殒，亦无殒也"。

4. 脚痿风痰癫案（《锦芳太史医案求真初编》）

癫证自实而论，不外风火痰血与热与虫。自虚而论，不外心虚而见精神恍惚，肾虚而见火浮上起。而究实之所因，又不外邪在于内于下，传之于外于上而癫作。或怫于内于下，久而不泄而癫成。并或有虫内积攻心，而致多疑而癫起。病虚之故，或因心肾素虚，加之嗜欲过度，劳力有损，及或用药过当，而致心有所塞，痰有所闭，合此数者以究病情，似于癫之一途，毫无余义。

岁嘉庆丁巳孟夏，有县太学姓刘，字永怀者病狂，经医多时多人，而致两脚强直莫移，心则或癫或狂，手虽较脚稍软，而却挥霍不定。奈初视其形症，面色带紫，诊其肝脉浮洪独见。并问病时医教服鸡，几至逾墙越屋，而狂愈发，旋服芦荟、逼痰等丸，其火差熄，但仍或狂而燥，或癫而唱，二便不知，日衣服事甚艰。余思此症形色如是，似属有火，仍照旧医原单增改。酌用熟地三钱，龟甲一钱，胆星一钱，胆草五分，龙骨一钱，首乌一钱，以润其燥，以制其狂，嘱其日服一剂。次早再诊，病仍如故，六脉唯肝独浮独洪，遂嘱照单再服二剂。

是夜人益昏迷，至早再诊，视其面色仍然如初，觉喉微有痰声，复诊其脉，肝虽冲突，而觉有些滑大。余欲顿改前单，大进姜、附、苓、桂以泄其水，因见病家有疑药燥火生，姑以苓、半、生姜先试，而附与桂未投。是时服之无恙，至晚召余复诊，余见肝脉稍平，知是水泛木浮之征，而喉仍有痰声。反复细审，并见面多紫赤，上虽有余，止属火浮，而下两足强直，实是火衰脾不甚健，且夹有风有寒，一切呆药，似不应投。故即进用极辛极燥极热之药，如苓、桂、姜、附、广、半、砂仁、木香、仙茅、淫羊藿、乌药、乳香之类。病家见余开单，心大诧异。余谓此症治法，毫不可易。因问余于今晚是否在此坐守？余曰：甚可，但速将此药投。是夜服之无事，次日诊视肝脉稍平，于是信余颇笃。其脚总是屈伸不能，仍将原单日服二剂不歇，如是者已十有余日矣。余因有事在府甚迫，旋即告辞，所服余药，自首至尾已越三十余剂之多，诸症十减三四，嘱其日后仍照原单加减投服。又服二十余剂，忽然双脚能移，此是药功，而癫狂仍在。

初托伊亲到余商改是单，余因有狂恐服前药过燥，改用润药略平，而服未应，兹又托亲坚请。余思是病在初脏非甚阴，故有癫狂兼起之变，因医用凉过当，少火日见损削，壮火日见滋甚，以致下虚上实，及余极力温补下元，逐其虚冷之风，脚虽稍健，而旧飞越之痰、之火、之气、之血牢结于心而未逐，以致痰痹则癫作，痰开则狂起。但病虽狂，而禁则止，仍是假狂之谓。余谓治癫治狂之药甚多，其在心热心火发狂，治不越乎黄芩、黄连、知、柏、石膏、辰砂。虚火虚热发癫，治不越乎灵砂、硫、附、五味、沉香、故纸及或人参、麦冬。发狂而用透心透肝之品，药不越乎犀角、羚羊角、朱砂、磁石。发癫而用透心透肝之品，药不越乎菖蒲、远志、薄荷、麝香。实火实痰上冲作狂，治不越乎磁石、礞石、胆星、贝母；虚火虚痰上冲作癫，治不越乎广、半、生姜、附子、天麻、白附。若是癫因死血，则有乳香、没药、郁金、香附可施；癫因虫起，则有乌梅、川椒、雷丸、木香、丁香、雄黄、巴霜可投。是以真狂，则凡一切附、桂燥药须忌，而清润宜投；假狂，则凡一切生地、熟地须忌，而甘温宜进。

今审怀老之病，实是上有余而下不足，水有余而火不足，急须除内阴邪以绝其根，外敛浮阳以防癫作，兼通心痰气血，则癫可除而狂亦随癫止。于是拟用附子四钱，以补少阴之火；茯苓三钱、半夏三钱，以泄在中痰水；菖蒲一钱、远志八分，以通心中之气；白矾五分、郁金一钱、乳香八分、没药五分，以逐在心死血；沉香五分、故纸八分、五味十粒，以引少火归肾；木香、乌梅、川椒，以除久积之虫。如是服至月余而效自见。但此病根已深，真元已亏，浑身皆是浮火与痰与血凝结，若不确实审究，竟作实火实热以治，必致不救。

评议：本案患者病情复杂，上盛下虚，真寒假热，水火不济，虫积攻心，稍有不慎，便易作真狂实火以治。前医便因此用凉过当，少火愈损而壮火愈甚。幸有医家于扑朔迷离中不为假象所惑，投附子补火，并以沉香、故纸、五味引火归原，遂化险为夷。

案后原有门人张廷献按语，辑录如下，以资借鉴："此症过用凉剂，以致两足俱痿硬直不移。吾师大温中宫，兼治风寒，服药百剂，而足顿起，行动略舒。惜其口腹不慎，药有断歇，病愈载余而症复发莫起，可奈之何？"

5. 春月感寒忽转癫疾案（《尚友堂医案》）

黎鲍苗室人春月感寒，兼有风痰，过服凉药，忽转癫证，神识不清，乱言无次，恣食生米、土炭等物。鲍苗惶惶，求治于余。诊得六脉浮滑，投以桂枝尖、紫苏叶、北防风、北桔梗、法半夏、制南星、化橘红、北芥子、石菖蒲、枳壳、全蝎、僵蚕、甘草、生姜，热服三剂，汗出咳痰而愈。

评议：本案患者于春月节感寒，加之过服凉药，风、痰、寒邪相互裹夹，"癫属痰病，因寒为癫"，故治当解表散寒、化痰理气兼顾，方可获效。

6. 所欲不遂癫疯迁延难愈案（《青霞医案》）

丁亥五月中旬，方仲仁所欲不遂，神识迷惑，郁久则五志之阳上熏，痰聚心包，蒙蔽清窍，渐致神志恍惚，有似癫疯，其病不在一脏也。七情致损，非医药之所能愈已，若能遂其所欲，或者有可愈之机，未可知也。仿温胆汤法。

半夏　枳实　竹茹　橘皮　茯苓　炙草　生姜　大枣

八月十六日，病因抑郁不遂，侘傺无聊而成，精神恍惚，言语错乱，夜不能寐，或笑或怒，或耳闻人语，目中时见鬼神，脉见乍大乍小，大有狂意，而狂甚则不避亲疏矣。仿猪心血丸。

猪心血　朱砂　茯神　牛黄　珍珠　琥珀　石菖蒲　远志

共研末，猪心血捣和为丸，每服二十丸。

二十八日，经云：阳盛，则妄言骂詈，皆因气郁生涎，涎与气搏，则千奇万怪，无所不至矣。唯大便或四五日一行，痰吐清白不息。如痰火一平，则神清气爽，而寐亦能矣。仿甘遂丸以通大便，抱胆丸以定狂为法。

甘遂末，以猪心血和匀，将猪心批作两片，入甘遂在内，再合扎紧，纸包湿。又文火煅熟，取药和朱砂研细，再和猪心血为丸，二钱分作四丸，或分作六丸，日二服。

抱胆丸。治一切癫痫风狂，如病大发，只服一丸二丸，多则三丸即止。此方即黑锡、水银、朱砂、乳香四味也。昔忠懿王之子，得心痰，合此药，偶有一风犬，饲之即苏。因破犬腹视之，则其药抱犬胆，故因名之。其病大发之时，只能服一丸，风定即止，焉能多服也。

九月初十日，日服甘遂丸二粒，而大便润，痰吐亦少。早起服抱胆丸一粒，共服三丸而狂定，夜间安静，且能睡卧矣。

十五日，目中不见鬼神，耳中不闻人语，痰吐亦少，早起必饮烧酒数两，且酒乃助热生痰之物，而日必饮之。况酒醉，亦能发疯动气。有此病者，酒不能戒，虽神仙无能为。仿镇心丹。

镇心丹。治癫痫惊悸，一切痰火之疾。

天南星　天竺黄　犀角尖　牛黄　珍珠　琥珀　雄黄　朱砂

研末蜜丸，每日午前服二十丸。

郁矾丸。治此癫疾，由七情得之，痰涎包络心窍，此药能去郁痰。

川郁金　生明矾　薄荷

研末蜜丸，每服二十丸，睡时开水下。

十月下旬，静坐太平，约有四十日，所服两种丸药已完，停服丸药，缘痰火已不上升。而时有愤愤不平之意，此心病也。且时笑，时笑者伤魄，故易怒，怒后必歌唱不休，阴郁而阳动也。愤愤者其病在心，在心者不可治，徒劳无益也。

十一月下旬，此病本起于思欲不遂，久则生热，痰随上僭，得治稍效，一不遂则复发，再不遂则再发。上工治未病，余深愧对其人也。姑仿九精丸一法，并录古贤法语二则于后。

九精丸，一名九物牛黄丸。治鬼魅欲死，所见惊怖，欲走时无休止，邪气不能自绝者。越人云：治风痰诸痫，狂言妄走，精神恍惚，思虑迷乱，乍歌乍笑，静坐如痴。

牛黄土精，一云火精　龙骨水精　空青火精　雄黄地精　荆实火精　鲁青苍龙精　玄参玄武精　赤石脂朱雀精　玉屑白虎精

上九味，名九精，上通九天，下通九地。研末丸如桐子，服一丸。惜因价贵，不肯配服。

朱丹溪曰：五志之火郁而成痰，为癫狂，以人事制之。如怒伤肝者，作悲胜之，以恐解之；喜伤心者，以恐胜之，以怒解之；思伤脾者，以怒胜之，以喜解之；忧伤肺者，以喜胜之，以怒解之；恐伤肾者，以思胜之，以忧解之；惊伤胆者，以忧胜之，以恐解之；悲伤心包者，以恐胜之，以怒解之。此法唯贤者能之。

评议：本例病情迁延反复，用药几经调整，仍未能根除。其症结在于七情致损，医家沈登阶初诊时便洞悉情志过极，非药可愈，但因其所欲未遂，始终未得痊愈之机。七情致病亦治病，喜怒悲恐皆良药。案后附丹溪

以情胜情法，但这一疗法有自身局限性，在激发怒、忧、悲、恐等消极情志时，必须慎重行事，根据患者禀赋、病情特点，酌情应用。正如沈氏所言："此法唯贤者能之。"

7. 病癫服马宝治验案（《医验随笔》）

打铁桥下郑元利洋货店锡君之妻病癫，终日喋喋自言语，命立则立，坐则终日呆坐，与食则食，不与亦不索，如是者年余矣，中西医均不效。一日先生遇郑君于新市桥，详述病状，邀至中隐诊所，为立一方，用羚羊角五分、贝母三钱、珠粉五分，并赠与马宝五分，研和，分三次服，稍愈，再合前方服，未过半病已爽然若失。逾月遂有娠，生一子，举家欣喜过望。因制银盾镌"饮上池水"四字以赠云。又高车渡农家子病痫风，每发四肢陡然抽搐，不省人事，四处就治，多年不效。一日来诊，先生亦用前法与服马宝等，后虽复发，不过两手蠢动耳。又服前方加熊胆一分同研。后问诸其人，云已久不发矣。

按，时珍《纲目》马肾条下云：马有墨在肾，与牛黄、狗宝相类，而未详其功用。谅即马宝也。今先生尚藏四两许，色灰白，有宝光纹理，层层包裹，与牛黄、狗宝同。其大小无定，大者如瓜，小者如拳。先生云：马为火畜，其性必燥，病之有痰者宜之。又阅《医学问答初集》俞君鉴泉答裴君云：夫癫狂为神经病，心属神属火，马为火畜，行速不寐，能识途，确具神足心专之能力，以动物之体生此静物，故有安神定心之功欤。

评议：马宝俗称马粪石、黄药，始载于《本草纲目》，为马科动物马胃肠中的结石，《本草纲目》和《辍耕录》中称鲊答，自古与牛黄、狗宝并誉为"三宝"。马宝性凉，味甘微苦，有小毒，具镇惊化痰、清热解毒之功，主治惊痫癫狂、痰热内盛、神志昏迷、恶疮肿毒及失血等。按语中提及"火畜"指羊、马等牲畜。明代《三才图会》曰："马，火畜也。火性健决躁速，故《易》'乾为马'。"而所谓"病之有痰者宜之"，应是取火畜性燥，燥湿化痰之意。

【小结】

　　癫证，是以神志错乱、精神抑郁、表情淡漠、沉默痴呆、语无伦次、静而少动为主要表现的精神疾病，症状描述涵盖了现代精神病学中精神分裂症、心境障碍（抑郁症）、癔症、创伤后应激障碍等疾病。现代社会生活节奏加快，精神压力增大，本病的发生呈上升趋势。中医对本病的认识，无论从症状的甄别、病因病机的探讨、证候证型的分析，还是具体疗法的应用上，都有详尽的论述，且代有发挥，形成了系统辨治思路。癫证发病与情志密切相关，病机关键在于阴阳失调，脏腑功能紊乱，导致气、血、痰、火、瘀相互搏结，蒙蔽心窍。中医治癫的特色，可归纳为"治癫不离痰"，并且针药并施，同时兼顾精神疗法的运用，在现代临床仍具有广阔的应用前景。本节整理了古代医家对癫证的论述及数则名医验案，并附笔者评议，以冀为防治相关情志疾病提供思路及借鉴。

第四章　痫证

【概说】

痫证是一种发作性神志异常疾病，又称为"痫病""癫痫""羊癫疯"等。症见发作时猝然昏仆、不省人事、两目上视、口吐涎沫、口中怪叫，或有类似猪羊的叫声，或僵直抽搐，移时苏醒，一如常人。此病由先天禀赋不足，或后天外感邪气、情志失常、饮食不节、跌打损伤等导致脏腑功能失调，神机受乱，元神失控而发病。

"痫"最早见于《五十二病方》："痫者，身热而数惊，颈脊强而腹大。"在此提出痫证的基本证候特征，后作为病名首次出现于《黄帝内经》，被称为"癫疾""癫痫"，但此时还未区分现代所言癫证、痫证和狂证。《素问·奇病论》云："此得之在母腹中时，其母有所大惊，气上而不下，精气并居，故令子发为癫疾也。"其认为痫病与母胎受惊有关。隋代巢元方《诸病源候论》记载了痫证的临床特点，按照病因不同分为风痫、惊痫、食痫三种，认为其余诸症皆在此基础上而变，并提出阳痫和阴痫的说法。宋代陈无择《三因极一病证方论》云："夫癫痫病，皆由惊动，使脏气不平，郁而生涎，闭塞诸经，厥而乃成。或在母胎中受惊，或少小感风寒暑湿，或饮食不节，逆于脏气，详而推之，三因具备。"从三因角度论述痫证的病因病机。元代朱丹溪《丹溪心法》云："无非痰涎壅塞，迷闷孔窍。"其认为痰涎引发本病，并给出相应的治疗方法。至明清时期，医家对本病的认识逐渐完善，治则治法也更加丰富。明代王肯堂《证治准绳》曰："祖《灵枢》也，要之癫痫狂大相径庭，非名殊而实一之谓也。"将癫、痫、狂三病加以区分，此为痫病认识的一大进步。明代《婴童百问》云："血滞心窍，邪风在心，则积惊成痫。"其提出了瘀血致病，以及祛风活血通络的治法。清代王清任也进一步发展了活血化瘀治痫学说。清代程国彭《医学心悟》提出："虽有五脏之殊，而为痰涎则一，定痫丸主之。"创制了痫证的代表方定痫丸，沿用至今。清代叶天士《临证指南医案》更从虚实论治痫证，并给出相应的治则治法。

随着历代医家不断地继承创新，痫证病证论治体系逐渐丰富充盈。这些理论方药至今仍为现在医家沿用，以下做简要论述。

【病因病机】

痫证发病，病位在脑，与心、肝、脾、肾等脏密切相关。其病因包括先天因素和后天因素，先天因素主要为先天不足或禀赋异常，因妊娠期间母体羸弱、多病或服药不当导致胎体受损，或胎儿在母腹时受惊致精气损逆而发病；后天因素包括情志失调、饮食不节、跌仆损伤等，因脏腑功能失调，阴阳失衡，气机逆乱，风火痰瘀扰乱颅脑神机而致病。

【辨证论治】

（一）发作期

1. 阳痫

症状：病发前可见眩晕，头胀痛，胸闷乏力，喜伸欠等先兆症状。病发时猝然昏仆，不省人事，面色潮红、紫红，继之转为青紫或苍白，口唇青紫，牙关紧闭，两目上视，项背强直，四肢抽搐，口吐涎沫，或喉中痰鸣，或发怪叫，甚则二便自遗，移时苏醒，除感疲乏、头痛外，一如常人。平素多情绪急躁，心烦失眠，口苦咽干，大便秘，小便黄等症。舌质红，苔白腻或黄腻，脉弦数或弦滑。

治法：急以开窍醒神，继以泻热涤痰息风。

方药：黄连解毒汤合定痫丸加减。药用黄连、黄芩、黄柏、栀子、贝母、胆南星、半夏、茯苓、陈皮、天麻、全蝎、僵蚕、琥珀、石菖蒲、远志、甘草等。

2. 阴痫

症状：发作时面色晦暗青灰而黄，手足清冷，双眼半开半合，肢体拘急，或抽搐时作，口吐涎沫，一般口无啼叫，或声音微小。也有仅见呆木无知，不闻不见，不动不语；或活动突止，手中物件滑落；或头部突然前倾，后迅速抬起；或二目上吊，持续数秒至数分钟后恢复。病发后对上述症状全然不知。多一日频作十数次或数十次。醒后周身疲乏，或如常人。舌质淡，苔白腻，脉多沉细或沉迟。

治法：急以开窍醒神，继以温开涤痰、顺气定痫。

方药：常用半夏白术天麻汤合涤痰汤加减。药用半夏、胆南星、橘红、茯苓、白术、党参、天麻、全蝎、蜈蚣、远志、石菖蒲等。

（二）休止期

1. 痰火扰神证

症状：平日急躁易怒，面红目赤，心烦失眠，咳痰不爽，口苦咽干，便秘溲黄，甚则彻夜难眠。舌红，苔黄腻，脉多沉滑而数。

治法：清肝泻火，涤痰宁神。

方药：常用龙胆泻肝汤合涤痰汤加减。药用龙胆草、黄芩、栀子、贝母、瓜蒌、竹茹、胆南星、茯苓、陈皮、枳实、石菖蒲、远志、石决明、牡蛎等。

2. 风痰闭阻证

症状：发病前多有眩晕，胸闷，乏力，痰多。舌质红，苔白腻，脉滑有力。

治法：涤痰息风，镇痫开窍。

方药：常用定痫丸加减。药用天麻、全蝎、半夏、胆南星、陈皮、石菖蒲、琥珀、远志、茯苓、丹参、麦冬、姜汁、炙甘草等。

3. 心脾两虚证

症状：反复发病不愈，神疲乏力，心悸气短，面色苍白，夜不能寐，体瘦纳呆，大便溏薄。舌质淡，苔白腻，脉沉细。

治法：补益气血，健脾宁心。

方药：常用六君子汤、归脾汤加减。药用黄芪、党参、白术、茯苓、炙甘草、酸枣仁、木香、半夏、陈皮、当归、远志等。

4. 肝肾阴虚证

症状：平日深思恍惚，头晕目眩，面色晦暗，头晕目眩，眼睛干涩，耳轮焦枯不泽，失眠健忘，腰膝酸软，大便干燥。舌红苔薄黄，脉沉细数。

治法：滋肾养肝，填精益髓。

方药：常用大补元煎加减。药用人参、熟地黄、枸杞子、山茱萸、杜仲、山药、大枣、鹿角胶、龟甲胶、牡蛎、鳖甲、石菖蒲、远志、炙甘草等。

5. 瘀阻脑络证

症状：平素头晕头痛，痛有定处，脉弦或涩。常在中风、颅脑外伤、产伤、颅内感染性疾患后继发。

治法：活血化瘀，息风通窍。

方药：常用通窍活血汤加减。药用赤芍、川芎、桃仁、红花、地龙、石菖蒲、远志、龙骨、牡蛎、天麻、僵蚕、全蝎等。

【医论选释】

《诸病源候论·风病候》：病先身热，瘛疭惊啼叫唤，而后发痫，脉浮者，为阳痫，内在六腑，外在肌肤，犹易治。病先身冷，不惊瘛，不啼唤，乃成病，发时脉沉者，为阴痫，内在五脏，外在骨髓，极者难治。

阐释：此论述痫证之临床征象、证候分型和预后转归。巢氏率先提出痫病分为阴阳二证，并以脉之浮沉辨痫之阴阳久暂，证见热象，病情较浅者，为阳痫，预后较好；证见虚寒之象，病情已久者，为阴痫，预后较差。其论对后世论治痫证颇有指导意义。

《三因极一病证方论·癫痫叙论》：夫癫痫病，皆由惊动，使脏气不平，郁而生涎，闭塞诸经，厥而乃成。或在母胎中受惊，或少小感风寒暑湿，或饮食不节，逆于脏气，详而推之，三因具备。

阐释："癫痫"包括癫证和痫证，"痫"作为病名始载于《黄帝内经》，亦称为"癫疾""癫痫"，彼时未将癫、痫两病区分，至明清时期逐渐将其区分。陈氏认为惊恐、痰涎、外邪或饮食不节等因素可致机体脏气不平，阴阳失调，邪闭清窍而发病。其中风寒暑湿属外因，惊动恐吓属内因，饮食不节属不内外因，从"三因"角度论述痫证的病因病机，对后世认识痫证很有启发。

《婴童百问·惊痫第十九问》：大概血滞心窍，邪气在心，积惊成痫。通行心经，调平血脉，顺气豁痰，又其要也。

阐释：古代医家注意到因跌打损伤等所致的瘀血阻滞心脉也是引起痫证的重要原因之一。瘀血内阻，经脉不畅，气血失布，神机失用，遂痫证发。对其治疗，如《素问·至真要大论》所言"惊者平之""结者散之"，提供了活血化瘀治疗痫证的临床思路。

《丹溪心法·痫》：无非痰涎壅塞，迷闷孔窍。发则头旋颠倒，手足搐搦，口眼相引，胸背强直，叫吼吐沫，食顷乃苏。宜星香散加全蝎三个。

阐释：丹溪言"无非痰涎壅塞"，一语道出痰浊对痫证的重要致病作用。痰浊聚散无常，流窜经络，瘀结心窍，内扰神明，以致发病，用星香散之辈以行气化痰、息风定痫，进一步指出痰浊致痫之治法精要。

《临证指南医案·癫痫》：痫之实者，用五痫丸以攻风，控涎丸以劫痰，龙荟丸以泻火；虚者，当补助气血，调摄阴阳，养营汤、河车丸之类主之。

阐释：此乃《临证指南医案》龚商年于狂、癫、痫三证治法之按语，提倡从虚实论治，辨证处方，其辨证论治思路一目了然，可谓执简驭繁，提纲挈领，对临床颇有指导意义。

【医案赏析】

1. 气血两虚发痫案（《保婴撮要》）

一小儿十五岁，御女后复劳役，考试失意，患痫症三年矣，遇劳则发。用十全大补汤、加味归脾汤之类，更以紫河车生研如膏，入蒸糯米为末，丸如桐子大，每服百丸，日三五服而痊。后患遗精盗汗发热，仍用前药及地黄丸而愈。此症治不拘男妇老幼皆效。

评议：束发之年本应正气充盈，然身心俱疲，遇劳则发痫证。观其病因病机当属气血两虚，神失所养，龚氏给予补气养血、健脾养心之品，正气复，神得以养，病乃除。至于病愈后阴虚之象，叠加养阴清热之品即可。本案足见龚氏辨证精准，方药对证，故取痊愈之效。

2. 胎中受惊致痫案（《古今医案按》）

一女八岁，病痫，遇阴雨及惊则作，羊鸣吐涎。知其胎受惊也，但病深不愈。乃以烧丹丸，继以四物汤，入黄连、生甘草，随时令加减，且令淡味，以助药力，半年而愈。

评议：八岁幼女，胎中受惊，正如《素问·奇病论》所云："此得之在母腹中时，其母有所大惊，气上而不下，精气并居，故令子发为癫疾也。"遇阴雨及惊则作，乃因其痰湿内伏，惊则上逆，遂发病也。烧丹丸出自明代王銮《幼科类萃》，有攻逐痰饮、镇惊定痫之效。医者先给予烧丹丸攻逐痰饮，继以四物汤滋养阴血，调和阴阳，入黄连、生甘草清心泻火，并"随时令加减，且令淡味，以助药力"。此案先峻下逐痰，再调养气血，清心顺下，其中道理，值得细细品鉴。

3. 妊娠发痫治案（《名医类案》）

丹溪治一妇人，有孕六个月，发痫，手足扬掷，面紫黑，合眼流涎，昏瞆，每苏，医与镇灵丹五十帖，时作时止，至产后方自愈。其夫疑丹毒发，求治。脉举弦按涩，至骨则沉滞数。朱意其病必于五月复作，应前旧时，至则果作，皆巳脾午心时。乃制防风通圣散，减甘草，加桃仁、红花，或服或吐，四五剂渐轻，发疹而愈。

评议：本案患者"面紫黑"为瘀血之象，"脉举弦按涩""至骨则沉滞数"为痰瘀互结，郁热内闭使然，五月属火，阳气升腾，有宣泄之机，邪气可随机而动。丹溪是以断言"其病必于五月复作"，予以防风通圣散减甘草，加桃仁、红花，以解表清里，活血祛瘀，散结通阳，邪去而正安。

4. 风动血瘀发痫案（《临证指南医案》）

叶氏。每遇经来紫黑，痫疾必发，暮夜惊呼声震，昼则神呆，面青多笑，火风由肝而至，泄胆热以清神，再商后法。木火郁血滞。

丹皮　丹参　细生地　黑山栀　茺蔚子　胡黄连

调入琥珀末。

评议：此案显系肝胆风火勃发，兼夹血瘀导致神志失常，给予清热凉血、活血化瘀之辈，佐以琥珀重镇安神，是为正治之法。

5. 先标后本治痫案（《类证治裁》）

张。中年宿痫频发，先必触事生怒，情不自禁，发则猝倒无知，啮舌糜烂，惊恐发搐，痰响便遗。此肾阴素亏，肝阳易亢，痰随火升，阻蔽心包，故来骤苏迟，且数发也。急则治标，用前胡、青皮、川贝、连翘、钩藤、竹沥、石菖蒲、山栀。矾水煎，二剂诸症退，神识清。随服补肾平肝丸料，发稀后用丸方常服：茯神六钱，羚羊角三钱，胆星钱半，天竺黄五钱，郁金四钱，川贝四钱，莲子心六钱，西牛黄七分，栀心三钱，矾水滴丸，朱砂为衣，服愈。

评议：本例实为本虚标实之证。本案循"急则治其标，缓则治其本"的治疗原则，先给予清热理气化痰之辈，以缓其标；后再理其本，给予补肾平肝之品；待其阴阳平和，正气充盈，再予以丸剂以清心化痰开窍，效佳。本案辨明标本缓急，用方得当，值得借鉴。

6. 理窍开痰治痫案（《叶天士晚年方案真本》）

张，五十岁。神不灵爽，乏欢悦之念。宿痫由情志不适而致，内因之恙，向老食少，理窍开结，治痰必佐参、苓养正。

人参　炒黑远志肉　茯苓块　石菖蒲　新会红　熟半夏　竹沥　姜汁

评议：本案患者气郁痰阻，上迷心窍，该方人参、远志肉、茯苓、石菖蒲实为开心散，出自孙思邈《备急千金要方》，有扶正、化痰、安神之功，更加新会红、半夏、竹沥、姜汁以助化痰开窍之效。处方健脾益气，化痰散结俱备，可谓"有是证用是药"也。

7. 肝风上扰痫厥案（《种福堂公选医案》）

方三二，正在壮年，交四月阳气升举。忽然跌仆无知，头摇肢搐，越旬又发，问病因，忿怒所致。大凡病来迅速，莫如风火。郁怒由肝胆木火生风，从此而发痫厥。若仅谓痰火，用辛香燥剂，劫痰利气宣窍，厥阳不宁，病奚得减？

龙荟丸，每服二钱，四服。

评议：诚然痫证尤以痰邪作祟为多，但临证断不可仅以痰谓，须参以诱因及征象，谨慎辨证，因证施方，始不至于误人也。案谓："若仅谓痰火，用辛香燥剂，劫痰利气宣窍，厥阳不宁，病奚得减？"确是阅历有得之见。

8. 清镇化痰防变痫证案（《慎五堂治验录》）

杨宗保，乙酉七月，西石牌泾。因惊疑致心悸，甚至呕吐痰涎，肢痉不寐，一遇逆境其症愈剧，脉细兼滑。心胆不足，邪附痰涎为患。先予清镇化痰，后用丸药善后，俾不成痫证为吉。

竹沥制半夏二钱　青龙齿三钱　甘草四分　云南白茯神三钱　广郁金一钱半，白矾炒　辰砂五分　生左顾牡蛎五钱　淮小麦三钱　天竺黄一钱

素体心怯，近得惑疾，凡遇声响人众则惕然而惊，心声疑惧，不知所从，饮食渐减，四肢痿软，投剂似合病机，依原进步可也。

制半夏三钱　龙骨三钱　紫石英三钱　桃枝五枝　北秫米三钱　牡蛎五钱　生香附一钱半　历日一部，烧灰　炒枣仁三钱　雷丸七分　白茯神三钱

又，得效，用十四友丸合龙虎镇心丹、敛神散为丸，一料痊愈。

评议：《素问·举痛论》云：“惊则气乱。”本案患者本心胆气虚，又突受惊恐，遂气机逆乱，痰浊随气而升，蒙蔽清窍四肢，出现“呕吐痰涎”“肢瘈不寐”“脉细兼滑”等症。本案医者“见微知著，防患于未萌”，给予益气化痰、镇静开窍之品，以防病进发为病，充分体现了治未病的中医思想，值得细细品味。至于方中“历日一部，烧灰”，取其何意，不解，存疑。

9. 痰火上扰痫病治案（《一得集》）

宁波西郊陈姓子，年十七，患痫证三四载矣。初则数月病作，后乃渐近，甚至一日数发，口角流涎，乃求余治。脉右三部洪滑流利，左关弦而搏指，左寸上溢鱼际。余谓证属痰火充斥，上蒙胞络，闭塞神明之府，故昏厥卒倒，不省人事。先以牛黄清心丸用竹沥一杯，入生姜汁二三滴化服，复以鲜石菖蒲、郁金、胆南星、羚羊角、桑叶、钩藤、橘红等宣络道而清疏之。继则用宁神安魂，佐以金石，堵其痰火复入之路，每清晨以橄榄膏入矾末少许，用开水冲服四钱，服月余而病不复作矣。

评议：本案辨证关键在于脉象，审其为痰火内扰。先以牛黄清心丸清热化痰，再予石菖蒲、郁金、胆南星、羚羊角之类清肝化痰，后以重镇安神，杜其痰火。处方条理清晰，循序渐进，足资效仿。

10. 镇肝清热化痰防发痫案（《张聿青医案》）

汤左。稍涉忿怒，肝阳逆上，阳气不入于阴，寤不成寐。脉弦，苔白心黄。恐浊痰随时上逆，而致癫痫也。

制半夏三钱　炒枳实一钱　煅青龙齿四钱　炒肥知母二钱　酸枣仁二钱, 猪胆汁炒　橘红一钱　陈胆星八分　夜交藤四钱　朱砂安神丸二钱　开水送下。

二诊：降火化痰，寐得稍安。然胸次尚觉窒闷，时作烦嘈。脉象弦滑。阴分素亏，而少阳之火夹痰内扰，春升之际，势多周折也。

竹沥半夏二钱　广橘红一钱　黑山栀三钱　焦秫米绢包, 二钱　朱茯神三钱　胆汁炒枣仁二钱, 研　炒知母一钱五分　鲜竹茹一钱　珍珠母三钱, 研

三诊：不寐嘈杂大退，脉象亦觉柔和。的是痰热内扰，效方再进

一筹。

竹沥半夏三钱　陈胆星六分　茯苓四钱　胆汁炒枣仁三钱　夜交藤三钱
知母二钱　枳实一钱　焦秫米三钱

评议:《素问·举痛论》曰:"怒则气上。"肝阳随气而升,阳盛而不得入于阴,阴阳失交则气血不和,气机逆乱,痰浊可随气上逆,发为痫也。此案以镇肝息风、清热化痰、养心定痫为纲,尤以清热化痰为要,步步为营,力挽狂澜,因可防病于未然也!

11. 郁热发痫治案(《也是山人医案》)

沈(五岁),痫厥病来迅速,醒后两脉皆洪,四肢搐搦,身热,由阳气拂逆,势防络闭。

暹罗犀角一钱　陈胆星三分　嫩元参一钱五分　羚羊角一钱　橘络一钱　石菖蒲根四分　连翘一钱五分　卷心竹叶一钱五分

评议:方中犀角、羚羊角、元参共奏清营凉血之功,连翘、竹叶清散气分郁热,陈胆星、石菖蒲、橘络化痰开窍通络。组方合理,用药精当,足可效仿。

12. 脾胃气伤误治案(《校注妇人良方》)

鸿胪王继之室人,素有痫症,遇劳役怒气则发,良久自省。一日因饮食劳役失宜,发而半日方省,不能言语。或以为风中于脏,用祛风化痰顺气之剂,及牛黄清心丸,病益甚,六脉浮大,两寸虚而不及本部,不进饮食。余曰:此脾胃之气伤也,若风中于脏,祸在反掌。彼不信,仍用风药,后果卒。

评议:本案患者病痫已久,久病必虚,又因"饮食劳役失宜"加重病情。医者不识其为内伤虚劳,未益气补虚,反执于祛风化痰治痫之说,以致"后果卒",误人也。观此病案,医者临证应凭证参脉,万不可仅以经验议,须引以为戒。

13. 寒痰壅塞发病案(《续名医类案》)

龚子才治王大参子,年十八岁。患痫,每发即仆地吐涎,不省人事,少顷复苏，或一月一发，或两月发四五次，已七年，遍医不效。诊之，六脉滑数，人迎紧盛，此气血虚而有寒痰壅并也。以追风祛痰丸加人参、当归、黄连各一两，与安神丸二药兼服，未及半年而痊。后有数人，俱如此治而愈。

评议：寒痰致痫，病久则虚。本例凭脉辨证，脉滑数为有痰，人迎紧盛为有寒，久病矣正已虚，判为虚实夹杂，即立法投药，以求养血息风，豁痰定痫之效，终获痊愈，足见脉诊于临床诊断的重要性。现在临床中，脉诊以寸口为主，本例所用人迎寸口诊法虽已少见，但仍具有临床指导意义，不可忽视。

14. 误食藜芦痫自愈案（《续名医类案》）

张子和云：一妇病风痫，自六七岁因惊风得之。后每三二年间一二作，至五七年五七作。至三十岁至四十岁，则日作，甚至一日十余作，遂昏痫健忘，求死而已。值岁大饥，采百草而食，于水滨见草若葱状，采归煮熟食之。至五更，忽觉心中不安，吐痰如胶，连日不止，约一二斗，汗出如洗，甚昏困。三日后遂轻健，病去食进，百脉皆和。以所食葱访之，乃憨葱苗也，即本草藜芦是也。

评议：《医学纲目·癫痫》云"癫痫者，痰邪逆上也"，一语道出痫证以痰邪作祟最甚。此案治法属中医八法之吐法，藜芦涌吐风痰，有豁痰定痫之效。张氏也因此常用涌吐之法，以求邪去正安。然藜芦有毒，药效峻烈，临床使用应慎重。

15. 灸中脘治痫案（《扁鹊心书》）

一人病痫三年余，灸中脘五十壮即愈。一妇人病痫已十年，亦灸中脘五十壮愈。

评议：自隋唐以来，众医家认为痰浊为痫证的重要致病因素。《寿世保元·痫证》载"脾虚则生痰"，中脘为胃之募穴，为中气之所在，可理中焦、化痰湿、调升降，灸之可治痰浊蒙窍之证。古人所用方法之本意，值得吾辈思考与借鉴。

【小结】

痫证的中医论治体系从春秋战国至今已逐渐完备，其治疗应遵循"间者并行，甚者独行"的原则，发作期先治其标，注重豁痰顺气；休止期，辨其邪正虚实，注重标本兼治。临床治疗除灵活运用汤丸散等口服药剂型外，可配合针灸疗法，以提高诊治效果。

第五章　神昏

【概说】

神昏是指人事不省或神志迷糊为特征的一种危重证候，多见于伤寒、温病、中风、厥脱、黄疸、痫证等病证。其病机多为邪阻清窍，神明被蒙或气血阴阳逆乱所致。现代医学的急性传染病和感染性疾病、心脑缺血综合征、肝性脑病、严重电解质紊乱、中毒等均可见之。

神昏的相关记载最早见于《黄帝内经》。《素问·厥论》说："厥或令人腹满，或令人暴不知人。""暴不知"即突然失去意识，由阴阳之气逆乱所致。张仲景《伤寒论》对神昏的证治有比较详细的记载："伤寒若吐若下后不解，不大便五六日，上至十余日，日晡所发潮热，不恶寒，独语如见鬼状。若剧者，发则不识人，循衣摸床，惕而不安。"他认为热结阳明可致神志昏迷，并创"清热""攻下"治法，对后世热病神昏治疗产生了较大影响。"神昏"的正式记载首见于金代成无己《伤寒明理论》，其含义是"真气昏乱，神识不清""昏识不知所以然"。至明代，人们对神昏的病因和治疗的认识有了进一步发展。明代秦景明《症因脉治》论"外感口噤不语"时载："内有积热，外中风邪，经络不通，发热自盛，热极生痰，上熏心肺，神识昏迷，则不语作矣。"明代陶节庵《伤寒六书》谓："凡见眼闭目红，神昏语短，眩晕迷妄，烦躁漱水，惊狂谵语……皆瘀血证也。"陶氏认为神昏多与瘀血相关，对后世颇有启发。如清代王清任《医林改错》"产后昏沉不省人事"即以活血法治之。此外在清代，温病学说逐步建立并成熟，人们对热病神昏的认识尤为深刻。如叶天士将热灼营阴、心神被扰、热盛逼血、躁扰昏狂等作为温病营血辨证的重要标志，其所述的证治，如"外热一陷，里络就闭，非菖蒲、郁金等所能开，须用牛黄丸、至宝丹之类以开其闭""湿热熏蒸，将成浊痰蒙蔽心包""夏令受热，昏迷若惊，此为暑厥"，对温病昏迷证治有重要指导意义。薛生白《湿热病篇》对温病由气入营，心包受灼，神昏谵妄提出清热救阴，泄邪平肝为治的治则，主张用凉膈散、承气汤等治疗。余师愚《疫疹一得》对疫证昏愦力主以清瘟败毒饮治疗。俞根初《通俗伤寒论》对热病昏迷创立犀地清络饮、玳瑁郁金汤等方剂。至此热病神昏的证治体系也日趋完善，中医对于神昏的认识也日趋完备。

【病因病机】

神昏一证，病位在心脑，心藏神，"心者，君主之官，神明出焉"，心具有主宰人神志活动的作用；脑为元神之府，具有主管人精神、思维、意识的功能。故神昏多为心脑受扰，神机失用所致。不论外感时疫，热毒内攻，或是内伤疾病，气血逆乱，痰浊瘀血上扰，上冲清窍，均可致使清窍闭塞，神明失用，从而导致神昏。

其病机总的来说可分为虚、实两端。虚者常由于阳脱阴竭所致。汗吐下太过，或火热内盛，耗气伤津，致心神失养，神无所依，导致神昏；或久病脏腑虚极，神明失养，而致神昏。实者多以痰、火、瘀为主。患者外感湿邪，湿聚成痰，或感火热之邪，邪热炼液为痰，痰蒙清窍，致神明失用发为神昏。或外感时邪，邪毒内蕴化热，或感受疫疠之气，热毒炽盛，内陷营血，扰乱心神，神明不清，发为神昏。或心血为痰瘀、瘀热所堵塞，心窍不开，发为神昏。虚证又称为脱证，以目合口开、手撒遗尿、鼻鼾息微、汗出肢冷等为主要表现；实证又称为闭证，以神昏时牙关紧闭、双手握固、大小便闭、面赤气粗、痰涎壅盛等为其特点。亦有内闭外脱，虚实夹杂者，临证时需辨明其虚实关系。

【辨证论治】

（一）闭证

1. 热陷心营

症状：神志不清，高热，或身热夜甚，烦躁谵语，面赤气粗，或有抽搐，小便黄赤。舌质红绛而干，苔黄或焦黄，脉数。

治法：清心开窍，泄热护阴。

方药：清营汤加减。药用犀角（水牛角代替）、生地黄、银花、连翘、元参、黄连、竹叶心、丹参、麦冬等。

2. 腑实燥结

症状：躁扰不宁，谵语，昏不知人，发热，大便不通，腹部胀满，按之坚硬，口舌干燥，气粗喘满。舌苔焦黄起刺，或焦黑燥烈，脉沉实有力，或沉滑有力。

治法：通腑泄热。

方药：大承气汤加减。药用大黄、枳实、厚朴、芒硝等。

3. 肝风内动

症状：高热不退，头痛眩晕，面红目赤，烦躁不宁，不省人事，牙关紧闭，颈项强直，四肢抽搐，或口眼㖞斜，半身不遂。舌质干绛，脉象弦数，或弦细数。

治法：镇肝息风。

方药：羚角钩藤汤合紫雪丹。药用紫雪丹合羚羊角、桑叶、贝母、生地黄、钩藤、菊花、茯神、生白芍、生甘草、淡竹茹等。

4. 痰湿蒙蔽

症状：面色晦滞，胸闷腹胀，食欲减退，渐致神志模糊，语言不清，昏不知人，昏迷后多无发热，静而不烦，喉有痰声，恶心呕吐。舌苔白腻或灰腻，脉沉滑或濡缓。

治法：化痰开窍。

方药：涤痰汤加减。药用茯苓、人参、甘草、橘红、胆星、半夏、竹茹、枳实、石菖蒲等。

5. 痰火上蒙

症状：发热面赤，烦躁不安，躁扰如狂，渐至昏迷，呼吸气粗，喉间痰鸣，痰黄黏稠，便秘溲赤。舌质红，苔黄腻，脉象滑数。

治法：清热化痰开窍。

方药：黄连温胆汤合安宫牛黄丸。药用安宫牛黄丸合黄连、竹茹、枳实、半夏、陈皮、甘草、生姜及茯苓等。

6. 浊阴上逆

症状：面色苍白晦滞，头晕头痛，恶心呕吐，不思饮食，胸闷腹胀，畏寒肢冷，水肿尿少，大便不爽，嗜睡，逐渐转入昏迷。舌淡体胖，苔白腻，脉沉缓或沉迟。

治法：温补脾肾，泄浊开窍。

方药：温脾汤加减。药用附子、大黄、芒硝、当归、干姜、人参、甘草等。

7. 卒冒秽浊

症状：卒然闷乱，腹部胀满，昏晕不知人，口噤或妄言，面青肢冷。脉沉细而微，或忽大忽小。

治法：芳香辟秽，利气开窍。

方药：芳香辟秽汤合玉枢丹。药用玉枢丹合广藿香、佩兰、薄荷、苦杏仁、扁豆花、金银花等。

（二）脱证

1. 亡阴

症状：神志昏迷，汗出，面红身热，唇干红，脉象虚数。

治法：救阴敛阳。

方药：生脉散加味。药用人参、麦冬、五味子等。

2. 亡阳

症状：神志昏迷，目合口开，鼻鼾息微，手撒肢厥，大汗淋漓，面色苍白，二便自遗，唇舌淡润，甚则口唇青紫，脉微欲绝。

治法：回阳救逆。

方药：参附汤加减。药用人参、附子等。

【医论选释】

《伤寒论·辨阳明病脉证并治》：伤寒若吐若下后不解，不大便五六日，上至十余日，日晡所发潮热，不恶寒，独语如见鬼状。若剧者，发则不识人，循衣摸床，惕而不安，微喘直视，脉弦者生，涩者死，微者但发热谵语者，大承气汤主之。

阐释：《伤寒论》对热闭结阳明，引起神昏谵语的证治进行了详细阐发。其病机多为热毒炽盛，扰乱心神，致神明不清，故发为神昏。治疗上尤在泾对此有进一步阐释："若脉弦则阴未绝而犹可治，脉涩则阴已绝而不可治。"此类神昏谵语，病情危笃，若脉弦有力，则属正邪俱盛，胃肠虽燥而阴津未竭，故治疗可投以大承气汤急下存阴，釜底抽薪。

《景岳全书·杂证谟·非风》：如阳脱寒甚者，仍宜灸关元、气海、神阙，以回其阳气。

灸非风卒厥危急等证：神阙，用净盐炒干，纳于脐中令满，上加厚姜一片盖定，灸百壮至五百壮。

阐释：张景岳对于"阳脱寒甚"的阴证脱证神昏危症，治以灸关元、气海等穴。此外还有神阙穴隔盐灸、隔姜灸等回阳救脱的急救方法，现代临床仍可参考应用。

《症因脉治·中风总论》：内有积热，外中风邪，经络不通，发热自盛，热极生痰，上熏心肺，神志昏迷，则不语之症作矣。

阐释：秦景明在论述"中风神昏"的病因病机中指出，内有热，外中风，可引发痰热内生，阻络扰动心肺可致神昏。

《重订通俗伤寒论·六经方药》: 热陷包络神昏, 非痰迷心窍, 即瘀阻心孔。

阐释: 俞根初对热陷心包引发神昏的病因病机, 精练地概括为"痰""瘀"二字, 即热邪心包, 可致痰蒙心窍, 或瘀血阻窍, 均可引发神昏。

《温病条辨·上焦篇》: 温毒神昏谵语者, 先与安宫牛黄丸、紫雪丹之属, 继以清宫汤。

阐释: 此证由温邪内陷, 神明被蒙所致, 即所谓逆传心包。心络受邪, 轻窍堵闭, 临床表现为发热神昏, 谵语烦躁。若无腹满便闭等热陷阳明证时, 可先与安宫牛黄丸、紫雪丹等清心开窍; 继用清宫汤以清营分之热以清透入里之温毒。

《温病条辨·中焦篇》: 湿热上焦未清, 里虚内陷, 神识如蒙。

湿之中人也, 首如裹, 目如蒙, 热能令人昏, 故神识如蒙。此与热邪直入包络, 谵语神昏有间。

阐释: 湿邪夹热, 郁阻气分, 从上焦转移内陷, 气分湿热上蒙, 神机不运, 故临床表现为身热不扬、昏昧少清。吴鞠通还指出湿热之邪所致的神昏与热邪直入心包不同。治疗上芳开易引邪入里, 凉润又遏邪不达, 俱非所宜。吴鞠通主张以三仁汤宣展气机, 气化则湿热亦化, 合菖蒲郁金汤祛痰涤浊开窍则可使神志转清。

【医案赏析】

1. 春温顺逆双传用凉膈散双解得愈案 (《王氏医案三编》)

关寅伯赞府家某厨, 患春温, 渠主人颖庵治之弗瘳, 为速孟英诊焉。脉来弦软而寸数, 舌绛苔黑而神昏, 谵渴溺红, 胸腹拒按, 是双传证也。夫顺传者宜通其胃, 逆传者宜清其营, 治法不容紊也。然气血流通, 经络贯串, 邪之所凑, 随处可传, 其合其分, 莫从界限。故临证者宜审病机而施活变, 弗执死法以困生人。此证属双传, 即当双解。予凉膈散加犀角、菖蒲、元参，下之果愈。

评议：凉膈散主治病证在于上、中二焦积热，重用连翘清心肺，解热毒，是为主药；配黄芩清心胸郁热，山栀泻三焦之火，薄荷、竹叶外疏内清，朴硝、大黄荡涤胸膈积热，泻下而清其火热。症见舌绛苔黑，神昏，谵语，烦渴溺红，显然热毒内盛，故加用犀角、石菖蒲、元参清营分热毒，而能神清病愈。案中"临证者宜审病机而施活变，弗执死法以困生人"，乃金针度人之语，切记！

2. 春温过汗神昏瘛疭变症案（《时病论》）

城东章某，得春温时病，前医不识，遂谓伤寒，辄用荆、防、羌、独等药，一剂得汗，身热退清，次剂罔效，复热如火，大渴饮冷，其势如狂。更医治之，谓为火证，竟以三黄解毒为君，不但热势不平，更变神昏瘛疭，急来商治于丰，诊其脉。弦滑有力，视其舌，黄燥无津。丰曰："此春温病也。初起本宜发汗，解其在表之寒，所以热从汗解，惜乎继服原方，过汗遂化为燥，又加苦寒遏其邪热，以致诸变丛生，当从邪入心包、肝风内动治之。"急以祛热宣窍法，加羚羊、钩藤。服一剂，瘛疭稍定，神识亦清，唯津液未回，唇舌尚燥，守旧法，除去至宝、菖蒲，加入沙参、鲜地，连尝三剂，诸恙咸安。

评议：春温过汗，以致邪陷心包，肝风内动，出现营分症状。雷氏用自拟祛热宣窍法化裁，药证相符，故获"瘛疭稍定，神识亦清"之速效，表明邪热已有退舍，乃佳象也。唯津液未回，是以续配甘寒生津之品，诸恙咸安。盖祛热宣窍法雷氏自释"是法治邪入心包之证也。连翘苦寒，苦入心，寒胜热，故泻心经之火邪；经曰'火淫于内，治以咸寒'，故兼犀角（现用水牛角代）咸寒之品，亦能泻心经火邪；凡邪入心包者，非特一火，且有痰随火升，蒙其清窍，故用贝母清心化痰，石菖蒲入心开窍；更用牛黄、至宝之大力，以期救急扶危于俄顷耳"。

3. 暑温邪传心包重症案（《吴鞠通医案》）

甘，二十四岁，壬戌六月二十九日。暑温邪传心包，谵语神昏，右脉洪大数实而模糊，势甚危险。

细生地六钱　知母五钱　银花八钱　元参六钱　连翘六钱　生甘草三钱　麦冬六钱　竹叶三钱　生石膏一两

煮三碗，分三次服。牛黄丸二丸，紫雪丹三钱，另服。

七月初一日，温邪入心包络，神昏痉厥，极重之症。

连翘三钱　竹叶二钱　银花五钱　生石膏六钱　细生地五钱　甘草钱半　知母二钱　麦冬五钱，连心

今晚二帖，明早一帖，再服紫雪丹四钱。

评议："主不明则十二官危"，温病神昏是临床危重急症，吴鞠通于此症救治可谓见解深刻，经验丰富。《温病条辨》云："脉虚夜寐不安，烦渴舌赤，时有谵语，目常开不闭，或喜闭不开，暑入手厥阴也。手厥阴暑温，清营汤主之。""手厥阴暑温，身热不恶寒，清神不了了，时时谵语者，安宫牛黄丸主之，紫雪丹亦主之。"本案邪入心营，热盛动风，危候已是确凿，单凭清营之方开窍则力欠，独用开窍之剂清营嫌功薄，两法齐下方合病机。案中予清营汤加减透热转气，使营分热邪有外达之路，并予牛黄丸、紫雪丹合用，清心开窍，息风解毒，以挽一线生机。

4. 湿热弥漫三焦蒙蔽神窍案（《临证指南医案》）

某。湿为渐热之气，迷雾隔间，神机不发，三焦皆被邪侵，岂是小恙？视其舌伸缩如强，痰涎黏着，内闭之象已见，宣通膻中，望其少苏，无暇清至阴之热。

至宝丹四分，石菖蒲、金银花汤送下。

评议：本例为湿热弥漫三焦，蒙蔽神窍之重证。当此危急关头，非寻常清化湿热之剂可以胜任，故叶氏急用至宝丹宣开心窍，着实为拯危救急计。

5. 湿温邪入心包案（《临证指南医案》）

张妪，体壮有湿，近长夏阴雨潮湿，着于经络，身痛，自利发热。仲景云：湿家大忌发散，汗之则变痉厥。脉来小弱而缓，湿邪凝遏阳气，病

名湿温。湿中热气，横冲心包络，以致神昏，四肢不暖，亦手厥阴见症，非与伤寒同法也。<small>湿温邪入心包。</small>

犀角　连翘心　玄参　石菖蒲·金银花　野赤豆皮

煎送至宝丹。

评议："湿中热气，横冲心包络，以致神昏"，这是本例的病理症结所在。所拟治法，清热化湿，凉血解毒，清心开窍，与病因病机诚为合辙，遣药亦甚恰当，不愧为治温大家矣。

6. 思虑伤脾兼郁结案（《续名医类案》）

柴屿青治潼川守母，八十三。在沈阳礼部时，闻伊母在京病甚，忽身热吐痰，妄言昏愦。众医俱主发表病势日增，始求治。悲泪哀号，自分必死。诊其右关沉涩微滑，曰：此思虑伤脾，更兼郁结，痰涎壅盛，脾不能运也；身热昏愦，清阳不升，脾气伤也。先用二陈、瓜蒌治其标，继用归脾加神曲、半夏、柴胡，调治数日而瘥。向使误服表剂，岂不蹈昔人虚虚之戒耶？

评议：耄耋之年虽见身热吐痰，妄言昏愦，而其脉右关沉涩微滑。此高年本虚标实之候，众医误以表剂，故而病势日增。柴氏以脉象为辨证的着眼点，选药用方，标本兼顾，数日而瘥。可见临证用药，不可不慎，否则投剂有误，变证旋见。老年用药，尤当慎之又慎！

7. 寒痰内结闭塞清窍神昏案（《医验录》）

一族伯母，即汪虚老之令岳母也，甲子年将七旬。五月间，患感寒，已经六日。服药不愈，人事不清，胸喉间一片痰声，彻夜说鬼，耳聋舌缩，危急已极。第七日，汪虚老至舍，邀为视之，两寸脉浮紧，两关滑而带结。阅其前方，悉皆麦冬、贝母、花粉、黄芩之类。余曰："表有寒邪，中有寒痰，医不用温，以散其表，复又用寒，以结其里，遂至如此其危也。"余用二陈汤，加羌活、川芎、苍术，重用姜汁。服药后，吐出痰碗余，亦微有汗，人事遂清，热尽退，便进粥食。次日复视之，脉沉细而迟矣，舌纯黑。用六君子汤，加附子一钱，用人参一钱五分，连服二剂，而舌黑退。服三四剂，而平复如初。

评议：年老体虚之人，外感寒邪不解，寒痰内结，所见神昏谵语、耳聋舌缩皆为清窍闭塞之象。前医不得其法，以清热化痰法治之，病势更甚。吴氏以二陈汤温化寒痰，后以糜粥食养，更以健脾温阳之品补其虚体而复愈。

8. 中风五精相并峻补验案（《陆氏三世医验》）

吴少参老先生，年五十，新得美宠，荣归祭祖，跪拜间，就倒仆，汗注如雨，浑身壮热，扶至床褥。人事不省，速接名医治疗，众医齐集，俱谓先用纯牛黄灌之。予后至，诊其脉，关尺浮数而空，两寸透入鱼际，此阴虚甚而阳亢极也，因谓病家曰：无灌牛黄，灌之即死矣。急用生地自然汁一升，人参一两，麦冬五钱，五味子一百粒，煎浓灌之，至二三服，神气稍定，汗止。是夜似睡非睡，至五更时，作恐惧状，如人将捕之，至清晨，又作盛怒状，骂詈不止，至午间，又大笑一二时，至薄暮，又悲泣。自此夜静日作，病家以为鬼祟，众医束手。予思之，此即《内经》所谓五精相并也，并于肾则恐，并于肝则怒，并于心则喜，并于肺则悲。刘河间云：平时将息失宜，肾水不足，心火亢极，乃显此症。夜间阴盛，邪乃暂息，日中阳隆，遂游行五脏而无已时也。仍用前方减人参之半，旬日间，或但悲笑，或但骂詈恐惧，人事时省时不省。饮食与之，尽食方止，不与，不思索，大小便亦通。至半月后，而诘妄不作，自后调养气血之药，至百剂而始愈。

卢绍庵曰：肾水衰极，火无制而游并五脏，五更肾水用事之时，火并而作恐惧状，清晨肝木用事之时，木并而作怒骂状，日中心火用事之时，火并而作喜笑状，薄暮肺金用事之时，火并而作悲泣状。兹有吴公之奇症，故天生先生之奇人以治之，有先生之绝技，故天假吴公之怪病以显之耶！

评议：本例陆氏据其脉"关尺浮数而空，两寸透入鱼际"，辨证为"阴虚甚而阳亢极"。故力排前医纯用清心解毒之品，主张用生脉饮加生地汁以滋阴息火，益气救脱。方中生地黄汁独重，旨在滋填肾阴，以制亢盛之阴火，生脉饮益气固脱。药后神气稍定，汗止，病有转机，唯神志时恐时怒时喜时悲。陆氏用《内经》"五精相并"之说析之，仍以前法治之，半月后诘妄不作，病渐向愈，后以调养气血继之，渐获痊愈。处方用药，丝毫未及祛风之品，显属"正气自虚"的类中风。案中引刘河间"平时将息失宜，肾水不足，心火亢极，乃显此症"，点出了是患病因病机的症结所在。这对中风的预防和辨证施治，很有裨益。

9. 中风闭证验案（《洄溪医案》）

运使王公叙揆，自长芦罢官归里，每向余言：手足麻木而痰多。余谓：公体本丰腴，又善饮啖，痰流经脉，宜撙节为妙。一日忽昏厥遗尿，口噤手拳，痰声如锯，皆属危证。医者进参、附、熟地等药，煎成未服。余诊其脉，洪大有力，面赤气粗，此乃痰火充实，诸窍皆闭，服参、附立毙矣。以小续命汤去桂、附，加生大黄一钱，为末，假称他药纳之，恐旁人之疑骇也。戚党莫不哗然，太夫人素信余，力主服余药。三剂而有声，五剂而能言，然后以消痰养血之药调之，一月后步履如初。

评议：患者形体丰腴，又善饮啖，痰湿之体可知。卒发中风昏厥，诊得脉象洪大有力，面赤气粗。医者辨证为"痰火充实，诸窍皆闭"，显属实证闭证无疑。药用小续命汤去桂、附加生大黄，遂获桴鼓之效。

10. 中风用涌吐法验案（《陆氏三世医验》）

李思塘令堂，年已周甲矣，身体肥盛。正月间，忽得中风卒倒不省人事，口噤不能言语，喉如拽锯，手足不随，医者投牛黄丸二三丸不效，急煎小续命汤灌之亦不效。予诊六脉，浮洪而滑，右手为甚。盖思塘家事甚殷，且孝事其母。日以肥甘进膳，而其母食量颇高，奉养极厚，今卒得此患，形气犹盛，脉亦有余。《内经》云："凡消瘅击仆，偏枯痿厥，气满发逆，肥贵人则膏粱之疾也。"又云："土太过，令人四肢不举，宜其手足不随也。"即丹溪所谓"湿土生痰，痰生热，热生风也"。当先用子和法涌吐之，乃以稀涎散薑汁调灌之，涌出痰涎碗许。少顷，又以三化汤灌之，至晚，泻两三行，喉声顿息，口亦能言，但人事不甚省知，上下之障塞已通，中宫之积滞未去也。用加减消导二陈汤投之，半夏、陈皮、茯苓、甘草、枳实、黄连、莱菔子、木香、白蔻仁。每日二服，数日后，人事渐爽，腹中知饥，乃进稀粥，第大便犹秘结，每日以润字丸五分，白汤点姜汁送下。自此旬日，手足能运，而有时挛拘，大便已通而常燥，意涌泄消导之后，血耗无以荣筋，津衰无以润燥，用四物加秦艽、黄芩、甘草数十帖，调理三月而愈。

卢绍庵曰：肥人多痰，膏粱又能生痰，少壮元气旺盛，则能运行，高年元气衰微，淤积为碍，病发类乎中风。他医误以真中风法治之，竟不见效，先生唯行痰而病去，治其本也。

评议：患者嗜食肥甘，奉养极厚，以致身体肥盛，痰湿之体可知。卒得中风不省人事，其病因病机当符合朱丹溪"湿土生痰，痰生热，热生风"之说。陆氏凭症参脉知痰涎瘀热壅盛，上下阻塞所为，故首用稀涎散催吐，涌出痰涎甚多，继用三化汤（厚朴、大黄、枳实、羌活）泻下瘀热，使上下障塞已通，病情化险为夷，后经调治，终获痊愈。本案引《内经》"凡消瘅击仆，偏枯痿厥，气满发逆，肥贵人则膏粱之疾也"。盖消瘅即消渴。古人从实践中观察到消渴之人易患中风，这与现代医学认为糖尿病常并发心脑血管疾病颇相吻合，中医学的超前意识于此可见一斑。

11. 误治而成坏疫案（《孙文垣医案》）

油潭吴中岳孺人，先感风邪，后伤饮食。发热头疼，腹中作胀。医与巴豆丸泻之而热不减。后医又以大黄重泻之，而热亦如初。再后医谓泻而热不退者为虚，大用参、芪、白术补之，补经四日，神气昏沉，不知人事。乃敦予诊，左脉弦数，右关尺沉数有力。舌尖沉香色，舌根焦黑芒刺。语言含舌不清。扣前服药，始知妄下妄补，不思饥馑之余，疫气为厉，误成坏症，危而且殆。姑以知母、柴胡各三钱，石膏六钱，枳实、天花粉各五分，粉草、黄芩、麦冬各一钱，山栀子、生地黄各七分，人参六分，竹叶三十片，生姜三片，水煎饮之。中夜后人事稍清，微有汗，舌稍柔和，语言已不含舌，骎骎然有生气矣。次日，前方减去地黄，加白芍药，舌心焦黑尽退，诸症十减其七。但大便五日未行，遍身尚痛，咳嗽。与七制化痰丸二帖，再以石膏二钱，麦冬、贝母各一钱，前胡、枳实、黄芩、栀子各六分，甘草三分，桑白皮八分，煎服而安。

评议：疫病妄下妄补，遂成坏证，出现神气昏沉，不知人事等恶候，后据证投以竹叶石膏、小柴胡、白虎汤合化，既清邪热，又养气阴，使病情转危为安。细绎本例救误之方药，多出自《伤寒论》，可见经方治疫，只要辨证正确，效果甚为显著，值得重视。

12. 大头瘟重症案（《孙文垣医案》）

金溪令净涵臧公尊堂太夫人，以季春眉寿，连看戏文二十余本，且多食鱼腥虾蟹，偶发寒热，三日不退，第四日，左耳前后及颊车皆红肿，第五日，右边亦肿，第六日，肿及满头，红大如斗，眼合无缝，昏愦不知人事，谵语若有邪祟，粒米不进者八日，举家惊惶，逆予为治。诊其脉六部皆洪长而数，予曰：此大头疫也。即以贯众、石膏各六钱，柴胡、葛根各三钱，赤芍药、天花粉各二钱，甘草一钱，黑豆四十九粒，水煎服之，日进二帖，脉始减半。第九日，方进粥饮半盅。前药除石膏，又四帖而安。是役也，人皆为予危之，谓八十之尊年，八日之绝粒，头大如斗，体热如燔炭，昏愦谵语，乃不去而治，何冥行不知止如此。而其婿闵怀海亦言病势如此，吾心亦危疑，见先生安闲而甘寝食，赖以少慰。予曰：此疾为阳明、少阳二经热壅而然。夫阳明多气多血之经也，以高年故不敢用硝黄，唯投以轻清解散之剂，使因微汗而解。证脉相对，虽重可生。假如人言以高年病危而弃不治，岂唯非医之存心，于病家相托之意亦孤矣，可乎哉！

评议：昏愦谵语，一般为邪入心包之候，大头瘟见此症状，实属极重之证。李东垣治本病曾创制普济消毒饮，疗效卓著，后世广为应用。本例所用方药别具一格，可资借鉴，尤其方中贯众一药，现代研究证实有抗病毒作用，用于本病，十分熨帖。鄙意似可加入牛黄丸等清心开窍之品。

13. 伤寒发斑神昏案 (《寓意草》)

治钱仲昭伤寒发斑危症奇验。

钱仲昭患时气外感，三五日发热头疼，服表汗药，疼止热不清，口干唇裂，因而下之，遍身红斑，神昏谵语，食饮不入，大便复秘，小便热赤，脉见紧小而急。谓曰：此证全因误治，阳明胃经表里不清，邪热在内，如火燎原，津液尽干，以故神昏谵妄，若斑转紫黑，即刻死矣！目今本是难救，但其面色不枯，声音尚朗，乃平日保养肾水有余。如旱田之侧有下泉未竭，故神虽昏乱，而小水仍通，乃阴气未绝之征，尚可治之。不用表里，单单只一和法，取七方中小方，而气味甘寒者，用之准如神，白虎汤一方足以疗此。盖中州元气已离，大剂、急剂、复剂俱不敢用，而虚热内炽，必甘寒气味方可和之耳。但方虽宜小，而服药则宜频，如饥人本欲得食，不得不渐渐与之。必一昼夜频进五七剂，为浸灌之法，庶几邪热以渐而解，元气以渐而生也。若小其剂，复旷其日，纵用药得当，亦无及矣。如法治之，更一昼夜而病者热退神清，脉和食进，其斑自化。

胡卣臣先生曰：病与药所以然之地，森森警发。

评议：本例为伤寒神昏发斑危症，系阳明气分热证而妄下，邪热未衰，仍是白虎汤证。值得关注的是，本案根据病情，突破了服药一日一剂的传统习惯，如说："方虽宜小，而服药则宜频……必一昼夜频进五七剂，为浸灌之法，庶几邪热以渐而解。"这对病证较重较急者，恐药力不相接续，可采用此法。我们既往从事"乙脑"临床研究时，因本病危急而发展迅速，也曾采用此法，收到了较好效果。

14. 产后伤暑神昏案 (《余听鸿医案》)

昭文幕友张筱洲之妻，生产正在酷暑，新产两朝，猝然神昏颠倒，言语错乱。余诊之，见喘息气粗，脉洪数极大，汗出如珠，口渴烦躁。余曰：此乃热中于里，逼阴外出而大汗，仲景白虎证也。即将席置地上，令产妇卧于地，用盆置井水于旁，使其安卧片时，神识渐清，气亦渐平，脉亦稍静。即拟仲景白虎合竹皮、竹叶之意，进以石膏、竹茹、竹叶、知母、白薇、鲜石斛、益元散、绿豆衣、牡丹皮、花粉、青荷叶、西瓜翠衣、甘蔗汁，大队甘寒之品。服后至晡，神清热减。仍令其移卧于床，进以稀粥，仍以甘凉之剂调理而愈。若拘于产后不可见风，不得服药，此症岂能挽回？琴地风俗，新产之后，往往窗户密闭，帏幔重遮，酷暑不异严寒，以致产妇汗多伤阴，而变为郁冒痉厥者，或竟有触秽中热而死者，不亦大可异哉。

评议：酷暑月令生产，产后气血未复，盛夏炎热，气温骤升，门窗密闭，暑热之邪侵入阳明气分，耗伤津液，扰乱心神。此乃热中于里，神昏言语错乱，口渴烦躁，汗出如珠，脉洪数极大，此乃典型的白虎汤证，遂投大队甘寒之品，使暑热得泄，神清而安。值得提醒的是，对于妇人产后诸病治法，若经常拘于旧习，产在暑月仍封窗关门、身着厚衣、进食温补，伤于暑热而禁用寒凉，恐危害大矣。

15. 伏邪沉积脏腑经络案（《崇实堂医案》）

余姻亲蒋伯渠之侄女，年二十，秋间病寒热，市医为之表散，二剂而愈。隔二日，天将明时，忽来叩门，而速予往。予至，则病者神识昏迷，已如尸寝。据云：三更时一觉烦闷，便目闭神昏气绝，片刻则醒，醒片刻又绝，半夜已气绝五次。诊其脉，六部俱无，面色一团黑滞，舌苔秽浊而厚。此本伏邪，因受感而见寒热，一为表散便解，其伏邪犹未动也。然是即药线也，为今夜发病之兆矣。其秽浊有形之邪，伏藏既久，蓄势必紧，如地雷火发，势之暴烈，难以言喻。故一发则上犯心肺，五脏皆邪气弥满焉。得不神昏窍闭如尸寝乎？但邪在胸膈，难用下夺之法，令急召康老（剃头匠，刺痧闭证颇效）刺其四末，透风泄邪，另用黄连等极苦极辛之剂，以清降上焦，俾浊邪下行，神气稍清，然后再按法正治。刺后即连灌煎药两剂，果神气稍转。

明日复诊，脉仍未出，病仍如旧，乃仿达原饮方，用川厚朴三钱，苍术三钱，草果仁打碎后下一钱，枳壳二钱，川黄连一钱五分，黄芩二钱，大黄五钱，芒硝四钱，木香一钱，水煎与服。周时，始得大解，粪如烂酱，臭恶不堪，人事始清。但下后恶寒战栗，床帐动摇，举家忙乱。予初闻之，亦颇惊骇。以下后复作寒战，古人谓为犯忌，在下后三戒之内。继而自悟曰：此病与伤寒大承气证有别。承气证邪热，燥粪结于肠胃，一下则热清结解，不当再见表证。若再见寒热，非认病不真，下之不当，即正虚而成坏症，故下后忌此也。此病乃伏邪为患，秽浊污垢之气蓄之既久，非独腑腑间邪气积满，即经络中邪气亦皆充斥。脏腑窒塞之时，气极壅闭，经络之邪无可发泄，故病虽极重，而无寒热头痛症也。今大便一行，脏气稍通，经络之邪始得外发，此刻既有大寒，寒后定有大热，热后定有大汗，通身外邪皆可因之解散，实此症之幸事也。大热大汗，汗直至足。果如所言，是日即未服药。

第四日复诊，脉则浮弱而数，不甚受按；面上黑滞未退，肢体软弱，心烦腹痛，溺仍未清；舌苔仍垢腻，舌本深紫，此邪气尚重也。原方加大腹皮三钱与服，至三更，行大便甚多，仍臭恶不可近。第五日复诊，各症俱减，面色稍转，脉反实大数而有力，舌苔厚腐浮起。知其积滞已动，乘势利导，不难扫除尽净也。原方减去芒硝二钱，再与服一剂。服讫，连行大便两次，几有半桶。舌苔退尽，脉来弱小，人事安妥，亦能稍食薄粥。前此数日，粒米未能入口也。但神虚体弱，终日欲寐，恶闻响声，知邪去正虚。为制健脾利气之方，加以饮食调理。月余，始能起床。两月，始能健旺。其受病之深，发病之重，不多见也。若非体壮年轻，何可望其生全哉！

评议：伏邪多由外感当令时邪引动而发，治疗上一般采用表里双解，或者先表后里之法。然初起邪袭卫表，易单诊为外感，解表后里邪未清，故伏暑发之，病势汹涌，湿热郁结伏于膜原，阳气阻遏不能达于肌表，正邪反复交争，遂时醒时昏，病位于胸膈，不能妄下，结合针刺透风泄邪以开窍，然后以黄连等极苦之剂清泄上焦之火，此乃治之以急。待神气稍复，施以达原饮加减方，草果、厚朴能破戾气所结，除伏邪之盘踞，三味协力，直达膜原，使邪气溃败，迅离膜原。另外还用了大黄、芒硝、枳壳，有承气汤之意，通腑泄热，消散热结。而后又下后复作寒战，医者认为乃是脏腑与经络俱受邪，而"今大便一行，脏气稍通，经络之邪始得外发，此刻既有大寒，寒后定有大热，热后定有大汗，通身外邪皆可因之解散，实此症之幸事也"。

16. 上假热下真寒亡阳神昏案（《石山医案》）

一妇年三十余，十八胎九殇八夭。复因惊过甚，遂昏昏不省人事，口唇舌皆疮，或至封喉，下部白带如注，如此四十余日。或时少醒，至欲自缢，自悲不堪。或投凉剂解其上，则下部疾愈甚；或投热剂，或以汤药熏蒸其下，则热晕欲绝。脉之，始知为亡阳证也。急以盐煮大附子九钱为君，制以薄荷、防风，佐以姜、桂、芎、归之属，水煎，入井水冷与之。未尽剂，鼾睡通宵，觉则能识人。众讶曰：何术也？医曰：方书有之，假对假，真对真尔。上乃假热，故以假冷之药从之；下乃真冷，故以真热之药反之，斯上下和，而病解矣。续后再服调元气药，乃生二子。续后又病疟一年，亦主以养元气，待饮食大进，然后劫以毒药，吐下块物甚多，投附子汤三钱而愈。

评议：本例为下真寒上假热的格阳之证。"口唇舌皆疮"，乃格阳于上之假热也；"下部白带如注"，是肾阳虚甚，带脉失固也。案中虽未点出具体脉象，只云："脉之，亡阳证也。"推想可能系沉微之脉。"假对假"是指热药冷服，即"热因寒用"应对上之假热；"真对真"是指重用附子峻热之品以回下部阳亡之真寒。药后果病解矣。

17. 冬温神昏谵语急泄阳明案（《吴鞠通医案》）

某。初一日，冬温，脉沉细之极，舌赤，面赤，谵语，大便闭，邪机纯然在血分之里，与润下法。

元参六钱　元明粉一钱　细生地六钱　麦冬六钱，连心　生大黄五钱　粉丹皮三钱　生甘草二钱

煮三杯，先服一杯，得快便，止后服，汤药之先，外服牛黄清心丸二丸。

初二日，冬温，谵语神昏，皆误表之故，邪在心包，宜急急速开膻中，不然则内闭外脱矣。大便闭，面正赤，昨因润下法未通，经谓下不通，非细故也。得药则呕，忌甘也。先与牛黄清心丸二三丸，以开膻中，继以大承气汤，攻阳明之实。

生大黄八钱　元明粉三钱　小枳实四钱　老厚朴二钱　元参八钱　牡丹皮五钱

煮三杯，先服一杯，得便则止，不便再服。

评议：面赤、谵语、大便闭，乃热闭阳明，阳明腑证热邪与燥屎结于肠腑，则脉沉极细。邪已入腑，病纯在里。邪闭心包，有闭脱之虞，大便不通，有消亡肾津之虞。故此案吴氏急以牛黄清心丸开窍醒神，加以承气急泻阳明，补以元参、牡丹皮滋阴凉血，清热生津。

18.真寒假热神昏谵妄误用寒凉重剂致不救案（《素圃医案》）

全椒胡子任寓王东木兄宅，二月上旬，舟中受寒，即中阴经。王兄知医，自以桂枝、姜、附治之。暂减，因无发热头痛，病者漫不为意，饮食不节，酒肉无忌，致邪不解。如此半月，坐食时忽不能起立，遂困卧于床，渐变神昏谵妄，舌黑而干。迎医治疗，不识寒邪入里，食满胃中，误以舌干谵妄，认为前服热药所致。因身有红影，遂作斑狂。初用生地黄、玄参、麦冬、石膏、升麻、黄连，不效。益加犀角、大黄，如斯三日，大便不动，而病愈笃。前医自逊不辨何证，易余诊视。脉则一息二至，似雀啄之象。症则舌干而黑，身痛不能转侧，口不能言，余辞不治。因告之曰：此水极似土，《内经》亢则害之证也。今舌干不渴，阴也。脉只二至，阴也。谵妄声低，乃为郑声，阴也。身重痛，不能转侧，阴也。夜则谵妄，日则但寐，阴也。身有疹影，乃寒极于内，逼阳于外，阴斑也。具此六阴，其舌干黑者，乃寒极于下，逼阳于上，假热也。因一假热而弃六阴，悖谬殆甚。王兄力嘱，勉用附子人参茯苓四逆汤。五日脉起三至，身轻能言，稍有生机。至六日，真阳欲绝，夜汗三身，遂肉筋惕，脉脱亡阳，乃苦寒结阴，大便冷秘，竟成脏结，药难下膈。又延六日而殒。前方于长舌干齿燥,用四逆汤而愈。以此证之,诚误治也。存为舌鉴。

评议:神昏谬妄,舌黑而干,欲作斑狂,酷似热入营血之证,故前医投清营凉血之剂。然药后病情反剧。素圃氏据其舌干不渴,脉只二至,谬妄声低,认为系阴寒所为。至于身有疹影,乃寒极于内,逼阳于外使然,属阴斑之证。一言以蔽之,寒是真寒,热是假热。用参附汤、四逆汤回阳祛寒,病情虽稍有起色,无奈病已濒危至此,终于不起。

19. 舍脉从症辨治神昏真实假虚案(《诊余举隅录》)

癸巳,余客都门,有王某房事后,忽病憎寒振栗,体倦神疲,医以为色欲内伤,准是阴证,投以温剂。数日,神识昏愦,转重转危,来延余诊。切其脉,细而涩,酷肖虚寒,唯口燥唇焦,便闭溺赤,其象与阴证迥殊,知是邪热内郁。遂合凉膈散、解毒汤为方,二剂,诸症悉减。再承是方,清理而愈。按此症,乃真热似寒、真实似虚之假象也,谬以阴证目之,岂非大误。

评议:口燥唇焦,便闭溺赤,分明是实热之证,无如脉来细涩,又酷似虚寒之象。当此疑似难辨之际,全凭医者之学验,以别真假。其实,本案乃舍脉从症的范例。知其常而达其变,临证务必掌握。

20. 中风脱证用回阳固脱法验案(《里中医案》)

徽商汪华泉,忽然昏仆,遗尿撒手,汗出如珠,口不能言。余曰:法在不治,然大进参、附或救万一。用人参三两,熟附子五钱,浓煎灌之,至晚而汗减。再一剂,身体转动,更用参、附、白术煎膏,加竹沥、姜汁,数日神气渐爽,调补二百日而安。

评议:中风脱证的主要表现为突然昏仆,人事不省,目合口张,鼻鼾微,手撒肢冷,汗出如珠,二便自遗,脉微欲绝等。观本例的症状,与此正合。医者用回阳固脱的参附汤以治,得挽回垂危于顷刻。可见中医治疗危重病证,也不乏有效方药,关键是辨证准确,施治得当,更应在生死紧急关头,能当机立断。切勿举棋不定,延误病情,以致不救,此医者之大忌也。

21. 灸气海治中风脱证验案（《名医类案》）

丹溪治一人，患滞下下多亡阴。一夕昏仆，手舒撒，目上视，溲注，汗大泄，喉如拽锯，脉大无伦次。此阴虚阳暴绝也此症死者居多。盖得之病后酒色。急灸气海穴气海，脐下一寸半，以续阳气，渐苏，服人参膏数斤而愈作大虚治。

评议：本例系中风脱证，手撒，遗尿，汗大泄，脉大无伦次，是其验也。急灸气海，功在回阳固脱；后续服人参膏，大补元气而愈。中风的辨证关键，在于区别闭、脱两端，虚实大相径庭，治法迥然不同也。

22. 寒脱得温补转危为安案（《南雅堂医案》）

气体素寒，卒中风邪，则风水相遭，寒冰彻骨，猝然倒仆，不省人事。抚脐下，体冷如冰，喉间痰声漉漉，势如水沸，口开手撒，尿出，种种险象，危在顷刻。斯时追以驷马，犹虑不及，若误以涤痰祛风等药投之，如抱薪救火，速之死耳！盖寒风多见脱证，宜温补为急；热风多见闭证，宜疏通为先。一寒一热，一脱一闭，毫厘千里，性命悬于呼吸，此症确系寒脱，亟用温补，以冀挽回于万一。

生南星—两　生附子五钱，去皮　生川乌五钱，去皮　木香二钱　人参—两

前以法在不治之险症，认定脏寒欲脱，以大剂三生饮温补之，并师薛氏心法，加用人参以驾驭其邪，服后果转危为安，得庆更生。可知心不可不细，胆不可不大，下手又不可不快，不特病家为余颂，即余亦未尝不颂病家。处仓猝扰攘之际，独能力违众言，悉心信任之，俾余获此成功，岂非大快心事？今病机已转，细察脉象，真火衰甚，语言行动，一时未能复其常度，宜每早服八味丸四钱，再用柔润息风之剂，冀渐收全功。

人参二钱　白茯苓二钱　白术二钱　炙甘草—钱　陈皮—钱　制半夏二钱
麦冬三钱　干桑叶—钱　竹沥半盏　加生姜两片，大枣三枚，同煎午后服。

评议：患者体质素寒，卒中风邪，风寒相合，侵入腑脏，而病"中脏"重证，且见口开、手撒、尿出，脱证险象毕露，危在顷刻。当此之时，医者急投三生饮温补之，服后得庆更生。如此垂危之证，得以挽救，

全赖医者胆大心细，当机立断。同时，医患协作，亦是获效的重要一环。诚如案中所说："处仓猝扰攘之际，独能力违众言，悉心信任之，俾余获此功。"又案云："寒风多见脱证，宜温补为急；热风多见闭证，宜疏通为先。"斯一得之言，可供参考。

23. 脉虚大无伦亡阳暴脱案（《素圃医案》）

瓜镇刘玉吾，年六十外，混堂浴归，卒中一日始醒，初医以风痰火杂治，风则羌防，火则膏连，痰则星夏，继进苏合丸数枚，则遗尿矣。十日外始迎余治诊，其脉虚大无伦，昏睡不语，身重遗尿，肢不偏废，口不歪斜，喉无痰声。原非中风，因老年贪浴，汗多亡阳而暴脱，有似中风。失此不用补中，反行疏导，阳气愈虚，致遗尿不语，竟成脱证。急用归脾汤原方，入人参一钱，四剂即能言语。

评议："大实有羸状，至虚有盛候"，是针对真实似虚、真虚似实的假象而言。本例系极虚之证，脉虚大无伦、遗尿是辨证的着眼点。无如前医误虚为实，以风痰火杂治，病情有加。素圃氏识得其中真相，认定是亡阳暴脱，急用温补之剂而获效机。鄙见如是虚脱，当以参附汤、四逆辈救治为妥，归脾汤似有病重药轻之嫌。

【小结】

神昏是以人事不省或神志迷糊为特征的一种危重证候，其发病急，病势重，救治难，预后一般较差。西医学认为各种原因导致的以意识障碍为主要临床表现者，如流行性乙型脑炎、流行性脑脊髓炎、中毒性脑病、急性脑卒中、肝性脑病、肺性脑病、高温中暑、化学药品中毒、糖尿病昏迷等均属于此病范畴，需进行急救处理。目前，在临床上此症的治疗也多以西医急救为主。中医在几千年的临床实践中对神昏的认识逐步深入，在诊治上也积累了丰富的经验，创制了诸多治疗方剂及单方、验方，此外还包括针刺、艾灸等治疗手段。近现代中医还研制出新药剂型，如清开灵注射液、醒脑静注射液、生脉注射液、参附注射液等，有力地提高了中医药救治神昏等危重症的成功率，一改"中医是慢郎中"的固有印象。这些治疗手段、治疗方剂都值得进一步总结整理，以期更好地为临床服务。

神昏的治疗是危重病领域的难点之一，如何挖掘古代文献中治疗神昏的方法手段，整合各种治疗方法，规范中西医结合治疗，最大程度发挥中西医结合的优势，这些问题也亟待进一步研究解决。

第六章　脏躁

【概说】

脏躁，是妇人无故悲伤欲哭，不能自控，精神恍惚，忧郁不宁，呵欠频作，甚则哭笑无常等症为主要临床表现的一类病证。如发于孕期又称"孕悲"，发于产后则称"产后脏躁"。主要见于现代医学中的癔症、产后抑郁焦虑、围绝经期综合征等。

关于脏躁病的有关记载，早在《内经》中就有类似描述。《灵枢·本神》云："心主脉，脉舍神，心气虚则悲，实则笑不休。"契合了心主神明的主导思想。而"脏躁"作为一个明确的病名及证治，首出于《金匮要略·妇人杂病脉证并治》，描述为"喜悲伤欲哭，象如神灵所作，数欠伸，甘麦大枣汤主之"。其后医家多沿袭医圣所论，并在病位、病机上做了一定发挥。

刘完素在《素问玄机原病式》中说："又妇人脏躁，肺脏也。"陈士铎在《辨证录》中也说："夫脏躁者肺脏也。"而沈明宗在《沈注金匮要略》中指出："子宫血虚故为脏躁。"陈修园在《女科要旨》中说："妇人脏躁，脏属阴，阴虚而火乘之则为躁，不拘于何脏。"吴谦在《医宗金鉴》中则说："脏，心脏也，心静则神藏，若为七情所伤，则心不得静，而神躁扰不宁也。故喜悲伤欲哭，是神不能主情也。象如神灵所凭，是心不能主神明也……数欠伸，呵欠也，呵欠频频，肝之病也。"综上所述，历代医家首先肯定了脏躁和"心主神明"的关系，同时指出五脏属阴，阴虚火乘之则为躁，导致本病的发生。

【病因病机】

脏躁者，乃脏阴不足，有干燥躁动之象，是五脏失养导致的情志异常。其主要证候为精神情志不能自主，而精神情志首归于心。《黄帝内经》曰："心者，君主之官，神明出焉。"因此脏躁的主要病机为心神失养。但是此病又和患者的体质密切相关，而本病多发妇人，又与妇人生理周期特点有密切关系。妇人性素多抑郁，忧愁思虑，积久伤心，劳倦伤脾，心脾耗伤，化源不足，脏阴已亏，脏躁由是作矣。若因经孕产乳，精血内耗，五脏失于濡养，五志之火内动，上扰心神，发为脏躁。诚然本病的病机主要归咎于心失所养，但阴虚火旺、痰火上扰、肝肾不足、肝脾不足等均可引起。

【辨证论治】

1. 心神失养

症状：神疲恍惚，喜怒无常，呵欠频频，心烦不安，心悸失眠。舌淡苔薄，脉细弱无力。

治法：甘润滋养，宁心安神。

方药：常用甘麦大枣汤加减。药用甘草、淮小麦、大枣、酸枣仁、茯神、远志、合欢花等。

2. 阴虚火旺

症状：心烦易怒，夜寐欠安，梦多善惊，坐卧不定，或悲或笑，溲赤便秘。舌红苔黄，脉细数。

治法：滋阴降火，清心平肝。

方药：常用百合地黄汤加味。药用百合、生地黄，加生白芍、淮小麦、酸枣仁、夜交藤等。

3. 痰火上扰

症状：心胸痞闷，喉中痰黏，哭笑无常。舌红苔黄腻，脉弦滑。

治法：清热涤痰，开窍安神。

方药：常用温胆汤加减。药用制半夏、陈皮、姜竹茹、石菖蒲、郁金、远志、茯苓、枳实等。

4. 肝肾不足

症状：神志恍惚，无故悲伤喜哭，不能自控，呵欠频频，腰酸目花，烘热汗出，心悸神疲。舌红苔少，脉细数。

治法：补益肝肾，平调阴阳。

方药：二仙汤加味。药用仙灵脾、仙茅、知母、生地黄、当归、黄柏、巴戟天、淮小麦、酸枣仁等。

5. 肝脾不和

症状：神志不宁，抑郁不欢，忽喜忽悲，胸闷太息，脘胀纳差，口苦咽干，烦热等。舌质红，苔薄白燥或薄黄，脉多细而弦。

治法：疏肝和脾，甘润缓急。

方药：丹栀逍遥散、甘麦大枣汤加减。药用柴胡、当归、白术、白芍、茯苓、薄荷、牡丹皮、焦栀子、淮小麦、大枣、甘草等。

【医论选释】

《灵枢·本神》：心主脉，脉舍神，心气虚则悲，实则笑不休。

阐释：本条所述症状，与"脏躁"颇相雷同，但未提出病名，东汉张仲景在《金匮要略·妇人杂病脉证并治》才确立了病名。说明脏躁的病证，自古有之，惜乎仲景以前尚缺乏病名和治法。

《金匮要略·妇人杂病脉证并治》：妇人脏躁，喜悲伤欲哭，象如神灵所作，数欠伸，甘麦大枣汤主之。

甘草小麦大枣汤方

甘草三两　小麦一升　大枣十枚

上三味，以水六升，煎取三升，温分三服。亦补脾气。

阐释：本条对脏躁提出了较完整的证治，可谓肇其端者，后世医家皆遵循此方治疗本病。《医宗金鉴》对本病的病机做了解释："脏，心脏也，心静也则神藏。若为七情所伤，则心不得静，而神躁扰不宁也。故喜悲伤欲哭，是神不能主情也。象如神灵所凭，是心不能神明也，即今之失志癫狂病也。数欠也，喝欠也，喝欠烦闷，肝之病也。母能令子实，故证及也。"可见对本病属于神志方面的疾患，殆无疑义。至于《医宗金鉴》认为是"癫狂病"，当不可拘泥。

《金匮要略·五脏风寒积聚病脉证并治》：邪哭使魂魄不安者，血气少也。血气少者，属于心。

阐释：尤在泾注曰："邪哭者，悲伤哭泣如邪所凭，此其标有稠痰浊火之殊，而其本则皆心虚而血气少也。"盖尤氏所述，不仅适合于癫狂一类情志病证的病机病位，而脏躁亦当包含其中。

《女科要旨·杂病》：妇人脏躁，脏属阴，阴虚而火乘之则为躁，不必拘于何脏，而既已成躁，则病证皆同。但是其悲伤欲哭，象如神灵所作，现出心病，又见其数欠善伸，现出肾病。所以然者，五志化火，动必关心，阴脏既伤，穷必及肾也。

阐释：《女科要旨》对脏躁的病机做了发挥"阴虚而火乘之"，并对本病的病位认为"五志化火，动必关心，阴脏既伤，穷必及肾也"。这在《金匮要略》的基础上，多有充实和发展，对临床辨证施治很有裨益。

【医案赏析】

1. 妊妇无故自悲案（《校注妇人良方》）

一妊妇无故自悲，用大枣汤二剂而愈。后复患，又用前汤，佐以四君子加山栀而安。

评议：妊妇无故自悲，血供育胎，心神失养使然。治用大枣汤即仲景治妇人脏躁之甘麦大枣汤，以方测症，其症状除无故自悲外，另或夹有精神恍惚，不能自主，心中烦乱，睡眠不安，舌淡红苔少，脉细微数。方中大枣健脾养血，淮小麦养心安神，炙甘草和中缓急，方证合拍，是以仅二剂悲切症除。日后反复，仍属血气化源亏虚，故在原方基础上配合四君子汤健脾益气养血，使化源充足。又少佐山栀在甘温剂里，清降三焦内热，颇合丹溪翁"胎前宜凉"之意。如是则气血得养，阴阳平秘，诸症悉安。

2. 妊妇悲哀烦躁案（《校注妇人良方》）

一妊妇悲哀烦躁，其夫询之云：我无故，但自欲悲耳。用淡竹茹汤为主，佐以八珍汤而安。

评议：本例乃《校注妇人良方》作者薛立斋之医案。清代冯楚瞻《冯氏锦囊秘录·妇人脏躁悲伤》引用此案并作发挥说："妊娠无故悲伤，属肺病脏躁者，肺之脏燥也，胎前气血壅养胎元，则津液不能充润，而肺为之燥。肺燥当补母，故有甘草、大枣以补脾。若立斋用八珍汤补养气血，更发前人之所未尽。"肺燥者肺之气阴不足也，薛氏运用淡竹茹汤其中含甘麦大枣汤养心缓中治悲哀脏躁，另有淡竹茹、人参、麦冬益气阴，除烦闷，茯苓、半夏、生姜健脾化痰，再佐八珍汤气血两补。理法方药合辙，故获卓效。

3. 张子和治妇人喜笑不休案（《名医类案》）

张子和路逢一妇人，喜笑不休半年矣，诸医治之术穷。张曰：此易治耳。以食盐二两成块，烧令通红，放冷研细，以河水一大碗，煎三五沸，温分三服，须臾探吐，出痰半斗。次服火剂黄连解毒汤，不数日而笑止。

评议：《素问·宣明五气论》曰："精气并于心则喜。"《灵枢·本神》曰："心气虚则悲，实则笑不休。"是以喜笑之病多为心实有余之证，本例乃痰热所为，张氏治以涌吐之法获效。盖盐汤有探吐涌痰祛邪之功，《神农本草经》早有"大盐，令人吐"之记载，可令病邪（痰）从吐而解。又楼英《医学纲目》云："火太过为赫曦，赫曦之纪，其病笑狂妄。"赫曦，汉语解释为"炎暑炽盛貌"。该患用吐法涌出痰涎后，又以黄连解毒汤续进，用黄连清泻心火兼泻中焦之火，黄芩泻上焦之火，黄柏泻下焦之火，栀子泻三焦之火，导热下行。使脏腑之热得解，三焦之火得清，治疗颇得法要，故喜笑半年之患，"不数日而笑止"病祛。

4. 胃脘积痰致哭笑不常案（《名医类案》）

倪维德治一妇，病气厥，笑哭不常，人以为鬼祟所凭。倪诊，脉俱沉，胃脘必有积，有所积必作疼。遂与二陈汤导之，吐痰升许而愈。此盖积痰类祟也。

评议：中医有句名言："百病多因痰作祟。"虽然有些夸张，但证诸临床，因痰致病者的确十分广泛。脏躁亦可由痰引起，本案即是其例。方用二陈汤导痰，吐痰升许而病愈。

5. 阴火乘肝歌笑不节案（《名医类案》）

临淄人自谓无病，忽觉神思有异，晚歌笑不节。沈宗常曰：此阴火乘肝晚动。阴火乘脾见于书，阴火乘肝见此案。宜以柔剂少加利之。良愈。四物加大黄泻青丸。

评议：既曰阴火，滋阴用四物汤嫌欠妥帖，大黄泻青丸当是泻肝火之剂。盖肝藏魂，与神志关系密切，病位在肝，故出现歌笑不节之症。

6. 脏躁正治法案（《名医类案》）

一妇无故悲泣不止。或谓之有祟，祈禳请祷备至，不应。《金匮》有一症云：妇人脏躁，喜悲哀伤欲哭，象如神灵所作，数欠伸者，甘麦大枣汤主之。其方甘草三两，小麦一升，大枣十枚，水六升，煮取三升，分温三服，亦补脾气，十四帖而愈。

悲属肺。经云：在脏为肺，在志为悲。又云：精气并于肺，则悲是也。此方补脾，益虚则补母之义也。

评议：本例脏躁，理法方药均本诸《金匮要略·妇人杂病脉证并治》。其对悲的主脏和甘麦大枣汤补土生金的解释，亦属合理。

7. 以情胜情心理疗法案（《名医类案》）

庄先生治喜乐之极而病者。庄切其脉，为之失声，佯曰：吾取药去。数日更不来。病者悲泣，辞其亲友，曰：吾不久矣。庄知其将愈，慰之。诘其故，庄引《素问》曰：惧胜喜，可谓得元关者。

评议：此案为以情胜情的心理疗法，是中医治疗神志病的特色疗法之一。本书"情志病证的防治特色"（第25页）中有所论及，可以互参。

8. 脏躁用仲景法获捷效案（《孙文垣医案》）

表嫂孀居二十年矣。右瘫不能举动，不出门者三年。今则神情恍惚，口乱语，常悲泣。诘其故，答曰：自亦不知为何故也。诊之，两寸脉短涩。以石菖蒲、远志、当归、茯苓、人参、黄芪、白术、大附子、晚蚕沙、陈皮、粉草，服四剂，精神较好于前，但悲泣如旧，夜更泣。予思仲景大枣小麦汤正与此对。即与服之，两帖而瘳。方用大枣十二枚，小麦一合，大甘草炙过三寸，水煎饮之。此忧伤肺脏，脏寒故多泣也。

评议：肺主忧（悲），过忧则伤肺。又肺藏魄，肺伤则魄乱，脏躁乃成。治宗仲景法，效验卓然。

9. 张少椿令爱悲惊伤心案（《里中医案》）

张少椿令爱，以丧子过丧，伤惊于迅雷，时泣时笑，时语时骂，如中鬼祟者，左寸浮滑，余皆沉细。是悲恐伤心，心伤则热，热积生风，痰因以聚也。用滚痰丸七钱，陈皮、杏仁、丹参煎汤，遂下出痰积甚多，更进四钱，再下而痊。

评议：该患"以丧子过丧，伤惊于迅雷"，症见"时泣时笑，时语时骂"；又诊得脉象"左寸浮滑，余皆沉细"。审症求因"是悲恐伤心，心伤则热，热积生风，痰因以聚也"。首诊用滚痰丸七钱，加陈皮理气，杏仁宽胸，丹参凉血清心宁神，共煎汤服。一剂"遂下出痰积甚多"，获效迅捷；再剂滚痰丸小其量而改用四钱，"再下而痊"，效如桴鼓。有关滚痰丸的组成和作用机制，本书下篇"常用方剂"（第255页）中已有专题论述。

10. 归脾汤化裁治脏躁案（《医验录》）

许师母愈后，随有令爱小姐，自龙游县任所，送来许老师署中就医。至即召楚治之，云自去年九月，心事怫郁，遂得心疾，已经半年，服药绝不效。诊其脉，亦复沉涩，左手更微，因断为血虚之证也。《内经》云：心藏神，肝藏魂。心血虚，则神不得宁，肝血虚，则魂无所归。是以神魂不定，语言无序，或啼或笑，自言自语。然言语必极轻微，为不足之证，非若狂证之属有余也。且六脉涩而无力，血虚而气亦复虚。夫有形之血，必借无形之气以生，则补血尤须补气。遂重用当归三钱，枣仁二钱，远志八分，白术一钱，黄芪、山萸各一钱五分，人参一钱，初二剂加天竺黄分许，微化其痰之标。服后神气清爽，前症不发。日照前方服，并制丸药，调理得痊。

评议：此案脉因证治交代甚明，病机分析从五脏与神志关系着手，说来头头是道。治法用归脾汤化裁也恰合病证。此等佳案，洵非老手不办。

11. 以怒解喜验案（《续名医类案》）

邱汝诚治女子，恒笑不止。求诊，问生平所爱何衣，令着之，使母与对饮，故滴酒沾其裙，女大怒，病遂瘥。

评议：本例亦属中医心理疗法之治验也。正如《黄帝内经》所说："喜伤以恐胜之，以怒解之。"

12. 甘麦大枣汤治脏躁一投而愈案（《续名医类案》）

管先正治一妇，妊娠四五个月，脏躁悲伤，遇昼则惨切泪下数次，象若神灵，如有所凭。医与巫皆无益。与仲景大枣汤，一投而愈。

评议：仲景方只要对证下药，效验不同凡响，此案可见一斑。

13. 灸百会治愈泣涕不禁案（《续名医类案》）

王执中母久病，忽泣涕不可禁，知是心病也，灸百会穴而愈。执中凡遇忧愁凄惨，亦必灸此。有疾者，不可不知也。

评议：百会穴名出《针灸甲乙经》，即《黄帝内经》所说的"颠上"，属督脉。历代医家认为本穴对神志异常的病症如昏迷、癫痫、脏躁等，多有效验。

14. 胡某妇脏躁用仲景方得效案（《杏轩医案》）

长林胡某，延诊妇病，据述证经半载，外无寒热，饭食月事如常，唯时时悲泣，劝之不止，询其何故，伊不自知。延医多人，有云抑郁用逍遥散者，有云痰火用温胆汤者，药俱不效。又疑邪祟，禳祷无灵，咸称怪证，恳为诊治。视毕出语某曰：易治耳。立方药用甘草、小麦、大枣。某问病名，及用药方法。予曰：病名脏躁，方乃甘麦大枣汤，详载《金匮玉函》中。未见是书，不识病名，焉知治法，宜乎目为怪证也。某曰：适承指教，足见高明，但拙荆病久，诸治无功，尊方药只三味，且皆平淡，未卜果能去疾否？予曰：此仲圣祖方，神化莫测，必效无疑，服之果验。

评议：案谓："此仲圣祖方，神化莫测，必效无疑。"这是对经方的信仰和推崇。需结合临床，玩味再三。

15.脏躁疑似重症用甘麦大枣汤即安案（《崇实堂医案》）

阶翁夫人病后二年，生女未存。又因不遂意事，心常悒悒，产后又病，请吾前辈调治。因前辈与蒋亦世交，又是紧邻，且素有时名，故生死倚之。服药无效，日见加重。前辈嘱令邀余商治，前辈向余曰：此病无寒热，亦无痛楚，但饮食不进，已有多日，终日啼哭，百劝莫解，舌色淡紫，苔多剥落，是胃气已绝，万无生理，已嘱办后事。君盖往诊，再商一治法，聊以尽心而已。往诊其脉，右三部浮数无力，左三部弦数无力，舌色红而兼紫，苔剥落。余思脉证均非死候，然不能明言。因复命曰：诚如君言，予亦不敢措手。前辈不许，嘱开二陈以搪塞，服讫仍如故。明日复诊，诊后拟至前辈家商酌，适前辈之令郎在坐，请余主持，不必往商，竭力阻余。余思此病尚可挽回，究以人命为重要，不必避此嫌疑。乃用炙甘草五钱，小麦一合，大枣十二枚，令多煎缓服。一帖哭泣便减，舌苔复生。三帖痊愈。此盖脏躁症也。《金匮》云：妇人脏躁，喜悲伤欲哭，象如神灵所作者，甘麦大枣汤主之，即此症也。脉症相符，故取效最速。此症，《黄八种》内论之精详，发明《金匮》之奥，诚《金匮》之功臣也。

评议：本例种种见症，似属重症危疾。医者以"人命为重"的医德，经仔细辨证，断为"脏躁"，遂用甘麦大枣汤，三帖痊愈。盖本方看似平淡，只要辨证正确，可收立竿见影之效。足见仲景之书，不可不读。

16.肺实肝虚脏躁治案（《孟河费绳甫先生医案》）

镇江杨石泉之室，终日悲伤，必痛哭一次，方能安逸。遍治无功。余诊脉右寸实，左关弱。此肺实肝虚，金来克木。治必补肝泻肺。方用女贞子三钱，旱莲草钱半，小麦三钱，甘草五分，大枣二枚，桑白皮三钱，地骨皮三钱。连进八剂，病即霍然。

评议：本例据脉，辨证为"肺实肝虚，金来克木"，因见症"终日悲伤，必痛哭一次，方能安逸"，病属"脏躁"无疑。治法以甘麦大枣汤配合二至丸、泻白汤补肝泻肺之品，霍然获愈。

【小结】

脏躁的病名，出仲景《金匮要略》，渊源有自，对其证治，历代医家宗仲景原意，并对病因、病机和治法做了不少发挥，在临床上取得了较好效果。对照现代医学，本病属于神经或精神方面疾病如癔症、焦虑症、抑郁症等。时下，由于生活节奏加快，工作和心理压力增大，罹患脏躁的患者不在少数。我们应充分发挥中医对本病的诊治经验，并与西医疗法紧密结合，力求疗效进一步提高。

第七章　百合病

【概说】

百合病是由心肺阴虚内热，百脉不和而致的神志疾患，以"意欲食复不能食，常默默，欲卧不能卧，欲行不能行，饮食或有美时，或有不用闻食臭时，如寒无寒，如热无热，口苦，小便赤，诸药不能治，得药则剧吐利，如有神灵者，身形如和"等神志的异常，并兼见口苦、小便赤、脉微数等阴虚内热表现为临床特征的一类病证，与热病伤阴或情志不畅、郁火伤阴关系密切。可见于现代医学的躯体感染所致精神障碍、抑郁焦虑障碍、分离（转换）性障碍、躯体形式障碍、神经衰弱综合征、神经症性障碍等。

百合病首见于《金匮要略》。《金匮要略·百合狐惑阴阳毒病脉证治》设百合病专篇九条，其中，第一条对百合病的症状体征进行了详细描述，第二至八条则罗列百合病的正治及逆证、变证的诊治，第九条概括百合病的治疗原则，从而为百合病的诊治打下了坚实的基础。后世医家大多本仲景之法，围绕《金匮要略》的条文内容对百合病的命名、病位、典型脉象、病因病机、治则、变证、预后及专药百合等方面进行补充和发挥。

【病因病机】

古代医家对百合病的病因病机多有阐述，如《诸病源候论》《华佗神方》等载百合病"多因伤寒虚劳，大病之后不平复，变成斯疾也"。《医宗金鉴》指出百合病可因情志不畅而引发："犹言未病伤寒之前，而预先见百合欲食不食等证也……预先见者，是先有情志不遂，偶触惊疑而召病也。"
归纳前贤的观点，我们认为百合病的病因主要是虚损、伤寒余邪或情志内
伤所致心肺阴虚内热。心藏神，主血脉；肺藏魄，朝百脉。心肺阴亏，两
脏俱伤，则神失安藏，营魄不荣，治节失常，脉道不畅，百脉失于濡养，
出现心神恍惚、坐卧不宁等精神行为异常的表现，又见口苦、小便短赤、
脉微数等阴虚内热的表现。百合病为虚证，或正虚邪不盛，病位在心肺和
百脉，病变以阴虚内热为主，与情志内伤关系密切，临床常因误诊误治出
现逆证、变证，甚则变生他病。

【辨证分型】

对于百合病的临床分型，古代文献甚少述及，唯《赤水玄珠》简要
提出三焦症状和预后，尝谓："百合病，若恶寒呕者，病在上焦，二十三
日愈。若腹满微喘，大便坚，三四日一行，微溏者，病在中焦，六十三日
愈。若小便淋沥难者，病在下焦，三十三日愈。"我们根据仲景本意，结
合现代临床实际，提出以下几点证型和治疗。

1. 正证

症状：意欲食，复不能食，常默默，欲卧不能卧，欲行不能行，饮食
或有美时，或有不用闻食臭时，如寒无寒，如热无热，口苦，小便赤，诸
药不能治，得药则剧吐利，如有神灵者，身形如和，其脉微数。每溺时头
痛者，或头淅然，或头眩。

治法：滋阴清热，补虚安神。

方药：百合地黄汤。药用百合、生地黄，随证加减。服药后大便色黑
如漆为正常现象。

2. 百合病误汗证

症状：百合病误汗后，阴伤更甚，在原百合病症状基础上出现烦热不
寐、口渴等症。

治法：养阴润燥，清热除烦。

方药：百合知母汤。药用百合、知母。两药分煎取汁，再合煎。

3. 百合病误下证

症状：百合病误下后，在原百合病症状基础上出现呕恶、嗳气、呃逆、便溏、小便短涩等症。

治法：养阴清热，利尿，降逆。

方药：滑石代赭汤。药用百合、滑石、代赭石。先将百合独煎，滑石与代赭石共煎，上述煎剂去滓后合和再煎。

4. 百合病误吐证

症状：百合病误吐后，在原百合病症状基础上出现虚烦、胃中不和等症。

治法：养阴安胃，清热除烦。

方药：百合鸡子黄汤。药用百合、鸡子黄。百合独煎取汁，纳入鸡子黄搅匀后再煎。

5. 百合病变渴证

症状：百合病月余不解，在原百合病症状基础上出现口渴。

治法：养阴清热止渴。

方药：百合洗方。药用百合，外用洗身。洗后饮食清淡去盐。

6. 百合病渴不差证

症状：百合病一个月后，在原百合病症状基础上出现口渴，用百合洗方后渴仍不差。

治法：养阴清热，引热下行。

方药：瓜蒌牡蛎散。药用瓜蒌、炒牡蛎等。

7. 百合病变发热证

症状：在原百合病症状基础上出现发热。

治法：养阴润肺，利尿除热。

方药：百合滑石散。药用百合、滑石等。

8. 百合病变腹中满痛证

症状：在原百合病症状基础上，出现腹中满痛。

治法：养阴清热，消胀除满。

方药：百合根散。药用百合根等。

【医论选释】

《医宗金鉴·百合狐惑阴阳毒病脉证并治》：伤寒大病之后，余热未解，百脉未和；或平素多思不断，情志不遂；或偶触惊疑，卒临景遇，因而形神俱病，故有如是之现证也。

阐释：此为吴谦《医宗金鉴》中对《金匮要略》百合病的注释，明确提出百合病为"形神俱病"。《黄帝内经》云"形与神俱""尽寿其天年"，健康是指形体与精神俱协调康健。若情志不畅，形神交伤，则气血怨滞，神失所养，容易出现心身共病的情况。"口弗能言，俱视独见，适若昏，昭然独明"，临床对于形神的诊察虽然不易，但自《黄帝内经》始，历代医家对于形神共病极为重视，积累了丰富的诊疗经验。挖掘此类病证方药，对于推动精神疾病的防治，尤其是心身疾病的防治有着重要的现实意义。

《研经言·百合病用百合解》：百合病症状虽变幻不一，要之，小便赤黄一症则有定。仲景于至无定中求其有定者，以立诊治之准，此百合病所以必用百合也。百合病重在小便，故于头痛、头淅淅、头眩诸足以卜愈期者，皆于小便时诊之。

阐释：此为《研经言》中对百合病的阐释，指出百合病症状不定，变化多端，但小便赤黄、溺时头痛、头淅然、头眩是典型的症状。溺时头痛在历代医籍中几乎仅见于百合病，可谓特征性症状，历代医家在百合病的诊断中，往往以此症为要点。《绛雪园古方选注》《金匮方歌括》等曰："（百合病）以溺时头痛为辨。"《医脉摘要》曰："病后余邪百合成，先察溺时头痛情。"

历代医家对溺时头痛这一症状的论述颇多，如《金匮要略心典》从经络角度阐释曰："夫膀胱者，太阳之府，其脉上至颠顶，而外行皮肤，溺时头痛者，太阳乍虚，而热气乘之也，渐然快然，则递减矣。"《温热经纬》则认为："溺时头痛者，小便由于气化，水去则火上冲也，其病为重，六十日愈，月再周而阴必复也；溺时渐渐然者，膀胱腑气一空，表气亦因之而失护也；但头眩者，阳气不能上达也，热渐衰，病渐轻，故愈日渐速也。"《金匮悬解》从气水同原的角度阐述："溺时头痛者，水降而气升也。气水一原，在上则为气，是谓上焦如雾，在下则为水，是谓下焦如渎，在中气水之交，是谓中焦如沤。上焦清气昏蒙，心绪烦乱，浊气稍降，头目犹清，溺时清气降泄而浊气升腾，头上壅塞，是以作痛。此其病重，两月乃愈。若溺时头上不痛，但渐渐振栗者，气虽上升而未甚壅遏，其病颇轻，四十日愈。若溺时快然，但觉头眩者，气虽上升而不至填塞，其病更轻，二十日愈。"中西汇通医家唐宗海在《金匮要略浅注补正》中，结合解剖关系说："至辨证之浅深，一则曰头痛，再则曰头渐渐然，三则曰头眩。《浅注》就太阳经论，然玩原文，殆指脑髓而言，故痛者病深，不痛者病浅。若太阳之头痛在表，不得为深也。盖肺之气管，上入脑而达于鼻，路最直捷，据脑髓以辨病的浅深，理极精到。"

百合病容易误诊误治，抓住溺时头痛这一典型症状，不仅能提升临床中对于百合病的识别率，对于该病的现代化研究也有意义。

《经方例释·百合洗方》:《千金》于治百合方，俱用百合，独此方及百合滑石散、百合散三方，俱用百合根，分别甚严。《要略》无根者，脱也。百合根，当是百合蒜下之如须者。

阐释:《经方例释》中，将《金匮要略》各版本与《备急千金要方》关于"百合洗方"的条文进行对比考证，认为百合洗方中用的是百合根，而非百合。

从《金匮要略》始，历代医家对于百合方中百合的入药部位，以及百合方的煎煮方法等，均言之甚详。如百合地黄汤、百合知母汤中用百合鲜品，百合滑石散用百合干品，百合洗方及"变腹痛满痛者"方则用百合根。再如百合地黄汤、百合知母汤、滑石代赭汤中百合的煎法为："水洗百合，渍一宿，当白沫出，去其水，更以泉水二升，煎取一升，去滓。"所得百合煎液再与他药共煎。

药用部位之别、鲜品干品之分、煎煮方法之异，这些都对百合方的研发工作带来启迪。

【医案赏析】

1. 百合病误治后食药不纳案（《名医类案》）

一人秋间得伤寒证，已经汗下，不愈，延至月余，耳聋，食入即吐，药下亦吐。此误药已多，脾胃受伤，故食药不纳也，又类百合病。乃以陈皮、白术各三钱，百合二钱，干姜一钱五分，煎饮之，一服即能食不吐。既而因顿食过度复伤，夜不能寐，以消导诸药投之，愈。

评议：百合病历经数次误诊误治，脾胃多有受损，加之养阴之品多碍脾胃，故治时须注重健脾助运，消积和胃。本案未记载舌脉，以方测证，当属脾虚胃弱，故用陈皮、白术、干姜健脾和胃，其说甚明。

2. 孟端士尊堂太夫人百合病案（《张氏医通》）

内翰孟端士尊堂太夫人，因端士职任兰台，久疏定省，兼闻稍有违和，虚火不时上升，自汗不止，心神恍惚，欲食不能食，欲卧不能卧，口苦小便难，溺则洒淅头晕，自去岁迄今，历更诸医，每用一药，辄增一病。用白术则窒塞胀满，用橘皮则喘息怔忡，用远志则烦扰烘热，用木香则腹热咽干，用黄芪则迷闷不食，用枳壳则喘咳气乏，用麦冬则小便不禁，用肉桂则颅胀咳逆，用补骨脂则后重燥结，用知、柏则小腹枯瘪，用芩、栀则脐下引急，用香薷则耳鸣目眩，时时欲人扶掖而走，用大黄则脐下筑筑，少腹愈觉收引，遂致畏药如蝎，唯日用人参钱许，入粥饮和服，聊借支撑。交春虚火倍剧，火气一升则周身大汗，神气骏骏欲脱，唯倦极少寐，则汗不出而神思少宁。觉后少顷，火气复升，汗亦随至，较之盗汗回殊，直至仲春中浣，邀石顽诊之。其脉微数，而左尺与左寸倍于他部，气口按之，似有似无。诊后，款述从前所患，并用药转剧之由，曾遍询吴下诸名医，无一能识其为何病者。

石顽曰：此本平时思虑伤脾，脾阴受困，而厥阳之火，尽归于心，扰其百脉致病，病名百合，此证唯仲景《金匮要略》言之甚详。本文原云：诸药不能治，所以每服一药，辄增一病，唯百合地黄汤为之专药，奈病久中气亏乏殆尽，复经药误而成坏病，姑先用生脉散加百合、茯神、龙齿以安其神，稍兼萸、连以折其势，数剂稍安，即令勿药，以养胃气。但令日用鲜百合煮汤服之，交秋天气下降，火气渐伏，可保无虞。迨后仲秋，端士请假归省，欣然勿药而康。

评议：本案因思子郁结，肝气不舒，脾气亏虚，为"怫郁致病"。病久郁火伤阴，虚热内生，诸药不应，并有情志异常，"溺时洒淅头晕""脉微数"的特征性症状，故诊断为百合病而非郁证，病位在心。本案经多次误治，心营心气均不足，若用生地黄，恐更伤脾胃。故张氏用生脉散加百合养气阴，清内热，稍加黄连、吴茱萸清火，并佐以安神之品。病情缓解后，结合季节气候，以百合煮水，食疗治之。本方用药平和精当，且不拘泥于百合病宜救不宜攻的治则，以左金丸稍折肝火之势，中病即停服，乃"有是证即用是药"之意也。

3. 百合病咳嗽案（《吴门治验录》）

似风非风，似怯非怯，起居如常，而胸中懊恼不适，以致睡梦遗泄，鼻塞咳呛，肢软神倦，恍惚不能自鸣其状，此《金匮》所谓百合病也。遵仲圣法为治。

百合四钱，瓦上焙　款冬花一钱五分，蜜拌　茯神三钱　陈阿胶一钱五分，蛤粉炒　川贝母一钱五分　川郁金三分　生甘草五分　合欢皮三钱

又百合一证，调治功效甚缓，今咳嗽少松，鼻塞未通，疲倦口渴，舌红脉数，仍照前法，少佐心脾两经清滋之品。

百合四钱，瓦上焙　款冬花一钱五分　茯神三钱，朱拌　制半夏一钱　炒淡芩

一钱　生甘草五分　桔梗五分　桑叶一钱五分，米炒　炒怀山药二钱　长须谷芽五钱

又脉象渐和，病情大减，唯气分少弱，肢软疲倦，再照前法，稍进清补。

百合四钱　款冬花一钱　怀山药一钱五分，炒　北沙参四钱，米炒　制半夏一钱　生粉草五分　炒薏米三钱　茯苓三钱　车前子一钱　长须谷芽五钱

又诸症俱愈，唯右关按之无力，故饮食仍不香甜，再用补土生金一法，可以就痊。

百合四钱　怀山药二钱　蒸冬术一钱　白扁豆二钱　上党参三钱　制半夏一钱　陈皮一钱　炙甘草五分　长须谷芽八钱

又脉平症适，再调养金水数剂，可以丸药培补矣。

大熟地四钱，砂仁炒　归身一钱五分　制半夏一钱五分　陈皮一钱，盐水炒茯苓三钱　炙甘草五分　百合四钱　白扁豆二钱　怀山药一钱五分　长须谷芽一两

八仙长寿丸，每空心，开水送四钱，常服。

问：百合一证，虽《金匮》立方，用者颇少，今用古法加减，厥疾乃瘳，究竟辨证用药之意，未得明晰。曰：百合病，似无病，又似无不病，脉象起居，亦如平人，而内外上下，举止动静，俱觉无一是处。揆厥因由，究系肺经不调轻病。盖肺主皮毛，而朝百脉，又为娇脏，寒热劳瘁，皆能耗其治节之气，却在皮毛轻浅，故诊脉不见病象。若一用重剂，反恐变增他证，故仲景但用清轻上浮之品，以调其气分，借百合无病不合之意，以为主药，却于病证相合，肺得清润，则百脉俱能受益。再随其见症而加减之，自然诸症渐痊矣。医者，意也。仲景所以为医中之圣欤！后东垣李氏《秘录》中，有万愈中和饮一方，治症极多，亦以百合为主药，即仿仲景法也。张路玉《本经逢原》极称百合功能，清而不凉，滋而不腻，通二便，调百脉，为肺部妙药，且以为山中蚯蚓所化，曾于掘出亲见之。夫蚯蚓为地龙，能通经络，或亦理之所有，或云此系野种，与外科尤宜，然不妨阙疑，以俟博物君子。

评议：本案治疗百合病，体现和养之意。以百合为君，辅以药性清和之品，随证治之，虽用药千变万化，实则本于仲景"百合病，见于阴者，以阳法救之，见于阳者，以阴法救之"的治疗原则。

4. 时证后患百合病案（《温热经纬》）

忆辛丑暮春，于役兰溪，在严州舟次，见一女子患此证，其父母以为祟也。余询其起于时证之后，察其脉数。第百合无觅处，遂以苇茎、麦冬、丝瓜子、冬瓜皮、知母为方。（汪按：百合本治肺之品，从此悟入，可谓在人意中，出人意外矣。）服之，一剂知，二剂已。

评议：本案体现了王孟英对百合病的病因病机和方药的继承和发挥，他在《温热经纬》中说："此病仲景以百合主治，即以百合名其病，其实余热逗留肺经之证。凡温暑湿热诸病后皆有之，不必疫也。肺主魄，魄不安则如有神灵。肺失肃清，则小便赤。百合功专清肺，故以为君也。"这指出百合病系余热未净，除伤寒外，在各种外感疾病后均可能出现。本案在用药上，以养阴清热润肺的麦冬、知母，配合清热除烦、通利小便的丝瓜子、苇茎、冬瓜皮，以替代百合。虽用药不同，但理法一致，故能二剂而愈。

5. 湿温余邪未净患百合病案（《一得集》）

定庠生金彩眉，其夫人丙戌秋病霍乱卒。渠亦患湿热证。是年，定海之霍乱，经余治愈者甚多。及彩眉之遇余也，则在仲冬时矣。盖渠自秋间患湿温之后，失于清解，留邪在络，且丧偶悲郁。再有烟癖，耗伤精血，烦躁不寐，目不交睫者匝月。日间坐卧不安，百感交集，欲食而不能食，欲卧而不能卧，饮食或宜或不宜，神识似痴。脉之空大，指下极乱。余曰：此正《金匮》所云百合病也。再兼痰火上冲，遂与百合地黄汤，加清痰降火之药，两剂稍能寐，而神志仍似痴呆。乃专清其痰火，而加宁神定志之品，出入加减，至丁亥春始痊。

评议：本患素有烟癖，火气熏灼，痰浊内生，精血暗耗。患湿温之后，余邪未净，又遭情志内伤，阴液进一步耗损。烦躁不寐、坐卧不宁、百感交集等症，看似实证，但脉空大，提示正气已虚。神志痴呆多见于痰蒙心窍，故用百合地黄汤，佐以清痰降火之品，有补有攻，故能收效。

【小结】

百合病是中医情志病病名，与一般的阴虚内热证有别，在阴虚内热的基础上出现情志、言行异常的疾病，可有小便赤、溺时头痛、头淅然、头晕、脉微数的特征性症状。百合病可由外感热病、虚损或其他情志病转变而来，也可变生为他病，多为正虚，或正虚邪不盛。百合为治疗本病的专药。本病在情志、言行异常的表现上往往变化多端，容易误诊误治，提高对本病的临床识别率非常重要。历代中医于本病的理法方药上积累了丰富的经验，在辨病的基础上，不拘泥于陈方，灵活随证加减，更是给现代情志病的诊治带来很多启迪。

第八章　郁证

【概说】

郁证是由情志不舒、气机郁滞所致，以心情抑郁，情绪不宁，胸部满闷，胁肋胀痛，或易怒欲哭，或咽中如有异物梗阻等症为主要临床表现的一类病证。根据郁证的临床表现及其以情志内伤为致病原因的特点，主要见于现代医学的神经官能症、焦虑症、抑郁症、癔症等，也见于围绝经期综合征及反应性精神病。

早在《黄帝内经》即有关于"五气之郁""七情致病"的论述。如《素问·六元正纪大论》曰："郁之甚者，治之奈何？""木郁达之，火郁发之，土郁夺之，金郁泄之，水郁折之。"此论虽与后世狭义之"郁"不同，但其提出的五郁治则及情志致病等病机，为郁证理论的发展奠定了基石。东汉张仲景《伤寒杂病论》中记载了脏躁、梅核气、百合病等数种与"郁"相关的疾病，并提出了有效的方剂，为后世医家诊治郁证打下了坚实的基础。隋代巢元方《诸病源候论》曰："结气病者，忧思所生也。心有所存，神有所止，气留不行，故结于内。"明确指出了气机郁结的发病机制。宋代陈无择《三因极一病证方论》曰："治喜怒不节，忧思兼并，多生悲恐，或时振惊，致脏气不平，憎寒发热，心腹胀满，傍冲两胁，上塞咽喉，有如炙脔，吐咽不下，皆七气所生。"明确提出郁不离七情，使医家对"郁"病有了更深入的认识。自金元时期开始，较为明确地把郁证作为一个独立的病证来论述。如元代朱丹溪《丹溪心法》已设有郁证专篇，更提出气、血、痰、火、湿、食六郁之说，创立六郁汤、越鞠丸等，大大丰富了中医学对郁证的认识和治疗内容，郁证理论逐渐趋于成熟。明代虞抟在《医学正传》中首次采用"郁证"作为病证名称。张景岳系统阐明情志致郁与因病致郁的区别，并对郁证方药予以归纳、补充。清代叶天士更注重精神治疗在郁证中发挥的作用，提出"郁证全在病者移情易性"等治疗观点。王清任针对郁证中血行郁滞的病机，应用活血化瘀法治疗郁证做出了巨大贡献。经过历代医家的不断探索，郁证理论日趋完善，极大地促进了郁证临床诊疗实践的发展。

综上，中医学所说的"郁"有广义和狭义之分。广义的郁，包括外邪、情志等因素所致的郁在内，金元以前所论的郁大多属于此类；狭义的郁，是指以情志不舒为病因，以气机郁滞为基本病变的郁，明代以后所论的郁以情志之郁为主要内容。后者为本篇主要论述对象。

【病因病机】

郁证的病因总属情志所伤，多因忧思、郁怒、恐惧等情志失调，因疏泄不利而致气血运行不畅；或病久正气虚损，因伤及心脾肾脏，发为本病。气机郁滞，脏腑功能失调为其基本病机。其病位主要在肝，但可涉及心、脾、肾，兹述其病机如下。

1.情志失调，肝气郁结　本病始于肝失条达，疏泄失常，故以气机郁滞为先，病变以气滞为主；然气郁日久常可化火，肝郁脾结则能生痰，气滞又可致血瘀不行，故而后期常兼化火、痰结、血瘀等病理变化。

2.病久正虚，伤及他脏　如郁久不愈，病邪伤正，随其影响的脏腑及损耗的气血阴阳的不同，亦可形成心、脾、肝、肾亏虚等不同病变。若久郁伤脾，饮食减少，生化乏源，则气血生化不足，心神失养而致心脾两虚证；或因郁久化火，易于伤阴，累及于肾，而致阴虚火旺证。

总之，郁证的发生，是由于情志所伤，肝气郁结，逐渐引起五脏气机不和所致。初病因气滞而夹火、痰、瘀者，多属实证；久病由气及血，由实转虚而见心脾两虚、阴虚火旺等种种虚损之候。

【辨证论治】

1. 肝气郁结

症状：精神抑郁，情绪不宁，胸闷不舒，胁肋胀痛，痛无定处。善太息，痞满，嗳气，纳食减少，大便不调。舌红苔薄腻，脉弦。

治法：疏肝解郁，理气畅中。

方药：常用四逆散、柴胡疏肝散等方剂加减。药用陈皮、柴胡、川芎、香附、青皮、枳壳、芍药、甘草等。

2. 气郁化火

症状：情绪不宁，急躁易怒，胸胁疼痛，头晕头痛，不寐多梦，目赤耳鸣，口干口苦，身热，便秘，小便溲黄。舌红苔黄，脉滑数或弦数。

治法：疏肝解郁，清肝泻火。

方药：常用丹栀逍遥散、化肝煎等方剂加减。药用甘草、当归、茯苓、芍药、白术、柴胡、青皮、牡丹皮、栀子等。

3. 痰气郁结

症状：精神抑郁，胸部满闷，胁肋胀痛，咽中如有异物阻塞，纳呆便溏，头身困重，肢体浮肿，小便短少或短黄，大便溏稀或者泄泻。舌红苔白腻，脉弦滑。

治法：行气开郁，化痰散结。

方药：常用半夏厚朴汤、温胆汤等方剂加减。药用半夏、厚朴、茯苓、生姜、苏叶等。

4. 气滞血瘀

症状：胸胁胀闷，走窜疼痛，性情急躁或抑郁；或胁下痞块，坚硬不移；胸胁胀痛或刺痛，食欲不振，大便或干。舌质有瘀斑或黯紫，脉弦或涩。

治法：活血化瘀，理气解郁。

方药：常用血府逐瘀汤等方剂加减。药用桃仁、红花、当归、生地黄、牛膝、川芎、桔梗、赤芍、枳壳、甘草、柴胡等。

5. 心脾两虚

症状：多思善虑，心悸胆怯，少寐健忘，面色不华，头晕神疲，食欲不振。舌质淡，脉细弱。

治法：健脾养心，益气补血。

方药：常用归脾汤加减。药用当归、黄芪、人参、白术、茯神、酸枣仁、远志、龙眼肉、木香等。

6. 阴虚火旺

症状：眩晕，心悸，少寐，心烦易怒，或遗精腰酸，妇女则月经不调。舌质红，脉弦细而数。

治法：滋阴清热，镇心安神。

方药：常用滋水清肝饮加减。药用当归身、白芍、酸枣仁、山萸肉、茯苓、山药、柴胡、山栀、牡丹皮、泽泻等。

【医论选释】

《丹溪心法·六郁》：气血冲和，万病不生，一有怫郁，诸病生焉。故人身诸病，多生于郁。

阐释：《内经》有"疏其血气，令其条达，而致和平"的名论。丹溪有鉴于此，创新性地提出了上述观点。人身气机贵于流通，唯流通则气机升降有序，出入有常，这是维持生命活动的根本保证。若气机郁滞，则脏腑经络之气血运行受阻，升降出入有失常度，诸病由是作矣。清代医家王孟英受丹溪"怫郁致病"理论影响，也曾提出"人身气贵流行，百病皆由愆滞"。由此可见，气机郁滞、脏腑功能失调是疾病较为常见的病机，理气解郁之法对疾病的防治有着重要的指导意义和实用价值。

《金匮钩玄·六郁》：郁者，结聚而不得发越也。当升者不得升，当降者不得降，当变化者不得变化也。此为传化失常，六郁之病见矣。气郁者，胸胁痛，脉沉涩；湿郁者，周身走痛，或关节痛，遇阴寒则发，脉沉细；痰郁者，动则即喘，寸口脉沉滑；热郁者，瞀闷，小便赤，脉沉数；血郁者，四肢无力，能食，便红，脉沉；食郁者，嗳酸，腹饱不能食，人迎脉平和，气口脉紧盛者是也。

阐释： 此条乃丹溪门人戴原礼《金匮钩玄》注释的一段话。朱丹溪在《内经》气血津液学说的基础上，首提"六郁"之说，戴氏则进一步阐述了气、湿、痰、热、血、食六郁之临床表现。综观上述诸症，均为气机郁滞，传化失常所致，若气可畅，郁可解，则症可消，疾可瘳。这无疑也是丹溪创制解郁名方之奥义所在。

《医学正传·郁证》： 论《内经》曰，木郁达之，火郁发之，土郁夺之，金郁泄之，水郁折之。张子和曰，木郁达之，谓吐之，令其条达也。火郁发之，谓汗之，令其疏散也。土郁夺之，谓下之，令无壅碍也。金郁泄之，谓渗泄、解表、利小便也。水郁折之，谓抑之，制其冲逆。此治五郁之大要耳。我丹溪先生触类而长之，而又著为六郁之证，所谓气血冲和，百病不生，一有怫郁，诸病生焉，此发前人之所未发者也。夫所谓六郁者，气、湿、热、痰、血、食六者是也。或七情之抑遏，或寒热之交侵，故为九气怫郁之候。或雨湿之侵凌，或酒浆之积聚，故为留饮湿郁之疾。又如热郁而成痰，痰郁而成癖，血郁而成癥，食郁而成痞满，此必然之理也。又气郁而湿滞，湿滞而成热，热郁而成痰，痰滞而血不行，血滞而食不消化，此六者皆相因而为病者也。是以治法皆当以顺气为先，消积次之，故药中多用香附、抚芎之类，至理存焉，学者宜知此意。

阐释： 郁之为病，古人论之甚详，以《内经》五郁之论和丹溪六郁之说最具代表性。《内经》五郁的提出源自古代医家对自然气候变化的观察，用以说明五运六气对人体的影响。后世医家逐渐对五郁的治法加以发挥，开辟了郁证治疗之先河。朱丹溪以"气、湿、热、痰、血、食"立论，系统提出六郁之说，从不同方面来论述"郁"，扩充了对郁病的认识，对指导临床具有重要意义。此论，明代虞抟（《医学正传》作者）从病理演变的角度，就六郁的关系予以进一步阐述，明确六郁之间互为因果的密切联系，提炼"治疗当以顺气为先，消积次之"的治郁精要。

《张氏医通·郁》：郁证多缘于志虑不伸，而气先受病，故越鞠、四七始立也。郁之既久，火邪耗血。岂苍术、香附辈能久服乎？是逍遥、归脾继而设也。然郁证多患于妇人，《内经》所谓二阳之病发心脾，及思想无穷，所愿不得，皆能致病。为证不一，或发热头痛者有之，喘嗽气乏者有之，经闭不调者有之，狂癫失志者有之，火炎失血者有之，骨蒸劳瘵者有之，癥瘕生虫者有之。治法总不离乎逍遥、归脾、左金、降气、乌沉、七气等方，但当参究新久、虚实选用，加减出入可也。

阐释：历代医家中，以论治郁证著称者首推朱丹溪。张路玉氏善于博采众家之长，从不偏执一说。以郁证为例，其赞同丹溪论郁之说，且宗越鞠治郁之法，但"郁之既久，火邪耗血，岂苍术、香附辈能久服乎？是逍遥、归脾继而设也"。可见每一证都有虚实之分，郁证也不例外，有因邪实而郁者，有因正虚而郁者，张氏对此做了发挥。

《张氏医通·郁》：郁脉多沉伏，或结或代，或沉或涩，郁在肝肾则见于左，郁在心脾则见于右，气血食积痰饮一有留滞于其间，脉必因之而止涩矣。但当求其有神，何害之有？所谓神者，胃气也。郁脉虽多沉伏结促，不为患也，所虑在牢革弦强不和耳。盖沉伏结促，有气可散，气通则和；若牢革弦强则正气先伤，无气可散，即从事调补，尚难克效，况复误行耗气之药乎！所以郁证得弦强脉者，往往多成虚损也。

阐释：此论述郁证脉象。张氏认为"郁脉多沉伏，或结或代，或沉或涩"，点出了郁证的常见脉象，对临床颇有指导作用。这里值得留意的是，张氏强调脉贵有神有胃气，认为"郁证得弦强脉者，往往多成虚损"，因其缺乏胃气之象，故预后堪虑。

【医案赏析】

1. 妇人怀抱不舒郁闷伤脾案（《校注妇人良方》）

一妇人怀抱不舒，腹胀少寐，饮食素少，痰涎上涌，月经频数。余曰：脾统血而主涎，此郁闷伤脾，不能摄血归源耳。用补中益气、济生归脾而愈。

评议：就体质及气质而言，妇人较之男子更易发生情志疾病。此案妇人怀抱不舒，气血运行紊乱，故而症见腹胀少寐、饮食素少、痰涎上涌、月经频数等，乃郁闷伤脾是也。治疗从脾入手，投补中、归脾而愈，值得借鉴。

2. 肝脾郁怒火燥案（《校注妇人良方》）

一妇人年六十有四，久郁怒，头痛寒热，春间乳内时痛，服流气饮之类益甚，不时有血如经行，又大惊恐，饮食不进，夜寐不宁，两乳肿胀，两胁焮痛，午后色赤。余以为肝脾郁怒火燥，先以逍遥散加酒炒黑龙胆一钱，山栀一钱五分，服二剂，肿痛顿退。又二剂而全消。再用归脾汤加炒栀、贝母，诸症悉愈。

评议：张路玉云："郁证，多缘于志虑不伸，气先受病，故越鞠、四七，始而立也。郁之日久，火邪耗血，岂苍术、香附辈能久服乎？是逍遥、归脾继而设也。然郁证多患于妇人，经谓二阳之病发心脾，及思想无穷，所愿不得，皆能致病……治法总不离乎逍遥、归脾、左金、越鞠、四七等方，参究新久虚实选用。"本案郁证日久"郁而化热"，故见饮食不进、夜寐不宁、两乳肿胀、两胁焮痛、午后色赤等肝脾郁怒火燥之症，用流气饮之类不效而继以逍遥、归脾辈治之。此理、法、方、药一线贯通，故收全效。

3. 鞠上囚抑郁谵语案（《里中医案》）

鞠上囚，抑郁，蒸热如焚，引饮不休，卧床谵语，户外事如见。医认伤寒，又认鬼祟。余曰：肝脉浮濡，肺脉沉数。夫木性虽浮，肝则藏血藏魂，而隶于下焦，脉当沉长而弦。金性虽沉，肺则主气藏魄，而居乎至高，脉当浮短而涩。肺燥而失其相傅之权，则肝为将军之官，无所畏制，遂飞扬而上越，不能自藏其魂耳。魄强则魂安，今魄弱而魂不肯退藏，乃逐虚阳而放荡，此名离魂。魂既离矣，则出入无时，故户外事皆见皆闻也。当救肺金之燥，使金气足而肝木有制，则魂归矣。用清燥加减，人参、黄芪、麦冬、天冬、五味、当归以润肺养气；芍药、枣仁、栀子、甘草以摄肝归魂；橘红、沉香使九天之阳下降；升麻、柴胡使九天之阴上升。两剂而呓语止，十剂而烦渴皆除，一月而病魔退。

评议：李中梓（《里中医案》作者）善于通过脉诊来判断病情，并以脉诊的所得来推测诊断患者的脏腑阴阳情况，以之作为临床上治疗用药的依据。此案推论病原，指陈治法，言言切实，绝无模糊影响之谈。论颇明透，方亦平稳。

4. 肝胆实火郁证案（《临证指南医案》）

郑氏，巅胀神迷，经脉抽痛，胀闷不欲纳食，一月经期四至，此郁伤气血成病。

龙荟丸二钱五分，三服。

评议：以方测证，本例当属郁伤气血，肝胆火旺之证。盖当归龙荟丸始载金元四大家之一刘完素《宣明论方》，方由当归、龙胆草、栀子、黄连、黄柏、黄芩、大黄、芦荟、青黛、木香、麝香十一味药组成。其中龙胆草、芦荟、青黛入肝经，清泻肝火为君；佐以黄连、黄芩、黄柏直折火势，栀子入三焦经，以清三焦之火，大黄通腑泄热，以起釜底抽薪之效；配用当归补血和血以柔肝木，木香、麝香善于行气，以助诸药之力。功在清泻肝胆实火。清代《医宗金鉴》对本方的主治病证，更明确地指出："凡属肝经实火，皆宜服之。"时至今日，仍不失为清泻肝胆实热之常用方剂。

5. 情郁致脱营失精治案（《得心集医案》）

论王玉溪脱营失精。王玉溪先生，莅任之初，适报海寇滋扰，缉究为艰，复值饥馑凶岁，亟筹赈救，数载以来，辛苦百倍，突增太翁之变，惊忧备集，因而成病。语言慌惚，步履欹斜，颇似癫狂。春杪至家，其病益甚，走书托治于余。因见人事瞀乱，两目左右顾盼，有时发怒，乱走胡言，然禁之即止，是不明中尚有明机也。且时以手按摩心胸，可知膻中之地，必有郁结怔忡之苦。诊脉浮大而软，夫浮软为虚，大则病进。仆合脉审症，知先生病从七情忧劳中来也，订归脾汤加龙齿、五味。其戚友知医者多，悉皆诧异，且谓此癫狂之病，城中诸医悉称痰火闭窍，已服竹沥、铁落，火且不衰，若投人参、芪、术，则不可救。

予复详为辨曰：狂之为病，阳郁太过，夹胆胃两阳之火上炎，故越人称为重阳，发之甚，则水火不避，笑骂声强，登高逾墙，迅速非常，其脉来或弦劲有力，或鼓激冲指，故有唇焦齿燥、胃实不便诸症。是以有铁落、石膏之治，乃制胆清胃，重而抑之使下也。此则不然，其有时发狂，不过有狂之意，中无所恃，故禁之则止。若谓痰火闭窍，则窍便塞矣，岂能禁之即止乎！又果重阳之病，岂无鼓指之阳脉乎！盖先生之累，始于忧思不遂，抑郁不舒，渐至心精日耗，神明丧失矣。君主之宫自燃，谋虑之舍乃枯，如木将朽，何堪斧斤？《内经》有言："尝贵后贱，虽不中邪，病从内生，名曰脱营；尝富后贫，名曰失精。"曰失，曰脱，收摄之法，其可缓乎？坐谈一午，众皆唯唯，执意执迷不返，余药未投。厥后或服当归龙荟丸，或进礞石滚痰丸，其病日笃，大便溏泄。至六月，醴香少君抵家省视，复邀余诊。脉来如火发燃，残阳尽逼指下，乃知心精已夺，告以事不可为。因问逝日，余以霜降为断，至期果卒。

评议：《素问·疏五过论》尝谓："凡未诊病者，必问尝贵后贱，虽不中邪，病从内生，名曰脱营；尝富后贫，名曰失精，五气留连，病有所并。医工诊之，不在脏腑，不变躯形，诊之而疑，不知病名。身体日减，气虚无精，病深无气，洒洒然时惊。病深者，以其外耗于卫，内夺于荣。良工所失，不知病情。此亦治之一过也。"《杂病源流犀烛·内伤外感源流》曰："脱营失精，失志病也。"由此可见，脱营失精均是由于情绪不舒畅、五脏之气郁结而形成的疾病，属精神刺激所致之虚劳证范畴，临证需注意灵活辨证。现今有认为脱营失精是属恶性肿瘤一类疾病，值得参考。

6. 思虑伤脾兼郁结案（《续名医类案》）

柴屿青治潼川守母，八十三。在沈阳礼部时，闻伊母在京病甚，忽身热吐痰，妄言昏愦。众医俱主发表病势日增，始求治。悲泪哀号，自分必死。诊其右关沉涩微滑，曰：此思虑伤脾，更兼郁结，痰涎壅盛，脾不能运也；身热昏愦，清阳不升，脾气伤也。先用二陈、瓜蒌治其标，继用归脾加神曲、半夏、柴胡，调治数日而痊。向使误服表剂，岂不蹈昔人虚虚之戒耶？

评议：耄耋之年虽见身热吐痰，妄言昏愦，而其脉右关沉涩微滑，此高年本虚标实之候。众医误以表剂，故而病势日增，柴氏以脉象为辨证的着眼点，选药用方，标本兼顾，数日而痊。可见临证用药，不可不慎，否则投剂有误，变证旋见，老年用药，尤当慎之又慎！

7. 郁火神狂谵语案（《种福堂公选医案》）

褚，气郁，肝不疏泄，神狂谵语，非是外感，乃七情之病，先进涤痰汤法。

川连　胆星　石菖蒲　半夏　钩藤　山栀　远志　橘红

评议：肝为风木之脏，性喜条达。今七情内伤，气机不畅，气有余便是火，痰火内生，上乘于心，神明被扰则神狂谵语。《素问·至真要大论》曰："诸躁狂越，皆属于火。"张景岳阐发经旨云："凡狂病多因于火，此或以谋为失志，或以思虑郁结，屈无所伸，怒无所泄，以致肝胆气逆，木火合邪，是诚东方实证也。"因此治疗讲究涤痰解郁，治痰不忘治气，气顺则痰易消，看似治标，实乃治本。本例即循此而治。

8. 郁证虚实有异补泻治法不同案（《赤崖医案》）

林某内人，病胸胁少腹痛，一日发厥数次，卧床不起，昏昏闷闷，医以为虚而用补，忽两目不见物，势愈沉重，六脉俱数，左关弦而搏指。予曰：此郁怒伤肝，肝气实也。盖目为肝窍，两胁少腹，皆足厥阴之络。今肝气横逆，而用参、术补之，火势随之以炽。经云：木郁达之。当以泻为补也。生柴胡、白芍生炒各半、吴萸汁炒川连、酒炒龙胆、当归、醋炒香附、金铃子、盐炒青皮。一剂目明痛缓，三剂良已。又予在歙治许宁远兄，大怒后两目失明，用六味地黄加柴胡、白芍、枸杞子获愈。此人肝肾素亏，故为滋水生木，虚实有不同也。

评议： 本例因郁怒伤肝，症见两胁、少腹疼痛，厥逆频作，又经误治，致目不见物，分明是足厥阴经络循行部位出现病变。《内经》治郁，有"木郁达之"之训，故汪氏融四逆散、左金丸、金铃子散于一方而化裁之，应手取效。至于治许氏失明，汪氏诊断为"肝肾素亏"，故用滋水清肝饮加减而获愈。前后两案，虚实不同，治当有别也。

9. 郁怒致脉数神呆案（《南雅堂医案》）

诊得脉数，舌白，神呆，病由郁怒而得，兹以解郁清热为主。

羚羊角五分，磨冲　犀角五分，磨冲　石菖蒲二钱　白茯神三钱　远志一钱，去心　郁金一钱　黑山栀二钱　粉丹皮二钱

评议： 方中羚羊角善清肝、肺之火，犀角善清心、肝之火，两药同用，郁怒火势自然顿挫。因犀角现已禁用，多以水牛角替代。水牛角性苦寒，归心、肝经，与犀角功效相似，然气薄力逊，临床可加量用之。

10. 肝郁证似外感案（《杏轩医案》）

以翁自病，寒热胁痛，口苦食少，呻吟不寐，已经月余。服药不应，自以为殆。诊脉弦急，知其平日情志抑郁，肝木不舒，病似外感，因系内伤。与加味逍遥散，一服而效，数服而安。

评议： 历来医家治疗郁病多以《黄帝内经》五郁论为依据，并且提出五郁的关键在于木郁，以逍遥散通治诸郁。此案虽病情复杂，但总不离平日情志抑郁，肝木不舒之因，故能以逍遥一服而效，数服而安。赵献可《医贯》亦有载："五行相因，自然之理。唯其相因也，予以一方治其木郁，而诸郁皆因而愈。一方者何？逍遥散是也。方中唯柴胡、薄荷二味最妙。"

11. 逍遥散合左金丸平肝开郁验案（《齐氏医案》）

曾治宋豪士令正，年二十七，性禀端淑，忽一早将饭，自去空室，以腰带结喉，微笑而不语，若痴骇状，其家以为染邪，巫师以为邪制，桃符棘矢，御之不应。乃叔肇堂曰：此必病耳，盍请医诊之？急延予视。予曰：喉中有鸡声，乃风痰塞喉。即以神应散吹鼻取嚏，吐痰而苏。其人仍然郁郁，予思其家富饶，姑亦贤良，因何而思自缢，又不死于金、死于

水、死于火，而必欲死于木？木者肝也，肝藏魂，肝血不足而外邪深入，肝木被郁而人不知也。乃与逍遥散吞左金丸，平肝开郁，一剂而效。继服六君子汤加黄芪，八剂而愈。

评议：《齐氏医案》作者是清代齐秉慧（字有堂），该书《郁论》中仅载逍遥散及左金丸两个方剂，且对逍遥散大为推崇。清代汪昂《医方集解·和解之剂》逍遥散方论曰："此足少阳、厥阴药也。肝虚则血病，当归、芍药养血而敛阴；木盛则土衰，甘草、白术和中而补土；柴胡升阳散热，合芍药以平肝，而使木得条达；茯苓清热利湿，助甘、术以益土，而令心气安宁；生姜暖胃祛痰，调中解郁；薄荷搜肝泻肺，理血消风，疏逆和中。诸症自己，所以有逍遥之名。"齐氏尚有："推之伤风、伤寒、伤食，除直中外，凡外感者俱作郁看，以逍遥散加减出入，无不获效。如小柴胡汤、四逆散、九味羌活汤，大同小异，然不若此方之应响也。神之明之，变而通之，存乎人耳。"可见齐氏对此方的喜爱非同一般。

12. 喜可胜忧验案（《尚友堂医案》）

舒则先长媳，壮年孀居，子幼家饶，忧思成疾，心胸间似疼非疼、似辣非辣，饮食日减，神识迷离，医药罔效。余曰：此郁结症也。时村中演剧，令彼姻娅迎往观焉。半月旋归，其病如失。盖喜可胜忧，所以愈也。

评议：中医情志疗法，喜怒哀乐皆是药。情志疗法，即运用情志相胜理论治疗情志病证或躯体病证的疗法。《素问·阴阳应象大论》提出的"悲胜怒""恐胜喜""怒胜思""喜胜忧""思胜恐"，是对情志五行相胜规律的高度概括，也是情志疗法的理论依据。此案以喜胜忧治之，厥疾乃瘳。可见，中医的独特情志疗法和情志养生，很值得传承和弘扬。

13. 解郁顺气治郁案（《得心集医案》）

徐妇中气一症，素无他病，顷刻仆倒，目闭口噤，手撒脚僵。其夫曰：早吃胡椒汤一碗，身战作寒，午吃龙眼汤一碗，嗳气不舒，因而仆倒。余匆匆一视，以为龙眼壅滞，用神香散调灌，不效。诊脉上浮下伏，与经言上部有脉、下部无脉、其人当吐之例相符，又以盐汤引之，不吐。

再掐太冲穴，身略动，自以两手扪胸，知心地尚明，无非会厌机枢不利，转瞬依然，四肢僵冷，细聆呼吸，状如死人，再诊脉伏。乃静念曰：面色青白，必夹肝邪为患，脉来紧伏，可是经络皆痹。今日不过服汤两碗，仓廪之官，久已运化而下，故引之无吐，想非风、非痰、非食、非火，其闭不通者气而已矣。再问素性好怒否？家人曰：多气多怒，曾因丧子，悒郁至今。夫郁气素横于胸，加以椒性助肝，龙眼壅气，肝愈横，郁愈结，膻中之气无由转输，安得不猝然仆倒？然则斯症虽危，自有斡旋之法，用乌附散，沸汤调灌。方下咽，喉间汩汩有声，即呕稀涎一口而苏。唯苦胸闷不舒，噫嗳自揉。继进越鞠丸一两，气畅郁舒，安睡复旧。

越半月，胸紧头昏，复倒无知，目瞪口张，势似已危，脉象又伏，知非死候。余与伊夫常聚首，因谓曰：前番目闭口噤脉伏，今脉同症异，当从原意变通。言未已，开声知人，并云头晕目眩，重如石坠，面如火燎，转盼间狂言见鬼，歌笑呻哭。众皆诧异。窃思中气之后，因思复结，仆倒无知，固其宜也。然面赤神昏，妄见妄言，必因郁久化火，夹肝邪为患，应用清肝泻火之剂。又胸紧气急，头重如坠，必缘郁气固结，经道久闭，故脉沉伏，与《内经》血并于上，气并于下，心烦惋善怒之旨合符。遂疏方以逍遥散加丹参、牛膝、玄胡、降香，兼进当归龙荟丸。服下未久，神识顿清，诸症渐减。按方再服，诸症悉除。越日复诊，脉转沉数，沉无固结之患，数有流动之机矣。再询经期，果闭四月有余。本拟速行决津之法，但昨议已效，仍仿原意再投。后更方未费思索，直以解结通经而愈。

逍遥散

当归龙荟丸

乌附散

乌药　香附

越鞠丸丹溪

香附　苍术　川芎　山栀　神曲

评议：神香散载《景岳全书》，由丁香、白豆蔻（或砂仁亦可）各等分组成，功效理气宽中，温中祛寒，用治寒凝气滞，胸胁或胃脘胀痛，呕哕气逆，噎膈。初诊时谢映庐（《得心集医案》作者）"匆匆一视"，即以神香散投之，不效。虽为一代名医，但亦有悖"省病诊疾，至意深心。详察形候，纤毫勿失。处判针药，无得参差"之训。而后审谛覃思，选用四方，运意灵巧，自能与病机相符。

14. 汤丸合用治梅核气案（《慎五堂治验录》）

周右，情志不遂，咽中之核即胀，妨于饮食，阻于呼吸，脉沉。治以蠲愤舒郁，自当怡情为要。

合欢花三钱　柴胡二分　薄荷梗五分　甘草三分　金萱花三钱　归身一钱半
白茯苓三钱　香附三钱　玫瑰花二钱　赤芍一钱半　广郁金一钱半

含化丸方：苏梗汁　香附汁　沉香汁　硼砂末　川朴汁　枳壳汁　乌药汁　元明粉　白芥子末　山慈菇末　以浓汁泛丸。

评议：此案症见遇情志不遂，咽中之核即胀，妨于饮食，阻于呼吸，似中医"梅核气"证，乃情志不遂，肝气郁滞，痰气互结，停聚于咽所致。《古今医鉴》有"梅核气者，窒碍于咽喉之间，咯之不出，咽之不下，核之状者是也"的记载。《赤水玄珠·咽喉门》云："梅核气者，喉中介介如梗状。"其实，《金匮要略·妇人杂病脉证并治》记载"妇人咽中如有炙脔"，即是本病的最早记述。该案证以肝气郁滞为主，故药以疏肝解郁，行气散结为治。本案除汤方外，另附含化丸方，以六汁四末泛丸为用，针对病情，采用此类剂型，值得后人师法。

15. 清散共用治郁火案（《也是山人医案》）

蔡三八，中怀郁勃，气不展舒，脉数脘痹，头目如蒙，胸胁隐痛，寤而少寐。此属郁火，宜当清散。

桑叶　郁金　连翘壳　羚羊角　瓜蒌皮　青菊叶　淡豆豉

评议：此案头目如蒙，胸邪隐痛，并见脘痹，寤而少寐。此由情怀郁勃所致，气郁不舒，木不条达故也；兼之脉数，肝郁成热矣。从郁热治，宜清宜散，用药恰到好处。

16. 郁伤心脾治案（《阮氏医案》）

张，郁伤心脾，经脉不和，心胸悸动，寤而不寐，饮食无味，略兼咳嗽。宜调养怡情，是为正治。

白茯神三钱　广郁金钱半　全当归三钱　佛手花八分　远志筒钱半　北沙参三钱　生香附钱半　炙甘草八分　酸枣仁三钱　紫丹参三钱　玫瑰花八朵

评议：本例得之情怀抑郁，心脾受伤，而见心悸、不寐、饮食无味等症，即《黄帝内经》"二阳之病发心脾"是也。故药用理气解郁、养心安神之品。然则病由情志内伤而发，故案中强调"宜调养怡情"，待守药饵，未足恃也。

【小结】

郁，一是指病机，表达疾病过程中人体气血、脏腑功能郁滞不能畅通的病理状态；二是指病证，即由情志怫郁导致气机郁滞为主要病机的一类病证。中医学对郁证在几千年的临床实践中积累了丰富的诊疗经验，创制了诸多解郁经典名方，为后世治疗郁证提供了宝贵的论治典范。郁证临床常以实证居多，各种证候之间亦存在一定的联系及转化。此篇虽仅列肝气郁结、气郁化火、痰气郁结、气滞血瘀、心脾两虚、阴虚火旺常见六型，但临证时亦不乏患者体力不支、腰酸腿软、头昏脑涨、食欲不振、睡卧不安、易感冒等伴随症状，以及沉默寡言、忧郁孤独、消极失望、性格偏执等心理状态改变。因本篇另列不寐、脏躁、百合病等情志病相关病种专论，阅读时可互相参考。此外，治疗郁证常用方剂越鞠丸，出自《丹溪心法》，由苍术、香附、抚芎、六神曲、栀子五药组成，具有"解诸郁"之功效，适用于气、血、痰、湿、火、食"六郁"之证，为郁证治疗之通用方。临床常以此方为基础方随证加减，广泛应用于各证型，更有诸多古代名医验案可参，值得效仿学习。

第九章　痴呆

【概说】

痴呆又称呆病，是由于髓减脑消或痰瘀痹阻胞络，而致神机失用的神志疾病，以善忘、呆傻愚钝为主要临床表现，可兼见失认、言行异常、不寐等，通常表现为慢性病程。根据痴呆的临床表现及其以髓减脑消、痰瘀痹阻的病因病机特点，主要见于现代医学的精神发育迟滞、阿尔茨海默病、血管性痴呆、混合性痴呆、假性痴呆及脑外伤、其他精神障碍或躯体疾病所致痴呆。兹概述中医对痴呆认识和治疗的历史沿革。

痴呆作为病名出现得较晚，但与痴呆相关的病证则早有论述。如《灵枢·本神》曰："肾藏精，精舍志。""志伤则喜忘其前言。"《灵枢·大惑论》中载："黄帝曰，人之善忘者，何气使然？岐伯曰，上气不足，下气有余，肠胃实而心肺虚，虚则营卫留于下，久之不以时上，故善忘也。"《伤寒论·辨阳明病脉证并治》曰："阳明证，其人喜忘者，必有蓄血。所以然者，本有久瘀血，故令喜忘。"善忘、喜忘与痴呆虽不可混为一谈，但记忆减退是痴呆的核心症状之一，也往往是痴呆最先出现的症状。这些关于善忘、喜忘的论述，对后世痴呆的病因病机和诊治有着重要的指导意义。

汉朝《华佗神方》载"华佗治痴呆神方"，首用"痴呆"一词，并指出痴呆的病因与情志不遂有关："患者常抑郁不舒，有由愤怒而成者，有由羞恚而成者。"又，宋朝《扁鹊心书》载有"神痴病"，提及此病是"人至中年，天数自然虚衰"和失志不遂的双重作用所致。《华佗神方》和《扁鹊心书》中所述痴呆，丰富了后世对痴呆病的理解和认知。

此后，历代医典从不同角度对痴呆进行了论述，如针灸类典籍对于痴呆的记载颇多。如宋《针灸神书》论男女痴呆之证："痴呆之证取气上，复取升阳要升阴。神门提按刮占法，三里取下即安康。"《扁鹊神应针灸玉龙经》曰："痴呆一症少精神，不识尊卑最苦人。神门独治痴呆病，转手骨开得穴真。"针灸神门治疗痴呆的方法沿用至今。

妇儿类医籍则对先天性痴呆非常重视，其防治方法体现了中医优生优育的思想。元朝《活幼口议》指出："凡二三周岁之间，其囟尚大……皆受气不足，怯弱得之，惊悸易得，智性难通。"明代医家万全认为孕妇情志不遂或养护不当，会导致小儿痴呆。其论见于清代沈金鳌《妇科玉尺》："万全曰……喜伤心，气散；怒伤肝，气上；思伤脾，气郁；忧伤肺，气结；恐伤肾，气下；母气既伤，子气应之，母伤则胎易堕，子伤则脏气不和，多盲聋、喑哑、痴呆、癫痫。"《秘方集验》记载了妇人用铅粉打胎失败后产子痴呆的情况，并载有孕妇误服铅粉的解毒方法："（解铅粉毒）妇人打胎，服此药（铅粉），不唯不效，每至欲死不急，求生不得，且生子多痴呆，身体发疮毒。有误服者，急捣萝卜汁饮之。"

本草、医案类典籍对于药邪可致痴呆做了诸多记载。如《本草纲目》载："（胡葱）久食，伤神损性，令人多忘。"《本草备要》载："（丹砂）多服反令人痴呆。"《冷庐医话》载："又有婴儿惊风，延某医治之，灌以末药不计数，惊风愈而人遂痴呆，至长不愈，其药多用朱砂故也。"《赤水玄珠》提出镇心之剂使用过量可致痴呆："且心者，一身之主，神明出焉，智慧之所由生也，镇心之剂过多，则神志夺而聪明窒塞。《内经》曰，主不明则十二官危。余往往见多服惊风镇心之药者，惊定之后，痴呆愚钝，寡言寡笑，灵觉寂无，愀然可悯。"

随着痴呆逐渐成为一个相对独立的病证，其理论体系日趋完善。《景岳全书》始设"癫狂痴呆"专论，并创制服蛮煎、七福饮等治痴名方。清代陈士铎在《伤寒辨证录》设"呆病门"六则，认为呆病主要与肝气郁滞、胃气虚衰、痰蒙心窍、心肝血虚相关，以洗心汤、还神至圣汤、转呆汤、苏心汤、启心救胃汤、指迷汤等分别治之。《一得集》详述了痰证所致痴呆的治法："痰厥、癫痫、痴呆、昏迷又宜运出胞络之痰，先用藜芦汤吐之，至症急口噤，用藜芦为沫，搐入鼻内，亦能致吐。若过吐不止，用葱汤饮之即解。次用牛黄清心丸或白金丸以清余邪，又次用安魂定神丸以善其后，无不效验如神。"《过氏医案》在中风之症的治法中，蕴含了对于中风后痴呆的预防思想："愚以为治中风宜先用药导去其痰，或服大活络丹，或服驱风至宝丹，后再服煎剂。迟则风痰流入经络，必致痴呆、癫狂、瘫痪等证。"

关于痴呆是否可以医治，历代医籍中有着不同意见，有认为可治者，有认为不可治者。《景岳全书》曰："（痴呆证）此证有可愈者，有不可愈者，亦在乎胃气元气之强弱，待时而复，非可急也。"《幼科医学指南》提出小儿痫证所致痴呆不可治："久惊成痫者……如伶俐聪明者可治，若成痴呆，言语错乱，不可治也。伶俐者，用琥珀抱龙丸主之。"《辨证奇闻》则认为痴呆可用开郁逐痰，健胃通气之法治疗："人谓呆病，不必治。然其始，起于肝郁，其成由于胃衰。肝郁则木克土，痰不化，胃衰则土不制水，痰不消，于是痰积胸中，盘踞心外，使神明不清，呆成。宜开郁逐痰，健胃通气，则心地光明，呆景尽散。"关于痴呆可治与不可治意见的不统一，与中医痴呆概念的广义性有关。中医痴呆不仅涵盖了现代医学的精神发育迟滞、老年性痴呆等真性痴呆，亦涵盖反应性精神病、癔症、抑郁症、外伤、感染或甲状腺功能低下、代谢异常等躯体疾病中表现出来的假性痴呆，这类痴呆具有可逆性，随着原发病的好转，症状能随之改善。

综上，中医学所说的痴呆主要为广义痴呆，包括先天性痴呆和后天性痴呆。其中后天性痴呆包括真性痴呆和假性痴呆，可由情志不遂、年老虚衰、外伤、药邪、长期酗酒等引起，或继发于他病。

【病因病机】

痴呆的病因总属痰、虚、瘀，其病位主要在脑，与心、肝、脾、胃、肾关系密切。

1. 髓海不充　脑为元神之府、为髓海。脑髓是否充足，关系到精神的衰旺、神志的壮怯。脑髓有赖于先天之肾精和后天水谷精气的充养，先天禀赋不足或后天失养，都可致脑髓不充而呆钝不慧，发为痴呆。

2. 脏腑虚损　年老肝肾不足、久病气血亏虚或长期情志不遂，均可致脏腑功能减退，生化乏源，髓海空虚，神失所养，发为此病。若以脾胃虚弱为主，则多生痰湿，痰湿蒙蔽清窍，从而形成虚实夹杂之证。

3. 痰瘀阻窍　久患癫、狂、痫或外伤损及脑络，或久病气虚血弱，或卒然气血逆乱，可致痰瘀内生，阻滞脑络，脑髓失养而神机失用；情志不畅木郁土壅、过食肥甘而生痰浊，或阴虚火旺炼液为痰，痰流入胞络、蒙蔽心窍则发为此病。痰瘀互生，迁延不愈，往往是痴呆发病的关键。

此外，外感热病，热入营血，神志错乱，或郁热伤阴，精消髓减，亦可发为此病。

【辨证论治】

1. 髓海不足

症状：智力低于正常人，表情淡漠，反应迟钝，社会功能减退，可兼见性情改变、言行异常、失认、不寐等。若为幼年起病，常有眼裂窄、头颅偏小等发育畸形的表现。舌苔薄，脉沉细。

治法：填精益髓，扶正养元。

方药：常用七福饮、大补元煎等方剂加减。药用熟地黄、人参、白术、炙甘草、山茱萸、茯苓、山药、当归、远志、酸枣仁、鹿角胶、龟甲胶、阿胶等。

2. 心脾两虚

症状：智能减退，健忘，思维迟缓，神情淡漠，心慌心悸，体倦，不寐。舌淡苔薄，脉濡。

治法：补益气血，健脾养心。

方药：常用归脾汤、养心汤、八珍汤等方剂加减。药用黄芪、人参、白术、茯神、当归、川芎、酸枣仁、石菖蒲、柏子仁、龙眼肉、远志、生姜、大枣等。

3. 肝肾阴虚

症状：智能减退、健忘，行动迟缓，神情淡漠，寡言少语，可兼见腰酸腿软、耳鸣，头晕眼花、盗汗等。舌红少苔，脉细数，两尺脉弱。多见于老年人或未老先衰者。

治法：滋补肝肾，健脑生髓。

方药：常用六味地黄丸、大补元煎等方剂加减。药用熟地黄、山茱萸、茯苓、枸杞、当归、山药、牡丹皮、阿胶等。

4. 痰浊蒙窍

症状：智能减退，神情呆钝，默默不语或喃喃自语，时哭时笑，脘腹痞满，口多涎沫。舌胖苔白腻，脉弦滑。

治法：豁痰开窍，健脾化浊。

方药：常用洗心汤、指迷汤、温胆汤等方剂加减。药用石菖蒲、远志、陈皮、半夏、厚朴、竹茹、茯神、胆南星、天竺黄、瓜蒌、神曲、枳实、人参、附子、酸枣仁等。

5. 气滞血瘀

症状：智力减退，善忘，反应迟钝，常伴口唇色暗，肌肤甲错，眼眶晦暗，或有脑外伤史。舌质有瘀点瘀斑或黯紫，脉弦细或沉迟或涩。

治法：活血化瘀，通络开窍。

方药：常用通窍活血汤、补阳还五汤等方剂加减。药用桃仁、红花、当归、生地黄、牛膝、川芎、桔梗、赤芍、枳壳、甘草、柴胡、麝香等。

值得注意的是，痴呆虽以上述证型分类为主，但临床以证情兼夹多见。如老年性痴呆常见髓海不足证，兼痰浊蒙窍或瘀阻脑络证。治疗当斟酌主次，标本兼顾。

【医论选释】

《太平圣惠方·补心益智及治健忘诸方》：夫心者，精神之本，意智之根。常欲清虚，不欲昏昧，昏昧则气浊，气浊则神乱，心神乱则血脉不荣，气血俱虚，精神离散，恒多忧虑，耳目不聪，故令心智不利，而健忘也。

阐释：《太平圣惠方》首载"健忘"一词，指出心主血、藏神的功能失常会导致心智不利而健忘。健忘是痴呆的典型表现之一，往往也是痴呆最早出现的症状。本条论述及其所载诸方，对后世痴呆病"从心论治"理论的发展起到了重要作用。心主血、藏神的功能正常，则脑髓充盛而神志清明，思维敏捷；若心神乱，心血虚，则精神涣散，记忆下降，思维迟钝。基于"从心论治"的理论，茯神、远志、石菖蒲、酸枣仁、人参等药物在痴呆的治疗中使用频率极高。现代研究证明，这些药物及其药对、方剂对血管性痴呆、阿尔茨海默病等多种类型的痴呆均有作用，具有较大的研究价值和开发潜力。

《景岳全书·癫狂痴呆》：痴呆证，凡平素无痰，而或以郁结，或以不遂，或以思虑，或以疑贰，或以惊恐，而渐致痴呆，言辞颠倒，举动不经，或多汗，或善愁。其证则千奇万怪，无所不至，脉必或弦或数，或大或小，变易不常。此其逆气在心或肝胆二经，气有不清而然。但察其形体强壮，饮食不减，别无虚脱等证，则悉宜服蛮煎治之，最稳最妙。然此证有可愈者，有不可愈者，亦在乎胃气元气之强弱，待时而变，非可急也。凡此诸证，若以大惊猝恐，一时偶伤心胆，而致失神昏乱者，此当以速扶正气为主，宜七福饮或大补元煎主之。

阐释： 明代张景岳在《景岳全书》中首设"癫狂痴呆"专论。张氏认为痴呆的病位在心与肝胆，情志因素是痴呆的重要病因，且指出痴呆证"有可愈者，有不可愈者，亦在乎胃气元气之强弱"，强调人体胃气、元气强弱对于本病预后的影响。有鉴于此，他创制服蛮煎、七福饮等方用于痴呆证的治疗。"形体强壮，饮食不减，别无虚脱等证"，宜用服蛮煎以行气开郁，清火化痰，养正祛邪；若痴呆起病急骤，"大惊猝恐，一时偶伤心胆而致失神昏乱者"，用七福饮或大补元煎以速扶正气。

现代实验研究和临床报道显示，七福饮及大补元煎可以减轻大脑神经元损伤，改善认知功能，提高学习记忆能力，从而减轻痴呆患者的临床症状，延缓疾病进程，且安全无毒，对痴呆的防治有较大的实用价值。

《辨证奇闻·呆》：一终日悠悠忽忽，不言语，不饮食，忽笑歌，忽愁哭，与美馔不受，与粪大喜，与衣不服，与草木叶反喜，人谓呆病，不必治。然其始，起于肝郁，其成由于胃衰。肝郁则木克土，痰不化，胃衰则土不制水，痰不消，于是痰积胸中，盘踞心外，使神明不清，呆成。宜开郁逐痰，健胃通气，则心地光明，呆景尽散。用洗心汤：人参、茯神、生枣仁一两，半夏五钱，陈皮、神曲三钱，甘草、附子、菖蒲一钱。水煎半碗灌之，必熟睡，切不可惊醒，反难愈。此似祟凭，实无。即有祟，补正邪自退。盖邪气实，因正虚入。此补正绝不祛邪，故奏功。或谓正虚无邪，何多用二陈？不知正虚必生痰，不祛痰则正气难补，补正因以祛邪，是消痰仍补正。或又谓呆成于郁，不解郁单补正攻痰，何能奏功？不知始虽成于郁，郁久则尽亡之矣。故但胃气以生心气，不必又治肝气以舒郁气也。

阐释：此条乃清代医家陈士铎论述呆病的一段话。陈士铎认为痰是导致呆病的重要原因，治痰可以治呆。然而，临证不可"见痰治痰"，治病求本，方为尽善。陈士铎进一步指出呆病之痰"起于肝郁，其成由于胃衰"，肝气郁滞，木克中土，久则脾胃虚衰而气血化生之源，土虚不制水而痰浊内生，正气亏虚加之痰浊不化，蒙蔽心窍，发为呆病。因此，扶助正气，恢复脾胃运化和疏布之职，乃是呆病治疗的关键所在。故而陈士铎创制洗心汤、转呆丹、起心救胃汤、指迷汤等方多以补胃消痰为大法，用人参、茯神、白术、甘草、神曲等补益中焦，佐以半夏、胆南星、陈皮、附子、石菖蒲等逐痰通窍，"开郁逐痰，健胃通气"则"呆景尽散"矣。

《医宗必读·健忘》：按《内经》之原健忘，俱责之心肾不交。心不下交于肾，则火乱其神明，肾不上交于心，精气伏而不用。火居上则因而生痰，水居下则因而生燥，扰扰纭纭，昏而不宁。故补肾而使之时上，养心而使之善下，则神气清明，志意常治，而何健忘之有？

阐释：本条是李中梓在《黄帝内经》的理论基础上，对心肾与健忘的关系进行阐述。《素问·解精微论》曰："夫水之精为志，火之精为神，水火相成。"心藏神，肾藏志，心属火属阳，肾属水属阴。心肾相交，水火既济，人体阴阳处于恒动和协调的状态，则精气神调和，情志清和，耳目聪明；若心肾不交，心火独亢而生痰火，扰动神明，肾精不用而脑髓失养，神明昏愦。陈士铎《辨证录·健忘门》亦曰："智慧失夫心肾交而智慧生，心肾离而智慧失，人之聪明非生于心肾，而生于心肾之交也。"

心肾不交是痴呆发生的重要因素，历代医家对健忘、痴呆的治疗多注重补精养血，交通心肾。如《备急千金要方》用孔圣枕中丹滋阴潜阳，以菖蒲益智丸治肾气虚寒不能上交于心；《是斋百一选方》以朱雀丸消阴火、全心气等。中医学对于心肾不交的认识，时至今日在痴呆的诊治方面仍具有较大的现实意义。现代中医从"脑－心－肾轴"对痴呆的发病机制进行研究，即是建立在此基础之上。

《医林改错·脑髓说》：小儿无记性者，脑髓未满；高年无记性者，脑髓渐空。李时珍曰：脑为元神之府。金正希曰：人之记性皆在脑中。汪切庵曰：今人每记忆往事，必闭目上瞪而思索之。脑髓中一时无气，不但无灵机，必死一时，一刻无气，必死一刻。

阐释：本条摘选自王清任《医林改错》上卷"脑髓说"。王氏从脏腑解剖、脑髓、血瘀等角度对脑的生理病理做了诸多精辟论述，如"灵机记性不在心在脑""脑气虚，脑缩小""气血凝滞，脑气与脏腑之气不相接""小儿无记性者，脑髓未满，老年无记性者，脑髓渐空也"等，极大地促进了中医脑病的发展。基于此，他将活血化瘀法运用于多种脑病和情志病属瘀血者，收效甚佳。

王清任的"脑髓说"、气血理论及瘀血理论对中医痴呆的诊治影响深远。自《医林改错》以来，后世医家治痴呆属瘀血者多宗王氏之法。王氏按分部定位创制活血逐瘀类方，主张瘀血部位不同，治法亦有差异："立通窍活血汤，治头面四肢周身血管血瘀之症；立血府逐瘀汤，治胸中血府血瘀之症；立膈下逐瘀汤，治肚腹血瘀之症。"由此，后世治疗痴呆常选用通窍活血汤。现代研究显示，该方用于老年性痴呆、血管性痴呆、颅脑损伤合并认知障碍、中风后认知障碍等的治疗均有较好效果。

【医案赏析】

1. 少年灵慧气钝案（《叶天士晚年方案真本》）

何淮安十九岁，性情固执，灵慧气钝。大凡心藏神，肾藏精，少年先病，精神不易生旺有诸，宜用六味加远志、菖蒲，开导心窍肾精，两相交合。

评议：《素问·解精微论》曰："夫水之精为志，火之精为神。"心属火藏神，肾属水藏志，心肾不交、水火不济是痴呆发生的重要因素。清代汪昂《医方集解》曰："故健忘者，必交其心肾，使心之神明下通于肾，肾水精华上升于脑，精能生气，气能生神，神定气清，自鲜遗忘之失。"本案先天不足，脑髓不满，灵慧气钝。叶氏用补肾宁心，交通心肾之法治之，方用六味地黄丸加远志、石菖蒲。其中地黄、山药、山茱萸滋养肾精以实肾气，牡丹皮、茯苓清火安神以宁心神，远志、石菖蒲开窍益智，交通心肾。方证熨帖，体现了交通心肾以生智慧的治疗思路。

2. 脾湿痰停上扰心包案（《醉花窗医案》）

又司徒芝邻方伯藩秦时，体素肥。时各省提拔军饷，员弁充集会垣，而库款支绌，芝翁忧形于色。至夏，得痴呆病。坐卧不安，时而独言独语，时而浑身痒搔。又合眼则睡，睡则梦二鬼在前：一自缢者，索挂于项；一无首者，以手提头，发蓬蓬，血模糊。以是，不能独卧，不接属员者十余日。延医治之，皆曰冤业，恐不起。又易一医，则曰心血亏损，用天王补心丹，饮食顿减，及饬门者请余。余入见，则曰：病至此，恐不能治，但请君决之，果何经受病，须详悉言之，勿隐护也。按其脉，则六部弦缓而滑，寸部浮取尤甚，知是痰证。乃启芝翁曰，大人乃脾湿停痰，又加以劳倦伤脾，心火浮动，以致痰涎扰心包络，故时迷时悟，平时必喜唾痰，唾则胸腹宽舒。此时痰涎停结，必不能唾。且时而发烦，时而动躁，时而口渴，时而心颤并手足，时而二便不利，皆痰为之。

芝翁曰：二鬼何物？余曰：二鬼亦神魂烦乱所致，其实无之，大人不必多虑。病虽多端，卑职保能愈也。芝翁喜，问服何药？余曰：大人病非汤药可疗，须先以矾郁丸吐之，次以控涎丹通之，再多服去痰健脾诸药则无虑矣。芝翁急索矾郁丸，余以此药市中多无，乃制而送之。服数粒，则刻许而吐痰絮胶黏，色兼青黑，自谓心境顿开，欲再服，余曰：痰已吐，再服恐伤胃气。继以控涎丹投之。两日后，设便饭邀余，扶杖告余曰：两夜二鬼不见，神气亦清，君之高名实所佩服，敢问不治成何症？余曰：若不治，不癫则痫，甚则成痰厥。其幕友皆来周旋，饭后而归。不数日，余以内艰、闻讣回籍辞丧。至八月，芝翁以官钱案发，奉旨革职。案定，其阍人黄五绞死，就刑之际，芝翁闻之，痰厥而殁于馆。后小梅来书，犹道芝翁之死如君言焉。

评议：《石室秘录》曰："（呆病）此等症虽有祟凭之，实亦胸腹之中，无非痰气。故治呆无奇法，治痰即治呆也。然而痰势最盛，呆气最深，若以寻常二陈汤治之，安得获效？"本案体肥，素有痰湿，王堉（《醉花窗医案》作者）认为其"平时必喜唾痰，唾则胸腹宽舒"，加之情志不遂，心火浮动，以致气郁痰阻，蒙蔽心窍，发为痴呆。患者"时而发烦，时而动躁，时而口渴，时而心颤并手足，时而二便不利，皆痰为之"，正所谓怪病多痰是也，其脉象"六部弦缓而滑，寸部浮取尤甚"，为痰流心窍之明证。治宜先用矾郁丸、控涎丹逐痰开窍以治其标，再予健脾化痰之药收功，故收全效。本案中，王堉对脾湿痰停、上扰心包证的预后亦做了阐述："若不治，不癫则痫，甚则成痰厥。"后该患者果因情志刺激发痰厥而亡。可见对于痰湿体质的痴呆患者，维持健脾化痰、调整体质的治疗，同时避免强烈的精神刺激十分重要。

3. 余泰符子邪祟治效案（《仿寓意草》）

余泰符在西湖布业，其子因夷乱后家道中落，心多抑郁，人事改常，曾经自缢，得救未死，嗣后虽不疯，而如痴已数年矣。道光三十年患目羞明起翳，医半载未瘥，特诣天长眼科医治，多服发散，目患未愈，转生痰火。曾经半夜投河，救起后更痴呆，不言不语。兹于咸丰元年回里，就医非止一人，大抵清火化痰作疯病治，方以龙胆泻肝汤为主，而痴呆更甚，饮食减少，作呕作干，头痛少寐，目患亦丝毫不减。因来向余求诊，其脉滑数有之，而不甚有力，且疏密不一，询其大疯数年内不过二次，总要自戕，并不惹人，且必避人，现在全无疯象，唯有呆象。多服苦寒，不独伤胃，不思饮食，且胃不和则卧不安，每每夜不能寐，心何以宁，神何以育？予知此证乃阴分大亏，沾染邪祟所致。邪祟者，非必有鬼魅，或空房暗室久无人住，阴气甚重，集久成祟。遇气血亏虚之人，祟气即乘虚而入，使人如疯如魔，痴呆不语，病名淹殜。

又即《左传》所谓晦淫惑疾也。盖左氏载医和之言有云：天有六气，曰阴阳风雨晦明，过则为灾。内有云：晦淫惑疾，淫者过也，晦太过则中人而成惑疾，有如邪祟。今此子乃中晦气，并无邪鬼依附，治之不难。然有鬼之疯，只要将鬼驱除，即无后患。此无鬼之魔，虽将祟气驱除，而气血两亏，调补不易。且脏腑久为祟气所据，神魂不能自主，加以本身三尸，再喜与外邪结党助虐。今外邪虽去，恐三彭尚不能安静，治愈后仍宜大补气血，使正气充足，邪不能干，即三尸亦寂然不动，而后可能痊愈也。于是以煎方养阴育神，另制丸方镇以宝贵之品，通以灵异之品，使祟气逼处不安，而本心之虚灵由渐而复。每日以煎药下丸药三钱，五六服后言笑如常，寝食亦皆安适。其丸方与治戴六兄方大略相同，其药一料，不过三两。予嘱以再合一料，兼服煎方峻补，以杜后患。惜乃翁吝啬，竟不肯从，仅要一膏方而去。现在病已若失，后来反复与否，非予所知也。

评议：《华佗神方》曰：“（痴呆）此病患者常抑郁不舒，有由愤怒而成者，有由羞恚而成者。”本案患者家道中落，抑郁忧思，心血大耗，又反复服用发散、苦寒之药，脾胃受损，久之精血亏虚，神机失用而成呆病。李冠仙认为“遇气血亏虚之人，祟气即乘虚而入”。患者气血亏虚，加之居住环境阴暗，昼夜节律失调，“脏腑为祟气所据”而发病。在治疗上，他驱除祟气，补养气血，养阴育神，其治疗理念符合“正气存内，邪不可干”的哲学思想，故能获效。至于如何驱除祟气，李冠仙并未在本案中载明，结合李冠仙治疗精神疾病的病案，有用大蒜汁调雄黄、朱砂涂鼻等，似受当时迷信观念的影响。然而纵观世界精神病学的发展史，对精神疾病的认识亦是从18世纪之后才逐渐步入正轨，李氏将痴呆视为疾病，按中医对理法方药施以治疗，体现了中医的前瞻性和先进性。

4. 木火生痰神痴案（《凌临灵方》）

费（菱湖，三月）因惊外触，激动肝阳，木火生痰，痰火二者阻蔽肝胆胞络之间，清明之气为邪浊所蒙，心绪纷纭，识神时清时糊，俗为吓痴之候。治宜清心涤痰，安魂益志法。

紫丹参猪心血拌炒　丹皮　苍龙齿　陈胆星　真西琥珀　元参　石决明

真川连三分拌　元武板　鲜竹沥　鲜菖蒲一钱五分，同捣　川郁金　净枣仁　朱茯神　远志肉　卷心竹叶

评议：《金匮翼》云：“痰热相结，多在肝胆胞络之间。”本案因受惊而起，肝阳受激，灼津为痰，上扰心神，神志惑乱。以方测证，当有健忘、烦躁易怒、夜寐不安，或有喉中痰鸣，口干溲黄，大便干结，舌红苔黄腻，脉滑数等。治用丹参、牡丹皮、玄参、郁金、淡竹叶以清心肝之火；胆南星、鲜竹沥、鲜菖蒲清热化痰；龙齿、石决明、龟甲镇潜肝阳；茯神、远志、酸枣仁宁心安神。时至今日，治疗痰火扰心所致各类神志病仍多循此法。

5. 药邪致痴呆案（《余听鸿医案》）

余后治常熟北乡某，年约十六七，体本丰盈。父母恐其读书辛苦，兑

人参两余，服后，其童忽变痴状，所读之书，俱不能记忆。余诊之，脉弦实而滑，问其言，但微笑而已，面白体肥，不知何病。其父细述服参情由。余曰：能容各物者，其气必虚。其体本实，再充而益之，气有余，即是火，煎熬津液为痰，清窍充塞不灵。即用化痰清热之品，以损其气，而其补自消，进以羚羊、川贝、竺黄、竹沥、胆星、山栀、菖蒲、远志、连翘、白金丸之类，再饮以蔗浆、梨汁等。服数十剂，神气日清，读书亦能记忆，然神情应对，总不若未服参前之玲珑也。噫，爱之适以害之，为父母者，不亦难哉！

评议：本案系年少之人误用补剂人参，致阳气过亢火自内生，灼津为痰，痰火蒙心故而神志失用，发为呆病，起病急骤，脉弦实而滑，为实证。实火宜直折，故用羚羊角、栀子、连翘等寒凉之品直折火势；川贝母、天竺黄、竹沥、胆南星、白金丸以清热化痰；石菖蒲、远志开窍醒神。火邪炽盛，阴必先伤，故继用甘蔗浆、梨汁清热养阴，以扶其正。虽药已中的，收获良效，但患者病后已不如先前聪慧，留下了后遗症。药邪致痴的记载在历代医籍中并不少见，如《冷庐医话》载："婴儿惊风，延某医治之，灌以末药不计数，惊风愈而人遂痴呆，至长不愈，其药多用朱砂故也。"《本草纲目》曰："（胡葱）久食，伤神损性，令人多忘。"《赤水玄珠》载："余往往见多服惊风镇心之药者，惊定之后，痴呆愚钝，寡言寡笑，灵觉寂无，愀然可悯。"可见临证遣方用药，不可草率用事，若因药邪而致心智受损，往往难以复原。

【小结】

痴呆是因髓减脑消或痰瘀痹阻脑络，而致神机失用，以善忘、呆傻愚钝为主要临床表现的一类病证，多进行性加重。中医学对痴呆的认识可以追溯至《内经》，随着历代医家的实践和探讨，形成了较为完成了理论体系，创制了诸多经典名方。

中医学对痴呆的治疗呈现多元化，中药、针灸、情志疗法等均有运用在痴呆的治疗中。更值得一提的是，中医对痴呆的预防非常重视，对先天性痴呆、老年痴呆或者继发于情志、中风的痴呆等各类痴呆的预防提出了不少宝贵的论治思路，至今仍具有重要的现实意义。由于痴呆也是一种精神疾病的常见症状，常出现在其他精神疾病中，故在临证需要与痫证、癫狂、神昏谵妄、郁证等鉴别，可与本篇另列相关病种互相参考。

随着人口老龄化的进展，老年痴呆的早期发现、早期干预越来越受到重视。中医对于痴呆的防治思路和方药，极具进一步研究和开发的价值。

下篇 ❀ 常用方剂

越鞠丸

【出处】

《丹溪心法》。

解诸郁，又名芎术丸。

苍术　香附　抚芎　神曲　栀子各等分

上为末，水丸如绿豆大。

【应用举隅】

此方为治疗郁证的代表方。"气血冲和，万病不生，一有怫郁，诸病生焉。"丹溪创制越鞠丸以调解气、血、火、痰、湿、食六郁之证。王纶在《明医杂著》中曰："故余每用此方（越鞠丸）治病，时以郁法参之，气病兼郁，则用四君子汤加开郁药，血病、痰病皆然。"清代医家陈修园就明确指出："越鞠丸，（丹溪）解郁总方。"本方常用于治疗气血痰火湿食郁结所致诸病，临床应用较为广泛，兹举例如下。

1. 抑郁症

赵氏选用越鞠丸（香附、川芎、苍术、神曲、栀子各15克，改为汤剂用药）随症加减，睡眠不安者加酸枣仁、柏子仁各15克；便秘者加大黄6克，芦荟12克，生地黄15克；泛酸者加海螵蛸、煅瓦楞子各15克；惊悸不宁者加牡蛎、龙骨各15克；胃脘痞满者加焦山楂、焦六曲、炙鸡内金各15克；腹部胀满者加葫芦壳12克，大腹皮15克。结果显示，越鞠丸加减治疗抑郁症疗效满意。[①]

2. 梅核气

某女，46岁。因生气突感咽部不适，胸膈满闷，食欲不佳，如异物

---

① 赵心华，安娜.越鞠丸治疗抑郁症的临床疗效及安全性观察 [J].浙江中医杂志，2020，55：874-875.

梗喉，自服咽炎片效果不佳，来诊。咽部无明显红肿，舌苔厚腻，舌质淡红，脉沉细。中医诊断：梅核气，肝气郁结。西医诊断：急性咽炎。治则：疏肝行气解郁。方用越鞠丸加减：苍术12克，川芎15克，香附40克，炒栀子12克，神曲10克，柴胡12克，青皮6克，射干15克，木香10克。二诊：咽部不适明显减轻，仍有异物感，食欲稍增。上方去木香，加元胡12克，川楝子15克，以增加疏肝理气之功。三诊：咽部异物不适感基本消失，食欲大增，无明显胸膈满闷症状，去射干。四诊：无咽部异物感，除稍有胸膈满闷感外，其他如常，停服汤剂，给予逍遥丸和舒肝丸继服1个月。后随访一切如常。[①]

3. 精神分裂症

王某，男，39岁，2010年2月14日初诊。年前患精神分裂症，经住院治疗后病情一直稳定。近2个月来，头晕胸痞，心悸失眠，神思恍惚，多疑，困倦乏力，情绪不稳，疲劳时加剧，因拒服西药，曾予天王补心丹、舒眠胶囊等疗效不著，舌苔薄腻，脉弦滑。诊断：郁证。辨证：气血失和，痰瘀痹阻。治以解郁行气，活血化瘀，宁心安神。因患者不愿服汤剂，遂改用中成药越鞠丸早、中、晚各10克，并予心理疏导。服药3个月，诸症渐消失，随访5年未复发。[②]

4. 失眠

郝氏运用越鞠丸（苍术、川芎、香附、焦栀子、神曲各10克为主方），并根据个体差异相应加减，分别于早饭后和晚饭后半小时口服。治疗8周结果，治疗组总有效率为87.5%，高于对照组的70.0%。[③]

5. 胃神经官能症

牟氏报道运用越鞠丸加味治疗胃神经官能症50例。基本方药物组成：香附、川芎、苍术、神曲、栀子、郁金各15克，柴胡、甘草各10克。加

① 白静，杨勤龙.越鞠丸辨治急慢性咽炎 [J].实用中医内科杂志，2017，31：78-80.
② 韩卫军，王树锋，李霞，等.越鞠丸临床应用3则 [J].山西中医，2015，31：35.
③ 郝黛君.越鞠丸加减治疗失眠疗效观察 [J].内蒙古中医药，2017，18：17.

味：腹痛腹胀明显者加枳壳、木香、厚朴各 15 克；恶心呕吐甚者，加白豆蔻 10 克，半夏、竹茹各 15 克；食欲不振者，加鸡内金、山楂、麦芽各 15 克。每日 1 剂，水煎 500 毫升，分 2 次饭后服用。7 天为 1 个疗程。治疗 1～5 疗程。痊愈 42 例，好转 8 例。[①]

【小结】

越鞠丸由苍术、香附、抚芎、六神曲、栀子组成，适用于气、血、痰、湿、火、食"六郁"之证。六者可单独为病，又可相互为病，其中气郁是"六郁"的关键。本方选用香附，其辛香入肝能散肝气之郁，微甘性平而无寒热之偏，为疏肝理气解郁之要药，可治肝郁气滞所致之"气郁"，故为君药。朱丹溪《本草衍义补遗》谓香附子"凡血气药必用之"。方中抚芎即为"川芎"，朱丹溪谓"川芎辛温，兼入手、足厥阴气分，行气血而邪自散也"，又谓其能"开郁行气"。故其辛温芳香走窜入肝胆，为血中之气药，既可活血祛瘀以治血郁，又可助香附行气解郁之功。两者相配，相得益彰。山栀子苦寒而降邪，清散三焦之火，尤善清心火，为治疗热病烦闷之要药。朱丹溪谓"栀子清气凉血，散三焦火郁之药也""山栀子仁，大能降火，从小便泄去"，故选用此药而治"火郁"。苍术味苦性温，燥湿运脾，以治"湿郁"。朱丹溪谓"苍术治湿，上、中、下皆有可用，又能总解诸郁"，又谓"苍术为足阳明经药，气味辛烈，强胃健脾，发谷之气，能径入诸药，疏泄阳明之湿，通行敛涩。香附乃阴中快气之药，下气最速，一升一降，故郁散而平"。故香附、苍术君臣相配，则郁散而症自平。神曲味甘性温入脾胃，消食导滞，《药性论》称其有"化水谷宿食，癥结积滞，健脾暖胃"之功，故以此治"食郁"。四药共为臣佐药。

然"痰郁"多由脾湿所生，亦与气、火、食有关，气机流畅，诸郁得解，则痰郁亦随之而消。故朱丹溪认为："治痰法，实脾土，燥脾湿是治其本。"又说："善治痰者，不治痰而治气。"因气顺则痰饮化而津液行，故方

---

① 牟明鸥. 越鞠丸加味治疗胃神经官能症 50 例 [J]. 浙江中医杂志，2009，44：675.

中不另加化痰药，此亦治病求本之意。费伯雄《医方论》发挥说："凡郁病必先气病，气得流通，郁于何有……气郁者香附为君，湿郁者苍术为君，血郁者川芎为君，食郁者神曲为君，火郁者栀子为君。"由此观之，方中五药，又当根据"六郁"侧重点不同，均可成君药，洵"用之中的，妙不可言"。本方配伍之严谨，深得后世医家称道。

朱丹溪在《内经》气血津液学说的基础上，首创郁证的"六郁"之说，故本方所治郁证系由肝脾气机郁滞，而致气、血、痰、火、食、湿等相因结聚成郁。丹溪弟子戴原礼述："郁者，结聚而不得发越也。当升者不得升，当降者不得降，当变化者不得变化，此为传化失常，六郁之病生矣。"说明郁证是气机升降失常所导致的一种病理变化。人以气为本，气和则病无由生。六郁之成，与肝、脾关系最为密切。正如朱丹溪所说："郁病多在中焦，中焦脾胃也，水谷之海，五脏六腑之主，四脏一有不平，则中气不得其和而先郁矣。"肝藏血主疏泄，喜条达而恶抑郁，若喜怒无常、忧思过度等，则肝气郁结、气机郁滞，即"结聚而不得发越也""当升者不得升"。而根据五行相克原理，肝病又可导致脾的功能失常。脾胃位居中焦，主运化水谷，升降气机，肝气郁结，疏泄失度，则脾胃运化和升降功能失常，则湿邪停滞而为湿郁。脾胃腐熟运化不及则食积停滞而为食郁。而湿、食郁积均可化而为痰，张秉成有"积郁之处，必多痰滞"之说。而气与血关系甚为密切，气为血之帅，气能行血，肝气郁结可致肝血郁滞而成血郁，而久郁又能化热生火。朱丹溪云"气有余便是火""病得之稍久则成郁，久郁则蒸热，热久必生火"，故火郁成矣。越鞠丸一方由五药而治气、血、痰、火、湿、食等郁结所致的心情抑郁、胸膈痞闷、脘腹胀痛、吞酸嘈杂、饮食不化、嗳气呕吐等症。本方重在治病而求于本，故其用药思路及特点值得我们加以考究。

逍遥散

【出处】

《太平惠民和剂局方》。

治血虚劳倦，五心烦热，肢体疼痛，头目昏重，心悸颊赤，口燥咽干，发热盗汗，减食嗜卧，及血热相搏，月水不调，脐腹胀痛，寒热如疟。又疗室女血弱阴虚，荣卫不和，痰嗽潮热，肌体羸瘦，渐成骨蒸。

甘草微炙赤，半两　当归去苗，锉，微炒　茯苓去皮，白者　芍药白　白术
柴胡去苗，各一两

上为粗末。每服二钱，水一大盏，烧生姜一块切破，薄荷少许，同煎至七分，去渣热服，不拘时候。

【应用举隅】

此方为治疗肝郁脾虚的代表方。明代赵养葵的《医贯·郁病论》中曰："予以一方治其木郁，而诸郁皆因而愈，一方者何？逍遥散是也。"清代医家顾松园论到此方言："一切郁证，皆对证之方。以此加减出入，无不获效。"逍遥散衍化方剂众多，如丹栀逍遥散、黑逍遥散、加减逍遥散等。本方常用于治疗肝郁血虚脾弱所致诸病，特别是郁证。兹举例如下。

1. 产后抑郁

苏筱俐选用逍遥散加味（生地黄、香附各15克，白芍、大黄各12克，白术10克，当归、麦冬、柴胡各8克）联合平衡针刺法治疗产后抑郁，忧郁伤神者加茯神、小麦；气郁化火者加龙胆、黄连。结果显示，平衡针刺法联合逍遥散加味治疗产后抑郁能改善患者抑郁情绪，提高其生活质量，效果显著。[①]

---

① 苏筱俐. 平衡针刺法联合逍遥散治疗产后抑郁临床观察 [J]. 中国中医药现代远程教育，2022，20（20）：63-65.

2. 更年期综合征

马晓平等选用加味逍遥散（柴胡、白芍、茯苓各12克，当归、白术、枳壳各10克，柏子仁5克，黄连、甘草各3克），根据患者的实际病情进行临症加减。选取更年期综合征的患者52例，并对其中的26例患者行加味逍遥散治疗，发现临床治疗有效率可达到92.31%。说明逍遥散对于女性因肝郁导致的临床症状治疗具有良好的效果，用于更年期综合征治疗的临床效果更加显著。①

3. 广泛性焦虑障碍

魏敏等选用逍遥散（甘草15克，当归、茯苓、白芍药、白术和柴胡各30克）联合重复经颅磁刺激治疗广泛性焦虑障碍。广泛性焦虑障碍属于中医"郁病"范畴，多是因为心气亏虚、心神不宁、心脉失养，导致过度担心、焦虑、胸闷等症状。治疗结果显示，广泛性焦虑障碍患者通过逍遥散联合重复经颅磁刺激治疗，效果良好且不增加不良反应，提高了患者的治疗满意度。②

4. 双相情感障碍

于足等选用枣仁安神胶囊联合逍遥散加味（柴胡、白芍、生姜、当归、薄荷、白术、茯苓各15克，香附9克，炙甘草、郁金各6克，川芎4.5克）治疗老年双相情感障碍。老年双相情感障碍包含抑郁、狂躁，归属于中医癫狂病范畴。抑郁主要表现为情绪低落、失眠、焦虑、思维迟缓等，狂躁主要表现为亢奋、幻觉、思维奔放等。研究结果表明，枣仁安神胶囊联合逍遥散加味治疗老年双相情感障碍，患者抑郁的症状得到缓解，神经功能水平得到改善，并有效减轻炎症反应和氧化应激反应程度，有助

---

① 马晓平，陈瑶，杨贵平，等.探讨加味逍遥散治疗更年期综合征的临床效果[J].临床医药文献电子杂志，2017，4（2）：335.

② 魏敏，刘锦婷，陈建，等.逍遥散联合重复经颅磁刺激治疗广泛性焦虑障碍的效果[J].中外医学研究，2022，20（18）：139-142.

于病情的恢复。^①

5. 失眠

廖新妹等选用逍遥散加减（柴胡 10 克，白芍 20 克，茯苓 15 克，白术 10 克，当归 10 克，炙甘草 6 克，干姜 3 克，薄荷_{后下}5 克）联合八段锦治疗原发性失眠，对于痰火扰神的患者可适当加入黄连、竹茹、郁金、瓜蒌等；对于肝火炽盛的患者，可加入牡丹皮、炒栀子、谷精草等；对于心肾不交的患者，可加入肉桂、黄连、熟地黄等；对于心脾气虚的患者，加炒酸枣仁、人参片、茯神等；对于阴虚火旺的患者可加入知母、黄柏、生地黄、墨旱莲等。研究结果显示，采用逍遥散加减联合八段锦治疗原发性失眠患者，可有效提升患者治疗效果及治疗满意度。^②

【小结】

逍遥散首见于北宋《太平惠民和剂局方·治妇人诸疾》中，由甘草、当归、茯苓、白芍、白术、柴胡、生姜、薄荷所组成。现代本方既可用于治疗情志类疾病如抑郁症、更年期综合征、失眠等，也可治疗慢性胃炎、慢性肝炎、乳腺增生等病。《血证论》"逍遥散"中载："此治肝经血虚火旺，郁郁不乐。方用白术、茯苓，助土德以升木。当归、白芍，益荣血以养肝。薄荷解热，甘草缓中，柴、姜升发，木郁则达之，遂其曲直之性，故名之曰逍遥。"《医方集解·和解之剂》谓："肝虚则血病，当归、芍药养血而敛阴；木盛则土衰，甘草、白术和中而补土；柴胡升阳散热，合芍药以平肝，而使木得条达；茯苓清热利湿，助甘、术以益土，而令心气安宁（茯苓能通心肾）；生姜暖胃祛痰，调中解郁；薄荷搜肝泻肺，理血消风，疏逆和中；诸证自已，所以有逍遥之名。"明代医家薛己在逍遥散的基础上，于肝郁火旺者加牡丹皮、栀子，为"加味逍遥散"，加强逍遥散疏肝

① 于足，刁志惠.枣仁安神胶囊联合逍遥散加味治疗老年双相情感障碍临床研究 [J].新中医，2022，54（15）：61–66.
② 廖新妹，李玉舸.逍遥散联合八段锦治疗原发性失眠临床观察 [J].光明中医，2022，37（16）：2967–2969.

清热的作用，此方对后世影响较大。《医宗己任编·二十五方主症》"逍遥散"中加熟地黄，为"黑逍遥散"，主治肝郁血虚，胁痛头眩，或胃脘当心而痛，或肩胛绊痛，或时眼赤痛，连及太阳；以及妇人郁怒伤肝，致血妄行，赤白淫闭、沙淋崩浊等症状。

总之，逍遥散适应证的病机为肝郁脾虚，肝既不能疏泄条畅，脾又不能健运生化，因而形成郁象。方中诸药配伍，以养肝舒气，补脾和中，从而达到"木郁达之"。此方一经问世，便备受历代医家的重视，应用十分广泛，尤其对郁证包括现代抑郁症、焦虑症等的治疗，效果显著，值得进一步传承和弘扬。

六郁汤

【出处】

《医学正传》。

六郁汤，解诸郁。

陈皮去白，一钱　半夏汤泡七次，一钱　苍术米泔浸，一钱　抚芎一钱　赤茯苓七分　栀子炒，七分　香附二钱　甘草炙，五分　砂仁研细，五分

上切细，作一服，加生姜三片，水二盏，煎至一盏，温服。如气郁，加乌药、木香、槟榔、紫苏、干姜，倍香附、砂仁；如湿郁，加白术，倍苍术；如热郁，加黄连，倍栀子；如痰郁，加南星、枳壳、小皂荚；如血郁，加桃仁、红花、牡丹皮；如食郁，加山楂、神曲、麦蘖曲。

【应用举隅】

此方为《医学正传》卷二引丹溪方，组方即越鞠丸合二陈汤去六神曲加砂仁，功效解诸郁，常用于治疗气血痰火湿食郁结所致诸病。临床应用较为广泛，兹举例如下。

1. 精神性眩晕

艾氏选用六郁汤加味治疗精神性眩晕。对照组给予黛力新片口服，每日1次，每次1粒。治疗组在此基础上予六郁汤加味，组方：陈皮、苍术、砂仁各6克，姜半夏、川芎、炒栀子、香附各10克，茯苓15克，天麻9克。日1剂，28天为1个疗程。两组治疗后眩晕、焦虑、抑郁均显著改善（$P < 0.05$），治疗组不良反应发生率7.5%，明显低于对照组发生率32.5%，差异有统计学意义（$P < 0.05$）。从本研究可看出六郁汤加减对精神性眩晕患者有较好的临床效果，可明显改善眩晕症状，对焦虑、抑郁也有一定的改善作用，值得进一步研究。[①]

2. 精神分裂症伴代谢综合征

陈氏将84例精神分裂症伴代谢综合征患者随机分为治疗组和对照组，每组42例。两组患者均给予健康教育、饮食指导等常规干预，对照组采用二甲双胍联合利培酮治疗，治疗组在对照组基础上采用六郁汤化裁（砂仁、法半夏、茯苓、陈皮、川芎各15克，栀子、苍术、淫羊藿、山楂、香附、荷叶、厚朴、枳实各12克，甘草6克）进行辅助治疗。观察两组患者临床疗效与精神状态，检测腰围、体重、体重指数、收缩压、舒张压、空腹血糖、甘油三酯、高密度脂蛋白、瘦素、脂联素及C反应蛋白水平。结果显示，治疗组总有效率明显高于对照组（$P < 0.05$）。六郁汤辅助治疗精神分裂症伴发代谢综合征，可有效降低患者血压和体重，改善糖脂代谢水平。[②]

曹氏选取200例精神分裂症合并代谢综合征患者分成对照组和研究组各100例，对照组给予奥氮平治疗，研究组给予奥氮平结合六郁汤治疗。具体药方组成如下：茯苓、川芎、砂仁各15克，栀子、半夏、枳实、陈

① 艾宗耀，吴秋艳，顾钟忠．六郁汤加味治疗精神性眩晕40例 [J]．浙江中医杂志，2017，52：102．

② 陈莉，魏晓云．六郁汤辅助治疗精神分裂症伴发代谢综合征的临床研究 [J]．中医药导报，2019，16：82-86．

皮、苍术、厚朴、香附各12克，甘草6克。将诸药混合，加水煎煮，取汁300mL，1剂/天，分早晚服用，两组患者均治疗3个月。比较两组治疗效果及治疗前后糖脂代谢指标和体重指数。结果发现，六郁汤对奥氮平致精神分裂症患者代谢综合征的改善效果明显，在临床上具有非常重要的作用，应当进一步推广与使用。[①]

3. 中风后抑郁症

任氏对56例中风后抑郁症患者，采用随机双盲双模拟法分为对照组和观察组，每组28例。对照组患者单纯给予六郁汤加减治疗，组方：炙甘草6克，合欢皮15克，柴胡15克，红花8克，桃仁12克，砂仁6克，陈皮9克，香附15克，茯苓20克，川芎15克，苍术15克，半夏15克。若兼有气虚者，加党参、生黄芪各30克；若兼有肾虚者，加菟丝子、山萸肉各15克。水煎煮，150mL/次，早晚各服1次，连续服用2个月。观察组患者给予六郁汤联合菖蒲郁金汤加减治疗，药方：石菖蒲15克，甘草6克，木通6克，姜半夏9克，化橘红9克，栀子9克，连翘9克，淡竹茹9克，茯苓15克，炒白芍15克，当归15克，柴胡15克，牡丹皮15克，郁金15克。若兼有脾胃气虚者，加炒白术15克，山药20克；若性情暴躁者，加龙胆草15克，琥珀15克，石决明15克；若睡眠质量较差者，加百合15克，酸枣仁25克；若痰热症状较重者，加胆南星9克，鲜竹沥15克。水煎服，2次/天，连续服用2个月。

观察比较两组患者的治疗效果、治疗前后汉密尔顿抑郁量表（HAMD）评分及匹兹堡睡眠质量指数（PSQI）评分。结果观察组总有效率为85.71%，明显高于对照组的60.71%。六郁汤联合菖蒲郁金汤加减治疗中风后抑郁症患者的临床疗效显著，能够有效改善抑郁症状，提升睡眠

① 曹建锋. 六郁汤对奥氮平致精神分裂症患者代谢综合征的改善作用 [J]. 世界最新医学信息文摘，2019，77：197+200.

质量，值得在临床中推广。[①]

【小结】

《素问·六元正纪大论》提出"五郁"理论，尝谓："木郁达之，火郁发之，土郁夺之，金郁泄之，水郁折之。"此风火湿燥寒五气郁所致病证之治疗大要也。朱丹溪引而申之，触类而长，认为"人身诸病，多生于郁"，创气、湿、痰、热、血、食"六郁"之说。所谓"六郁"是指各种原因所致的气郁、湿郁、痰郁、热郁、血郁、食郁，乃病机层面之论述。朱氏更有"凡郁皆在中焦"之论，认为中焦脾胃最易受郁所困，故以苍术、抚芎开提其气而总解诸郁，并设六郁相应药物组方示例。明代虞抟在《医学正传·郁证》首次采用"郁证"作为病证名称，进一步阐述"六郁"病因病机："夫所谓六郁者，气、湿、热、痰、血、食六者是也，或七情之抑遏，或寒热之交侵，故为九气怫郁之候。或雨湿之侵凌，或酒浆之积聚，故为留饮湿郁之疾。又如热郁而成痰，痰郁而成癖，血郁而成癥，食郁而成痞满，此必然之理也。又气郁而湿滞，湿滞而成热，热郁而成痰，痰滞而血不行，血滞而食不消化，此六者皆相因而为病者也。"并明确提出此方六郁汤，由陈皮、半夏、苍术、抚芎、赤茯苓、栀子、香附、炙甘草、砂仁所组成。与越鞠丸相较，除具行气解郁之功外，六郁汤尚含半夏燥湿化痰，陈皮、甘草理气和中，茯苓、砂仁健脾和胃，故能主治气血痰火湿食之六郁证。

现代医家根据"异病同治"原理，将六郁汤化裁广泛用于治疗与情志相关的代谢综合征、高脂血症、高血糖症、中风后抑郁症等病。在现存中药方剂中，同为六郁汤方名者不在少数，如《古今医鉴》卷四、《医学集成》卷一、《医学入门》卷七等亦载有六郁汤同名方剂。观其组成虽不尽相同，但功用均为解郁，无疑是发展丹溪治六郁之方药。

---

① 任宪雷.六郁汤联合菖蒲郁金汤加减治疗中风后抑郁症的临床观察[J].中国实用医药，2019，7：113-115.

化肝煎

【出处】

《景岳全书》。

化肝煎。

治怒气伤肝，因而气逆动火，致为烦热、胁痛胀满、动血等证。

青皮　陈皮各二钱　芍药二钱　丹皮　栀子炒　泽泻各钱半，如血见下部者用甘草代之　土贝母二三钱

水一盏半，煎七八分。食远温服。如大便下血者，加地榆，小便下血者，加木通，各一钱五分。如兼寒热，加柴胡一钱。如火盛，加黄芩一二钱。如胁腹胀痛，加白芥子一钱。胀滞多者，勿用芍药。

【应用举隅】

化肝煎为怒气伤肝、气逆动火的代表方，主治因肝郁化火所致烦热、胁痛、动血等症。随着中医理论体系的丰富和完善，以及历代医家临证经验的积累，此方在情志病领域亦常获良效，兹举例如下。

1. 不寐

刘某，女，35岁。患者因家中诸事不遂心志，每每烦躁暴怒，以致夜不安寐已有数年。伴身热阵作，或头痛，或喜悲伤欲哭。舌红、苔腻微黄，脉弦数。初以为痰热内扰而投以黄连温胆汤加味，药后效不明显，因改用化肝煎法。处方：青皮、陈皮、土贝母各12克，牡丹皮15克，山栀子、泽泻、白芍、当归各10克，薄荷1.5克。服四剂后，诸证皆安。逾一周后复诊：因生气证又起，但较前已轻，仍以上方与之，白芍加至30克，三剂后复安。①

李某，女，50岁，2017年12月26日初诊。主诉：失眠严重，心烦

① 姜元安.化肝煎的临床运用与体会 [J].新中医，1990（12）：26-28.

多梦，浑身关节痛，鼻干痒痛，晚上加重，纳差。双脉中取弦滑而躁，关郁，尺大，寸沉。处方：青皮8克，陈皮8克，牡丹皮10克，炒栀子6克，泽泻10克，浙贝母10克，生白芍10克，党参18克，熟地黄18克，谷芽15克，蝉蜕3克。7剂。二诊：2018年1月2日。失眠、心烦多梦已减轻近愈，能够入睡，浑身关节痛已不痛。现仍有鼻干痒痛，但较于上次已减轻很多。双脉中取滑躁，关郁，寸沉，脉象渐柔和。处方：青皮6克，陈皮6克，牡丹皮10克，炒栀子6克，泽泻10克，浙贝母10克，生白芍8克，党参18克，熟地黄18克，生鸡内金15克，蝉蜕3克，木蝴蝶3克。7剂。[①]

李某，女，35岁。患者每因家事不遂，与其夫常吵闹，屡致夜不安寝，伴烦躁、头痛、悲伤欲哭，舌红、苔腻微黄，脉弦数。初以逍遥散加味治之不效，改用化肝煎加味：青皮10克，陈皮5克，山栀子12克，牡丹皮12克，泽泻12克，白芍12克，龙骨25克，牡蛎25克，钩藤12克，薄荷2克。5剂症状大减，后多次治疗获良效。[②]

2. 癔症

徐某某，女，57岁，农民。三年前因丧夫悲痛，继又争吵，一怒之下，突然失音，说话只见唇动，不闻一丝声音，代以手势示意，焦急之状，难以形容。在家乡医治一年，针药皆无效。1987年6月来海安求治，经县人民医院五官科、神经科检查，未发现器质性病变，诊为"功能性失音"。口干，舌质红、苔黄腻，脉弦。此暴怒伤肝，悲哀伤肺，肝火灼金，痰凝肺络，拟张景岳化肝煎法加味。白芍10克，浙贝母6克，青皮6克，陈皮6克，泽泻10克，山栀10克，牡丹皮8克，柴胡8克，连翘10克，蝉衣5克，射干8克，木蝴蝶5克，夏枯草15克，4帖。二诊：自感舌根部强硬好转，舌体活动亦较灵便，但大便干燥。原方去夏枯草、泽泻，加

① 王星晨.化肝煎治疗肝郁化火病证的运用 [J].中国中医药现代远程教育，2018，16（8）：84-86.
② 赵沛维.临床应用化肝煎的体会 [J].光明中医，2005，20（2）：27.

瓜蒌 30 克，丹参 15 克，赤芍 10 克，6 帖。三诊：连进疏肝解郁，理气化痰和血法，说话已能发出低音，继以养肺滋阴法，所谓肺主声是也。沙参 20 克，麦冬 10 克，桑叶 10 克，大贝母 10 克，僵蚕 10 克，桔梗 8 克，甘草 5 克，牛蒡子 6 克，蝉衣 5 克，玄参 10 克，木蝴蝶 5 克，3 帖。服上药后，说话发音完全恢复，以养阴清肺善后。[①]

李某某，女，34 岁，营业员，1988 年 5 月 10 日初诊。因工作原因与同事争吵，情志不畅，耿耿于怀。1 年来每因进食，食物刺激上腭后，致牙关紧缩，张口困难，逐渐加重。在本市各医院，经脑部 CT、心电图等检查，均无异常，屡治无效，遂来诊。伴见胸闷，自觉发热，口干渴，心烦易怒，舌红、苔黄，脉弦数等。证为肝气郁结，化火生风，风火伤筋所致。拟清肝泄热，理气解郁，息风舒筋之法。用化肝煎化裁，处方：钩藤 18 克，白蒺藜、地龙、生地黄、白芍各 15 克，青皮、陈皮、牡丹皮、贝母、山栀子、僵蚕各 10 克，甘草 6 克。3 剂，水煎服，并施予心理疏导。复诊时牙关紧缩减轻，能少许进食，遂再进原方 10 剂，能自然进食，余症悉除，后用平肝育阴之品以资巩固。随访 1 年，未见复发。[②]

3. 功能性消化不良焦虑抑郁状态

许氏等用盐酸帕罗西汀片联合中医辨证论治治疗功能性消化不良患者的焦虑抑郁状态，从标、本两方面对患者进行治疗，有效改善了患者消化不良症状，缓解了患者的焦虑和抑郁症状。其中肝胃郁热证患者采用左金丸联合化肝煎治疗，药物组成：青皮 10 克，吴茱萸 3 克，炙甘草 6 克，白芍 10 克，牡丹皮 10 克，陈皮 10 克，黄连 10 克，栀子 10 克。[③]

4. 其他心身疾病

暴怒胃痛案：汪某某，男，31 岁，工人。患者因胃脘持续剧痛，拒

① 王益谦，陈趾麟. 失音三年治验 [J]. 南京中医药大学学报，1988（3）：61-62.
② 金良骥. 化肝煎验案 3 则 [J]. 新中医，1996，28（5）：14.
③ 许政，何安民. 中西医结合辨治功能性消化不良焦虑抑郁状态 [J]. 吉林中医药，2017，37（2）：144-147.

按，两胁窜痛，历时半天，伴呕吐、汗出，烦躁不安，辗转呻吟。经用阿托品、颠茄合剂等西药治疗无效，急诊入院。入院后又以阿托品、654-2、维生素 B₆、庆大霉素治疗 2 天，呕吐止，余症无缓解，邀余会诊。询问得知，病因夫妻口角、打架，以致其妻受伤住院所发。除上述症状外，尚有口干口苦，心烦少寐，小便短赤，大便干燥。舌质红，苔黄，脉弦紧。诊为胃脘痛。证因暴怒伤肝，郁而化火，横逆犯及中州所致。治宜疏肝解郁，泄热理中。方选化肝煎加减：白芍 20 克，青皮、陈皮、泽泻、炒山栀、川楝子、元胡各 10 克，黄连、柴胡、甘草各 5 克。2 剂，水煎服。服药 1 剂后，疼痛明显缓解，子夜安静入睡。复诊继服 2 剂，疼痛若失，诸症痊愈出院。[1]

气郁闭经案：黄爱兰，女，45 岁。近年经行常迟早数天不规则，经前常有腹部胀闷不适。本次行经第二天，因与人争吵，气恼郁怒后，突然经闭不行，顿觉周身作疼，胸闷、腹胀满闷不适，舌苔薄白，脉沉伏。诊为气郁而血脉阻闭而致，施治以青皮 10 克，陈皮 5 克，牡丹皮 10 克，土贝母 12 克，泽泻 12 克，郁金 10 克，白芍 20 克，山栀子 10 克，丹参 16 克，桃仁 6 克。服 2 剂，月经复来二天止，诸证消退。

郁怒脘胁疼痛案：周婉平，女，47 岁。原有胃溃疡及胆石症病史，近因所经营生意不佳而气恼郁怒而发，脘腹疼痛如刺及两胁，右胁更痛甚，已月余，大便不畅，舌红、苔白，脉沉弦。此及肝郁气逆，横犯脾胃及胆之证。乃以化肝煎加减处方：青皮 10 克，陈皮 5 克，山栀子 10 克，牡丹皮、泽泻、苍术、香附、神曲各 10 克，白芍 12 克，甘草、厚朴各 6 克，车前草 30 克。服 3 剂后疼痛止。6 日后，又因郁怒而发作疼痛如针刺刀割，为内有瘀滞之征象。上方加川芎、蒿草各 10 克，再服 6 剂而安。[2]

肝经郁热乳汁自出案：亢某，32 岁。产后半月大怒后两乳胀甚，乳汁自溢，心烦寝差，溲赤便燥，舌红苔黄脉弦滑。证由郁怒伤肝，肝经郁热

① 陈满良 . 化肝煎治急症三则 [J]. 湖南中医杂志，1993，9（4）：20-21.
② 赵沛维 . 临床应用化肝煎的体会 [J]. 光明中医，2005，20（2）：27.

所致。宜解郁清热，牡丹皮、山栀、柴胡、路路通、泽泻各 10 克，白芍、夏枯草、蒲公英各 30 克，服药 5 剂而愈。[①]

郁怒晨泄案：王某，女，52 岁，已婚。主诉：晨泄 1 年余。患者拜访各地名医，服用四神丸、桂附理中丸等皆无效。形体偏胖，面红油腻。自诉与公婆剧烈争吵后，每天黎明腹痛，随即作泄，泻后痛减，心烦多怒，口苦咽干，纳差睡眠可。腹诊：两胁部胀痛，按之抵抗有力，腹部平软。舌质红苔黄，脉弦细数。辨证：肝郁化火，火旺侮土。治法：疏肝泻火，健脾止泻。拟化肝煎加减。处方：川楝子 10 克，白蒺藜 10 克，青皮 6 克，陈皮 6 克，郁金 12 克，炒白术 12 克，茯苓 12 克，生麦芽 15 克，焦栀子 12 克，炒枳壳 10 克，炒白扁豆 12 克，甘草 6 克。7 剂。二诊：患者口苦、心烦诸症减轻，效不更方，10 剂而愈。[②]

神经性皮炎伴心烦易怒案：黄莺教授治神经性皮炎，见皮疹色红，伴心烦易怒、失眠多梦、眩晕、心悸、口苦咽干，舌边尖红，脉弦数者，以化肝煎去陈皮、浙贝，酌加龙胆草、黄芩、紫草、大青叶、板蓝根，瘙痒剧烈者加刺蒺藜、白鲜皮。临床疗效佳。[③]

【小结】

化肝煎始载《景岳全书·新方八阵·寒阵》，主治郁怒伤肝，郁久化火而导致的烦热、胁痛、胀满、动血等症。其中牡丹皮、栀子清肝泻火；青皮行气除满消胀；泽泻导热下行，放邪以出路；土贝母清降，"最降痰气，善开郁结，止疼痛，消胀满，清肝火"，含左金平木之义。郁怒化火，久则伤阴，故以白芍养肝阴，白芍味酸，既能入肝泻火，亦能补肺益金；陈皮理气和中以防肝气横逆。诸药合用，既可避免苦寒太过伤及元阳，又

① 李振兰.化肝煎在妇科临床上的应用 [J].安徽医学，2001，22（2）：40.
② 刘延庆，应栩华.从肝论治五更泄验案 5 则 [J].江苏中医药，2018，50（6）：53-55.
③ 杨文峰，应佳晓，张亚梅.黄莺教授运用化肝煎加减治疗皮肤病经验举隅 [J].亚太传统医药，2017，13（3）：89-91.

防行散太过而耗真气。

情志郁怒多责之肝。《医方絜度》认为："五脏之火，肝必先生；五志化火，都从肝出。言肝则可概其余也。"若平素多郁怒或暴怒伤肝，则肝失条达，或化火，或横逆。化肝煎作用专一，蕴含疏肝、敛肝、清肝之法，善于解肝郁，平气逆，清郁火。故本方在临床应用于情志郁怒所致的情志病，常获佳效。

归脾汤

【出处】

《严氏济生方》。

治思虑过度，劳伤心脾，健忘怔忡。

白术　茯神_{去木}　黄芪_{去芦}　龙眼肉　酸枣仁_{炒，去壳，各一两}　人参　木香_{不见火，各半两}　甘草_{炙，二钱半}

上㕮咀，每服四钱。水一盏半。生姜五斤，枣一枚，煎至七分，去滓温服，不拘时候。

【应用举隅】

此方为治疗心脾气血两虚的常用方。临床应用心脾两伤，以心悸失眠、体倦食少、面色萎黄为主症的情志病证，效果显著。值得指出的是后世在《严氏济生方》的基础上加当归、远志，亦名归脾汤。

1. 失眠

患者甲，女，61岁，2019年4月19日初诊。主诉：睡眠差40年。现病史：40年来睡眠差，入睡困难，时有彻夜未眠，夜寐梦多，偶有心慌胸闷，白天精神疲乏，食欲不振，下腹时有隐痛，无明显打嗝。大小便正常，无口干口苦。既往无重大疾病史、无手术史，未发现过敏史。舌淡苔薄白，脉细。西医诊断：初发性或维持性睡眠障碍（失眠症）。中医诊断：

不寐病。证候诊断：心脾两虚证。治法：益气补血，健脾养心。处方：归脾汤化裁。组方：黄芪 30 克，党参 10 克，茯苓 10 克，白术 15 克，炙甘草 5 克，龙眼肉 10 克，当归 10 克，酸枣仁 50 克，生姜 5 克，大枣 30 克，制远志 10 克，木香 10 克，陈皮 10 克。14 剂，水煎温服，一天 1 剂，一日 2 次。2019 年 4 月 30 日二诊：服前药后诸症略减，一晚上可以睡三四个小时，今日头部有跳动感。舌淡红苔白，脉细滑。守方略施化裁再进 14 剂：黄芪 30 克，党参 10 克，茯苓 10 克，炙甘草 5 克，龙眼肉 10 克，当归 10 克，酸枣仁 50 克，大枣 40 克，制远志 10 克，木香 10 克，陈皮 10 克，麸炒白术 15 克，干姜 5 克，瓜蒌皮 15 克。2019 年 5 月 17 日三诊：睡眠明显好转，守二诊方再进 12 剂。[①]

2. 抑郁症

王氏报道运用归脾汤治疗心脾两虚型老年抑郁症 120 例。基本方药物组成：人参、龙眼肉、黄芪、白术、当归各 20 克，酸枣仁、茯神、远志各 15 克，木香、神曲各 12 克，炙甘草 9 克。每日 1 剂，煎煮 2 次混合药液，早晚温服 200mL，疗程 4 周。服药后汉密尔顿抑郁量表（HAMD）评分、中医证候评分低于对照组，观察组 HAMD 评分和中医证候评分评估的总有效率高于对照组（$P < 0.05$），匹兹堡睡眠质量指数（PSQI）评分低于对照组（$P < 0.05$）。[②]

3. 神经官能症

刘某，女，32 岁，已婚。2001 年 12 月 3 日就诊，主诉：失眠胸痛伴月经后期已 3 个月。发病前，因家庭纠纷，情绪郁结致彻夜难眠，嗣后虽用中、西药物治疗，效果甚微。血常规及心电图检查无异常。西医诊为"心脏神经官能症"。近几天来失眠症状加重，心慌心悸以早上为甚，胸部

---

① 黎崇裕，刘志龙. 刘志龙教授运用归脾汤治疗顽固性失眠经验 [J]. 中医临床研究，2022，17：87-89.

② 王芳，汪群芳，王想，等. 归脾汤治疗心脾两虚型老年抑郁症患者的疗效及对睡眠质量的影响 [J]. 中国现代医生，2022，33：85-88.

疼痛，有空虚感，气短，头昏，疲倦乏力，月经后期 7 ～ 10 天，有时甚至近 40 多天才行经 1 次，末次月经 11 月 1 日，大便 3 ～ 4 次 / 天，质稀溏。舌质淡红，苔薄白，脉弦细无力。该患者由于平素脾胃虚弱，气血亦虚，再加上肝气郁结，肝失疏泄，脾失健运，升降失常，故见月经后期，大便稀溏，且次数多。生化之源不足，气血亏虚，血不养心，故见心慌心悸，多梦易醒，甚至失眠，疲倦乏力。辨为心脾两虚，血不养心。用归脾汤化裁，益气补血，补脾养心，兼疏肝理气。黄芪 30 克，党参 30 克，白术 12 克，炒酸枣仁 30 克，茯苓 30 克，柏子仁 20 克，木香 9 克，当归 15 克，合欢皮 15 克，夜交藤 40 克，龙齿 40 克，珍珠母 25 克，鸡血藤 30 克，陈皮 10 克，枳实 10 克，郁金 10 克。7 剂。水煎服。每日 1 剂，复渣再煎，两次分服。二诊：服上方 7 剂后，睡眠稍有改善，心慌心悸，疲倦乏力，空虚感等症状减轻，大便次数减少，1 天 2 次。照上方去柏子仁，党参改为 40 克，酸枣仁改为 50 克。7 剂，每日 1 剂，复渣再煎，两次分服。三诊：服上方后睡眠改善明显，晚上能睡 5 ～ 6 小时，余症明显减轻。效不更方，照上方 7 剂。并嘱节喜怒，调饮食。症状基本消失而愈。[1]

4. 小儿多动症

张氏运用归脾汤加减治疗小儿多动症 40 例。药用白术、生龙骨、茯苓、党参各 12 克，黄芪 15 克，当归、龙眼肉、石菖蒲、远志各 10 克，甘草、广木香各 6 克。根据症状进行加减，伴有肝郁加白芍、柴胡各 10 克，川楝子 6 克；伴有肾气虚弱加补骨脂、菟丝子 9 克；伴有虚火上亢加钩藤、山药 10 克；伴有痰热加黄连 6 克，竹茹 9 克。日 1 剂，煎成 300mL 的药汁，分成 2 份，早晚服用。连续治疗 2 个月。结果治疗组总有效率为 92.5%，高于对照组的 72.5%。[2]

① 温桂荣 . 夏洪生教授治疗心脏神经官能症的经验 [J]. 深圳中西医结合杂志 , 2002(5):
259-260+262.
② 张学强 . 归脾汤加减治疗小儿多动症临床观察 [J]. 实用中医药杂志 , 2022，02：
187-188.

【小结】

归脾汤系补益气血之名方，源于宋代严用和《严氏济生方》"惊悸怔忡健忘门"，由人参、白术、黄芪、茯苓、酸枣仁、龙眼肉、木香、甘草等8味药组成，原治"思虑过度、劳伤心脾、健忘怔忡"。明代薛己于《正体类要》中另加当归、远志各一钱，以增加其养血安神之效，再加牡丹皮、山栀各一钱，成"加味归脾汤"，进一步扩大了临床应用，并在《校注妇人良方》中广泛使用于妇科诸病。清代汪讱庵《医方集解》将其用于惊悸、盗汗、食少、妇人经带、肠风崩漏等症，逐渐完善了其适应范围。清代医家吴昆在《医方考》中从补益心脾气血的角度对归脾汤进行了阐述。随着后世医家的不断实践，归脾汤的应用范围逐渐扩大至失眠多梦、惊悸怔忡、盗汗、体倦、嗜卧少食、妇人月经不调、赤白带下，以及眩晕、虚劳等症。

对于本方的方义，兹就《严氏济生方》归脾汤解释如下。方中黄芪，《珍珠囊》称其为"甘温纯阳"之品，能补"诸虚不足"，有"壮脾胃"之功。龙眼肉甘温味浓，归心、脾经，为养血安神之良药，《滇南本草》云其"养血安神，长智敛汗，开胃益脾"。二味共为君药。人参甘温补气，归经心、脾，故既是补益脾胃之要药，又能补心益智，助精养神，《神农本草经》谓其"补五脏，安精神，定魂魄"。白术甘温补气，苦燥健脾，《本草汇言》称其"脾虚不健，术能补之；胃虚不纳，术能助之"。两者为方中臣药。酸枣仁以酸敛之性，甘润之体，入心以滋养心血而敛心神。茯苓是健脾胃、安心神之佳品。木香辛香温通，功善理气，《本草纲目》言其"乃三焦气分之药，能升降诸气"，且于大队甘味补药之中，得木香之行气，则补中有行，滋而不腻；吴昆《医方考》谓"脾气喜快，故用木香……燥可以入心，香可以醒脾，则夫木香之香燥，又可以调气于心脾之分矣。心脾治，宁复有健忘者乎"，与诸补气养血药相伍，可使补而不滞。三者皆为佐药。炙甘草补益心脾，并调和诸药，为使药。煎时加姜、枣，调和脾胃，以资生化。诸药配伍，共奏益气补血、宁心安神之功效，主治心脾气血两虚、脾不统血证。

本方原为治疗思虑过度之健忘，本当心脾同治，罗谦甫论此方时云："故脾阳苟不运，心肾必不交……已不能摄肾归心，而心阴何所赖以养，此取坎填离者，所以必归之脾也。"可见其法，本方当重以健脾为主，兼以养心。全方配伍法度谨然，选药刚柔相济，其组方思路及特点值得我们加以考究。

天王补心丹

【出处】

《校注妇人良方》。

宁心保神，益血固精，壮力强志，令人不忘，清三焦，化痰涎，祛烦热，除惊悸，疗咽干，育养心神。

人参去芦　茯苓　玄参　丹参　桔梗　远志各五钱　当归酒浸　五味子　麦冬去心　天冬　柏子仁　酸枣仁炒，各一两　生地黄四两

上为末，炼蜜丸桐子大，用朱砂为衣。每服二三十九，临卧竹叶煎汤送下。一方多石菖蒲、熟地黄、杜仲、百部、茯神、甘草。此方内麦冬、天冬、玄参、生地黄，虽能降火生血化痰，然其性沉寒，损伤脾胃，克伐生气。若人饮食少思，大便不实者，不宜用。

【应用举隅】

天王补心丹为补养安神的代表方，其名称或由佛说加句灵验尊胜陀罗尼神妙章句真言"毗沙门天王奉宣和尚神妙补心丸方"一语化用而得。本方自古以组方精妙、疗效奇佳而为历代医家所推崇，多部医学著作均有载录。目前天王补心丹多沿用1963年版《中国药典》标准，药物组成为生地黄、五味子、酸枣仁、柏子仁、天冬、麦冬、党参、丹参、玄参、当

归、茯苓、远志、桔梗、朱砂，功效为滋阴养血，补心安神，临床常用于治疗心悸怔忡、睡眠不安、神疲健忘、手足心热、口舌生疮等。现代临床实验与研究证实，天王补心丹经中医辨证后使用，对更年期综合征、神经官能症、癫痫、口腔溃疡及老年性皮肤瘙痒等有较好疗效。现就本方在治疗情志病证方面的应用，列举如下。

1. 失眠

刘氏选取 120 例符合西医诊断失眠，且符合《中药新药临床研究指导原则》中阴虚火旺型的证候标准（心烦不寐，心悸不安，腰酸足软，伴头晕，耳鸣，健忘，遗精，口干津少，五心烦热等症状，舌红少苔，脉细而数）的失眠患者，随机分为治疗组和对照组，每组 60 人。治疗组给予天王补心片治疗，对照组给予艾司唑仑片治疗，疗程 4 周，记录两组治疗前后的匹兹堡睡眠质量指数评分、焦虑自评量表评分、中医证候评分及安全性指标。结果表明，两组总有效率相当；在睡眠时间、日间功能方面，天王补心片治疗组优于对照组。[①]

杨氏将 110 位老年失眠症患者随机分为 3 组，治疗组 38 例予天王补心汤结合"二二六时间针刺法"治疗，中药对照组 36 例予天王补心汤，西药对照组 36 例予艾司唑仑。结果表明，天王补心汤结合"二二六时间针刺法"能够有效改善老年患者的失眠症状，提高睡眠质量，治疗效果明显优于对照组。[②]

2. 阿尔茨海默病

刘氏报道将 62 例心肝阴虚型阿尔茨海默病患者随机分为治疗组和对照组，治疗组给予天王补心丹联合黄连解毒汤，对照组给予石杉碱甲片。治疗结果表明，天王补心丹联合黄连解毒汤治疗心肝阴虚型阿尔茨海默病

① 刘世军，张敏毕，文超，等.天王补心片治疗阴虚火旺证不寐临床疗效观察[J].辽宁中医药大学学报，2017，19（9）：21-24.
② 杨来福，和青松，王文彪，等.针刺结合天王补心汤治疗老年失眠症的疗效[J].中国老年学杂志，2014，34（12）：3301-3303.

安全有效，简易精神状况检查量表、日常生活能力量表、阿尔茨海默认知功能评价量表评分均优于对照组。[①]

3. 焦虑、抑郁

王氏选取 108 例心肌桥患者，随机分为对照组 50 例和治疗组 58 例，治疗组给予天王补心丹；两组均进行心理疏导，必要时给予 β 受体阻断剂治疗。结果表明，两组患者躯体化症状阳性率、躯体化症状自评量表评分、患者健康问卷抑郁症状群量表阳性率、广泛性焦虑障碍量表阳性率均低于治疗前，且治疗组低于对照组。天王补心丹能够有效缓解心肌桥患者的非缺血性不适症状，改善躯体化症状，减轻抑郁、焦虑等状态。[②]

张氏将 120 例中风后焦虑患者随机分为对照组和观察组，每组 60 例。对照组使用氟西汀进行治疗，观察组使用天王补心丹加减配合镇静六穴进行治疗。结果显示，观察组总有效率（95.0%）高于对照组总有效率（83.3%），同时不良反应发生率（3.3%）低于对照组（16.6%），认为天王补心丹加减配合镇静六穴治疗中风后焦虑症能够取得良好的治疗效果，且安全性较高。[③]

邱氏选取 72 例艾滋病抑郁症患者，随机分为治疗组、对照组各 36 例，对照组用赛洛特治疗，治疗组用天王补心丹配合心理疏导治疗。结果显示，治疗组 HAMD 评分疗效优于对照组，认为天王补心丹配合心理疏导治疗艾滋病抑郁症疗效满意，且无明显不良反应。[④]

4. 注意缺陷多动症

姚氏报道天王补心丹联合盐酸哌甲酯对气阴两虚证注意缺陷多动障

① 刘娜. 黄连解毒汤联合天王补心丹治疗心肝阴虚型老年性痴呆疗效观察 [J]. 现代中西医结合杂志, 2016, 25（12）: 1271–1273.

② 王铭, 李瑛, 蒋嘉辉, 等. 天王补心丹对心肌桥患者躯体化症状及焦虑、抑郁的影响 [J]. 中国民间疗法, 2021, 29（11）: 62–66.

③ 张丽敏. 天王补心丹加减配合镇静六穴治疗中风后焦虑症的临床观察 [J]. 云南中医中药杂志, 2016, 37（12）: 31–32.

④ 邱廷山. 天王补心丹配合心理疏导治疗艾滋病抑郁症36例观察 [J]. 实用中医药杂志, 2011, 27（2）: 86–87.

碍患者的临床疗效，将 102 例患者随机分为对照组和观察组，每组 51 例，对照组给予盐酸哌甲酯，观察组在对照组基础上加用天王补心丹，疗程 3 个月。结果观察组中医证候、临床总有效率高于对照组，两组中医证候评分、心理症状评分、HI、ADHD 评分、康奈尔儿童多动症诊断行为量表评分均降低，但以观察组更明显；不良反应发生率两组差异无统计学意义。结论认为天王补心丹联合盐酸哌甲酯可有效缓解气阴两虚证注意缺陷多动障碍患者临床症状和体征，调节心理状态，提高学习生活能力，安全性较高。①

【小结】

天王补心丹运用广泛，关于其来源则众说纷纭。刊行于 1271 年的《佛祖统纪》记载，法师道宣于唐永徽元年（650 年）"心劳疾发，毗沙门天王授以补心之方"，后有注解"今《和剂局方》，有天王补心丹"。其"补心之方"已无从考证，而现存的《和剂局方》中也未见关于天王补心丹的记载。马继兴先生主编《敦煌古医集考释》记载英国伦敦博物院编号 S.5598 的摄影胶片："毗沙门天王奉宣和尚神妙补心丸方。干薯蓣、干地黄、杜仲、百节（疑为百部）、防风、人参、丹参、茯苓、茯神、贝母、乳糖、五味子、石菖蒲、麦门冬（去心）、甘草（炮过）、远志、柏子仁，上件药十七味。"两段文字可相互印证，所载方组成与后世沿用天王补心丹多有重复，加之"天王""补心"等具佛教特色的关键词和"心劳疾发"的主治描述，足见天王补心丹得名应是依托于此。

宋代成书于 1178 年前后的杨倓《杨氏家藏方》卷十首次以"天王补心丸"冠名，其后成书于 1264 年的杨士瀛《仁斋直指方论》卷九将该方更名曰"天王补心丹"。此后历代医籍中记载的组成、功用不尽相同的同名方共十余种，诸如《校注妇人良方》《陈素庵妇科补解》《奇效良方》

① 姚奇鹏，廖敏，魏智慧 . 天王补心丹联合盐酸哌甲酯对气阴两虚证注意缺陷多动障碍患者的临床疗效 [J]. 中成药，2020，42（11）：2918-2921.

《万病回春》《先醒斋医学广笔记》《名医指掌》《医碥》《活人方汇编》等，其药物组成、功用、主治皆因书而异。现代历版《方剂学》教材所收之"天王补心丹"，有说出自《校注妇人良方》，有说出自《摄生秘剖》。两者药物组成基本一致，仅剂量、用法稍有出入，与现代13味天王补心丹大体相同，故方剂原文取自明代薛己《校注妇人良方》。

历代在天王补心丹的用治原则上常从补心、养心、宁心等角度出发，自《杨氏家藏方》始，不少医家对天王补心丹药物的组成、剂量、用法进行了改动，但用药多入心是诸多医家对此方组成上的共识。明代《校注妇人良方》《摄生秘剖》较杨氏方，改重用熟地黄为重用生地黄，生地黄用量加至四两。《摄生秘剖》载李中梓言："是丸以生地为君者，取其下入足少阴以滋水主，水盛可以伏火，况地黄为血分之要药，又能入手少阴也。枣仁、远志、柏仁，养心神者也；当归、丹参、玄参生心血者也。二冬助其津液，五味收其耗散，参、苓补其气虚。以桔梗为使者，欲载诸药入心，不使之速下也。"重点从阴虚火旺、心火上炎、火扰神明的角度论述了主证病机，分析了该方不仅体现了滋阴降火、养血安神之用药思想，同时反映了津血同源的理论内涵。自此本方由温补转向偏于滋阴清热。

"心主血脉"是"心藏神"功能的基础，"心主血脉"功能障碍必然导致"心藏神"失司，无法正常发挥对情志的主导作用。"补心者，补心之用也。心藏神，而神之所用者，魂、魄、意、智、精与志也，补其用而心能任物矣"，而天王补心丹"和诸药入心而安神明"，凭其滋阴养血、养心安神的功效，适用于多种情志病证。现代研究也证实，本方可通过调节心肌血流供应，改善缺血心肌生化代谢及提高缺血心肌对乏氧的耐受力等机制，而取得对缺血心肌的保护效果；多数组成药物具有显著的镇静、催眠效果，影响大脑皮质内的抑制过程，使大脑兴奋与抑制机制转趋于平衡，促进神经活动正常化。其中君药生地黄能改善脑缺血和保护神经元，其有效成分梓醇对海马、皮层的神经元有保护作用，而海马和皮质的神经元损伤、脑白质变性，以及长期慢性脑缺血导致的神经元损伤等，均是抑郁的发病因素。

酸枣仁汤

【出处】

《金匮要略》。

虚劳虚烦不得眠，酸枣仁汤主之。

酸枣仁二升　甘草一两　知母二两　茯苓二两　川芎二两

上五味，以水八升，煮酸枣仁，得六升，内诸药，煮取三升，分温三服。

【应用举隅】

此方为心肝血虚所致失眠之常用方，有养血安神、清热除烦之功，可治由肝血不足、心失所养之虚烦、不寐、惊悸，血虚不能濡养头目之头晕目眩等症。临床运用较为广泛，举例如下。

1. 失眠

叶某，男，26岁，2018年10月21日初诊。不寐6月余，入夜难以入睡，甚至虚烦不眠，心悸，偶感眩晕，咽干，喜饮水，大便干结难下，小便正常，舌红，脉象弦细。中医诊断：不寐；肝血不足，虚热内扰证。处方：酸枣仁汤加减。组方：炒酸枣仁20克，炙甘草15克，知母15克，茯苓10克，川芎10克，当归20克，夜交藤30克，郁李仁30克，炙远志20克，茯神20克，7剂，水煎服。二诊：睡眠状况好转，但便秘症状缓解不明显，继服上方加苦杏仁15克，肉苁蓉20克，7剂，水煎服。三诊：诸症好转，继服上方。四诊诸症皆除。①

① 谢春郁，郭悦婷，黄鹏，等．姜德友教授从肝论治顽固性失眠临证经验举隅 [J]．中医药信息，2021，38（9）：48-51.

2. 抑郁症

罗氏等运用甘麦大枣汤合酸枣仁汤加减治疗肝郁脾虚型抑郁症，处方为：淮小麦 60 克，酸枣仁 30 克，大枣 10 枚，川芎 6 克，茯苓 15 克，甘草 18 克；失眠严重者加远志 10 克；便秘者加火麻仁 10 克，熟大黄 15克；心脾两虚者加半夏 10 克，炒白术 12 克；阴虚盗汗者加牡丹皮 10 克，知母 15 克，栀子 10 克，煅牡蛎 15 克，煅龙骨 15 克；胃胀、呃逆者加木香 10 克，砂仁 6 克，香附 12 克，醋柴胡 12 克；畏寒、手足冰凉者加肉桂 10 克，党参 10 克，生黄芪 30 克。1 天 1 剂，以水煎服，取 200mL 药汁分开 2 份，早晚各服 1 次，连续治疗 8 周。通过临床观察发现，甘麦大枣汤合酸枣仁汤加减可明显改善中医证候，减轻抑郁程度，改善睡眠质量。[①]

3. 焦虑症

张某，女，28 岁，2004 年 6 月 20 日初诊。焦虑不安，心悸、多梦 3个月。患者缘于工作压力大而病发，曾就诊多间医院，经脑 CT、脑电图、心电图及内科常规检查均正常。诊见：头晕，焦虑不安，忧心忡忡，无故恐惧感，心悸，胸闷，睡眠多梦，口苦，纳差，舌偏红、苔薄黄，脉细数。检查：血压 14.4/10.4kPa，心率 92 次 / 分。西医诊断：焦虑障碍。中医诊断：惊悸，怔忡。乃因思虑过度，劳伤心神，神不守舍。治宜养血安神，清心除烦。方以酸枣仁汤加减。处方：炒酸枣仁 30 克，川芎、黄芩、知母各 9 克，生地黄、五味子各 15 克，茯苓 12 克，丹参 20 克，柏子仁10 克，甘草 3 克。每天 1 剂，水煎服。2004 年 6 月 29 日二诊：症状明显改善，继服 10 剂，症状消除。[②]

4. 神经衰弱

陈某，女，36 岁，因目视汽车撞倒人，遍地流血，此后即出现心慌易惊，失眠多梦。脉弦，苔白。证属心胆气虚。当以益气安神，镇静定志。

---

① 罗焕彬，庞伟，张长春，等 . 甘麦大枣汤合酸枣仁汤加减治疗肝郁脾虚型抑郁症的临床研究 [J]. 哈尔滨医药，2022，42（2）：121-123.

② 邹锦山，刘桂芳 . 酸枣仁汤治疗精神疾病举隅 [J]. 新中医，2005（5）：77-78.

故用安神定志合酸枣仁汤加减。处方：党参20克，茯苓15克，白术9克，远志9克，生龙齿30克，酸枣仁30克，知母6克，川芎6克，甘草9克，5剂病愈。①

【小结】

酸枣仁汤出自《金匮要略》，由酸枣仁、甘草、知母、茯苓、川芎五味药组成，为养血清热、除烦安神之剂。方中酸枣仁，性味酸甘，归心、肝、胆经，有养心补肝之效。《本草纲目》中记载酸枣仁："甘而润，故熟用疗胆虚不得眠，烦渴虚汗之证。"方中重用酸枣仁为君，以养心补肝，宁心安神。茯苓养心安神，知母清热泻火，养阴除烦。二者共为臣药，以平调木土，助君药补心养血，安神除烦。川芎辛香行散，疏肝行气，条达全身气机，合君药一收一散，补中有行，为佐药。甘草和中缓急，调和诸药，为使药。本方补心养肝，心肝并治，补散并行，调肝助肝。五药共奏养血安神、清热除烦之功。其组方特点，如张秉成《成方便读》所云："虽曰虚劳，观其治法，较之一于呆补者不同也。"临证遇心肝血虚之失眠、烦躁、惊悸、焦虑、抑郁等，皆可运用此方。

半夏秫米汤

【出处】

《灵枢·邪客》。

黄帝问于伯高曰：夫邪气之客人也，或令人目不瞑，不卧出者，何气使然？伯高曰：五谷入于胃也，其糟粕、津液、宗气，分为三隧。故宗气积于胸中，出于喉咙，以贯心脉，而行呼吸焉。营气者，泌其津液，注之于脉，化以为血，以荣四末，内注五脏六腑，以应刻数焉。卫气者，出其悍气之慓疾，而先行于四末分肉皮肤之间而不休者也。昼日行于阳，夜行

---

① 李增兰. 神经衰弱辨证论治五法 [J]. 山西中医，1990，6（5）：20-21.

于阴，常从足少阴之分间，行于五脏六腑。今厥气客于五脏六腑，则卫气独卫其外，行于阳不得入于阴。行于阳则阳气盛，阳气盛则阳跷满，不得入于阴，阴虚故目不瞑。

黄帝曰：善。治之奈何？伯高曰：补其不足，泻其有余，调其虚实，以通其道而去其邪。饮以半夏汤一剂，阴阳已通，其卧立至。黄帝曰：善。此所谓决渎壅塞，经络大通，阴阳和得者也。愿闻其方。伯高曰：其汤方以流水千里以外者八升，扬之万遍，取其清五升，煮之，炊以苇薪，火沸置秫米一升，治半夏五合，徐炊，令竭为一升半，去其滓，饮汁一小杯，日三，稍益，以知为度。故其病新发者，覆杯则卧，汗出则已矣。久者，三饮而已也。

【应用举隅】

1. 失眠

郝氏运用半夏秫米汤加减治疗原发性失眠 100 例。方剂组成：半夏 10 克，秫米 15 克，夏枯草 30 克。心脾两虚证者加入炒白术、党参各 10 克；胃气不和证者加入神曲 6 克，陈皮 10 克；痰热内扰证者加入淡竹茹、黄连各 6 克。患者每日服用 1 剂，分早晚 2 次服用，治疗周期与对照组一致。结果治疗后两组匹兹堡睡眠质量指数（PSQI）、睡眠状况自评量表（SRSS）、失眠严重程度指数量表（ISI）评分均低于治疗前，且治疗组低于对照组（$P < 0.05$）。[①]

2. 抑郁症

患者，男，41 岁。2018 年 12 月 5 日初诊。主诉：情绪低落、失眠 1 个月。现病史：1 个月前与人生气后周身乏力，伴恐慌，易怒，情绪低落，兴趣丧失；夜间入睡困难，眠浅易醒，晨起仍觉疲乏，日间易疲劳，不愿与人交流，纳差，无食欲，二便调，舌质红，苔厚，脉弦滑。专科检

① 郝学敏. 半夏秫米汤加减治疗原发性失眠的临床研究 [J]. 中外医学研究，2020，18（28）：40–42.

查示：神志清，精神差，自制力可，未发现幻觉、妄想，情绪抑郁伴焦虑，强迫观念，躯体化。西医诊断：抑郁障碍。中医诊断：郁病。证型：气郁痰结。中医治疗以理气解郁、疏肝健脾、和胃化痰安神为治则，给予半夏秫米汤加减治疗。方药组成：薏苡仁40克，姜半夏10克，夏枯草30克，炒酸枣仁18克，茯苓15克，合欢皮30克，北柴胡15克，当归15克，麸炒白术15克，炒白芍15克，狗脊10克，郁金15克，甘草片5克。7剂，每日1剂，水煎400mL，早晚分别服用200mL。2019年1月2日二诊：服上方后睡眠改善，纳食改善，大便稍干，舌质红，苔薄白，脉弦滑。上方加川厚朴10克，炒枳实10克，7剂，每日1剂，水煎400mL，早晚分别服用200mL。1周后电话随访，患者诉诸症明显好转，无其他不适。[①]

【小结】

半夏秫米汤即《灵枢》卷十之半夏汤，为《内经》十三方之一，专为不寐而设。方中半夏与秫米合用，一温一凉，相辅而行，黏滑滋燥和胃。胃气以降为顺，脾胃为升降枢纽，斡旋之州，胃气降则脾气升，清阳得升，浊阴得降，痰湿得祛，则上下阴阳和也。正如原文曰："此所谓决渎壅塞，经络大通，阴阳得和者也。"张锡纯在《医学衷中参西录》中也说："半夏秫米汤原甚效验，诚以胃居中焦，胃中之气化若能息息下行，上焦之气化皆可因之下行。半夏善于降胃，秫米善于和胃，半夏与秫米并用，俾胃气调和顺适，不失下行之常，是以能令人瞑目安睡。"

《中国药典》（2015年）载："半夏有毒。生半夏，用时捣碎。内服一般炮制后使用，3～9克。"原方所用半夏剂量为五合，折合成现代剂量约60克，属大剂量。清代吴鞠通临证治失眠半夏每重用一至二两，其效颇显。现代临床医家有倡用大剂量30～90克（清半夏、法半夏、姜半夏均

① 段玉香，席斌.半夏秫米汤加减治疗抑郁障碍验案1例[J].中国民间疗法，2020，28（1）：79-80.

有选用），认为量大是本方获效之关键。若视半夏有小毒，望而生畏，以常规用量投之，往往功效不著。半夏或先煎2小时，或配伍生姜，并无不良反应。盖半夏炮制方法，仲景最早提到，《伤寒论》方中半夏只言一"洗"字。《金匮玉函经》载"凡半夏不㕮咀，以汤洗数十度，令水清滑尽，洗不熟有毒也"，即用热水反复泡洗几十次，直到水液清澈，令半夏"滑尽"即半夏本身的"隙涎"被除掉。如此洗熟后的半夏毒性消失，可入药使用。

半夏、秫米二药组成，药味简单而意旨深厚。半夏性温味甘能通阳，降逆而通泄卫气。李时珍《本草纲目》言半夏"体滑而味辛性温也，涎滑能润，辛温能散亦能润，故行湿而通大便，利窍而泄小便，所谓辛走气，能化液，辛以润之是矣"。半夏辛散之性，有助于利窍而接引阳气，故能达到"其病新发者，复杯则卧，汗出则已矣，久者，三饮而已也"这样立竿见影的效果。清代邹澍《本经疏证》云："半夏味辛气平，体滑性燥，故其为用，辛取其开结，平取其止逆，滑取其入阴，燥取其助阳。而生于阳长之会，成于阴生之交，故其为功，能使人身正气自阳入阴。"秫米，陶弘景《本草经集注》云："味甘，微寒。止寒热，疗漆疮。"张景岳《类经》注云："其性味甘黏微凉，能养营补阴。"李时珍云："秫即粱米、粟米之黏者。"又云："秫者，肺之谷也，肺病宜食之。故能去寒热，利大肠。大肠者肺之合，而肺病多作皮寒热也……《灵枢经》岐伯治阳盛阴虚，夜不得瞑，半夏汤中用之，取其益阴气而利大肠也。大肠利则阳不盛矣。"《温病条辨》曰："秫米秉燥金之气而成，故能补阳燥气之不及。"

《本草经集注》亦有类似记载。而其他名目繁多的炮制方法多为宋代以后所创。清代《神农本草经读》云："今人以半夏攻专祛痰，盖用白矾煮之……余每年收干半夏数十斤，洗去粗皮，以生姜汁甘草水浸一日夜，洗净，又用河水浸三日，一日一换，滤起蒸熟，晒干切片，隔一年用之甚效。"现代医家朱鹏举认为原方所用"治半夏"乃"冶半夏"之形误，可能是经过初步清洁处理后弄碎或是经过"汤洗"的半夏，均与今用生半夏并无二致。然《内经》原文中"流水……取其清五升，煮之，沸置秫米一升，治半夏五合，徐炊，令竭为一升半"，暂不论入药时的"治半夏"是生是制，清水五升"徐炊"至一升半，可见是需要久煎的过程，如此可去半夏之毒，且服用时"饮汁一小杯，日三，稍益，以知为度"，寓逐渐加量之意，体现了古人以毒药治病的谨慎态度。现代名医姜春华认为："生半夏固然有毒，但一经煎煮，则生者已熟，毒性大减，何毒之有？半夏生用，非但无毒且药性混全，力大效速。"当代不少医者亦报道用生半夏疗疾，取得满意效果，无不良反应。

方中秫米为何物，自古医家有不同论述。一者认为秫米为黄黏米。如张景岳、李时珍等医家谓"糯小米""黏粟""糯粟""黄糯"，即黄黏米。二者认为秫米为黏高粱米。如明代官修本草《本草品汇精要》引《本草图经》曰"秫乃粟之黏者也，其苗高丈许，有节如芦，茎中有瓤，类通脱木而小白，叶长一二尺，实生茎端作穗。江南谓之粟，北土所谓蜀黍者是也。然有二种，其黏者为秫，可以酿酒；不黏者为粟，但可作糜食耳"。清代吴鞠通及近代张锡纯认为秫米当为黏高粱。《新华字典》《现代汉语词典》《辞海》《中华本草》均将秫解释为黏高粱。今山东、河北等地，对高粱仍以秫相称。现代临床医家多用高粱米。

此方对后世治疗失眠产生了极其深远影响，被誉为"失眠第一方"。张景岳谓此方"治久病不寐者神效"。吴鞠通在《吴鞠通医案》中多有运用。现代临床报道以该方化裁治疗各型失眠均取效，有调和营卫、通利中焦枢机、交通阴阳、引阳入阴的作用，尤以重症失眠疗效佳，或可"覆杯即寐"，且不易产生药物依赖性，但大剂量使用方有良效。

安神定志丸

【出处】

《医学心悟》。

有惊恐不安卧者，其人梦中惊跳怵惕是也，安神定志丸主之。

茯苓　茯神　人参　远志各一两　石菖蒲　龙齿各五钱

炼蜜为丸，如桐子大，辰砂为衣。每服二钱，开水下。

【应用举隅】

此方有益气化痰、安神定志之功，所治之证皆由心气虚弱、痰扰心神所致。心气不足，则神无所主，痰内自生，遂可见心悸、怔忡、失眠、健忘等症。临床此方常用于情志疾病的治疗，应用广泛，兹举例如下。

1. 失眠

董氏使用安神定志丸加减治疗心胆气虚型失眠，治疗组给予安神定志丸加减（党参、远志、石菖蒲、焦六曲、醋五味子各10克，茯苓、朱茯神各20克，生龙齿、炒酸枣仁、夜交藤、煅磁石、煅龙骨各30克，灯心草6克，生甘草5克），对照组口服艾司唑仑，观察周期1个月。观察发现治疗组总有效率明显高于观察组，临床疗效显著。[①]

2. 神经官能症

张氏运用安神定志丸合甘麦大枣汤治疗心脏神经官能症，对照组予以常规西药治疗，治疗组在对照组的基础上加安神定志丸联合甘麦大枣汤口服，2组均连续治疗4周。通过比较2组患者临床疗效、汉密尔顿抑郁量表（HAMD）、汉密尔顿焦虑量表（HAMA）及中医证候积分等指标观察其临床疗效。结果发现，安神定志丸联合甘麦大枣汤可有效缓解或消除心

---

① 董宏利.安神定志丸加减治疗心胆气虚型失眠临床观察[J].山西中医，2020，36（5）：48+57.

脏神经官能症患者临床症状，调节焦虑、抑郁等不良情绪。[①]

3. 抑郁症

朱氏等将 60 例抑郁症心胆气虚型患者随机分为治疗组和对照组，治疗组给予安神定志汤剂（党参 20 克，茯苓 30 克，茯神 15 克，远志 15 克，石菖蒲 15 克，龙齿 30 克，当归 20 克，白芍 30 克，白术 15 克。水煎服，每日 1 剂，分早晚温服），对照组给予氟西汀治疗，疗程为 6 周。观察发现，安神定志汤剂对抑郁症心胆气虚型的中医证候疗效在各时间点均优于氟西汀。[②]

4. 焦虑症

王某，女，46 岁。患者 2 年来，自觉心悸，胆怯易惊，精神恍惚，情绪不宁，坐卧不安，少寐多梦，伴气短乏力，自汗，舌红，苔薄白，脉弦。证属气郁日久，脾失健运，生化乏源，气血俱衰，心神失养。治以健脾益气，养心安神。处方：太子参 30 克，茯苓 12 克，远志 6 克，石菖蒲 10 克，龙骨 20 克，磁石 30 克，炙黄芪 20 克，琥珀 20 克，合欢皮 20 克，郁金 12 克，香附 12 克，炙甘草 6 克。每日 1 剂，水煎服。3 剂后上述症状缓解，但仍觉眠少，易惊。复诊：加珍珠母 20 克，煅牡蛎 15 克，继服 3 剂病愈，再服 3 剂，巩固疗效。[③]

【小结】

安神定志丸由人参、茯苓、茯神、远志、石菖蒲、龙齿组成。方中人参补心益气、安神益智，茯苓、茯神宁心安神，三药共达养心安神之功；远志助心阳、养心气，上交肾气于心，石菖蒲化痰湿、开窍闭、宁心神，

① 张洪 . 安神定志丸联合甘麦大枣汤治疗心脏神经官能症临床观察 [J]. 中国中医药现代远程教育，2020，18（6）：73-74.
② 朱晨军，唐启盛，曲淼，等 . 安神定志丸治疗心胆气虚型抑郁症的临床疗效观察 [J]. 中国实验方剂学杂志，2010，16（5）：206-208.
③ 王贵会，李文达，杨蓉，等 . 安神定志丸的临床应用体会 [J]. 光明中医，2010，25（4）：715-716.

二药共用，开心气，交心肾，宁神益智；龙齿、朱砂镇静安神。全方各药，相互为用，以奏交通心肾、益气养心、化痰开窍、安神定志之效。本方含有人参，不宜与五灵脂、藜芦同用。

桃核承气汤

【出处】

《伤寒论》。

太阳病不解，热结膀胱，其人如狂，血自下，下者愈。其外不解者，尚未可攻，当先解其外。外解已，但少腹急结者，乃可攻之，宜桃核承气汤方。

桃核承气汤方

桃仁五十个，去皮尖　大黄四两　桂枝二两，去皮　甘草二两，炙　芒硝二两

上五味，以水七升，煮取二升半，去滓，内芒硝，更上火微沸，下火。先食温服五合，日三服。当微利。

【应用举隅】

本方用以治疗血热互结，瘀于膀胱之证。常见症状除《伤寒论》中所提及的发狂、少腹硬痛拒按外，或见大便色黑、便秘、小便赤涩不利、妇女经行不畅乃至闭经、烦躁、不寐、舌质紫暗或有瘀斑等。如《仁斋直指方》曰："治男女下焦蓄血，小腹急痛，内外有热，大便秘结。"《伤寒附翼》曰："治女子月事不调，先期作痛，与经闭不行者最佳。"现将临床应用举例如下。

1. 郁证

马某，女，37岁，1993年6月8日初诊。患者自1979年始患精神失常，每逢春秋两季必发。发时时哭时歌，时而呆坐，时而狂走，语无伦次，消极几欲自杀。某市精神病院曾多次以精神抑郁症收治。曾多方

求治无效，遂来我处。检阅前医以血府逐瘀汤化裁，大黄量用至 40 ～ 50 克，仍不见功。刻症见：眼眶发青，舌红边紫，有瘀点，月经量极少甚至闭止，头痛如裂，失眠烦躁，大便极硬，数日 1 行，少腹胀痛。诊其脉细涩。余细思之，断其为桃核承气汤证。处方：桃仁 12 克，生大黄 12 克，桂枝 6 克，炙甘草 6 克，芒硝 6 克（冲服）。服药后，大便 1 日 2 行，月经来潮，其量多色红，头痛失眠、少腹胀痛、烦躁诸症皆除。效不更方，继服 2 个月后，又嘱每逢经期服桃核承气汤原方原量 5 ～ 7 剂。自此，月事以时下，神志一如常人，诸症消失，病即告愈。至今未见复发。[①]

2. 精神分裂症

钱某，女，18 岁。2004 年 12 月 6 日入院。患者从 14 岁开始，每次月经来潮期间，无故情绪低落，反应迟钝，注意力不集中，哭泣，心烦易怒，甚则打人毁物，入睡前出现幻听，听到女人的哭笑声音，恐惧紧张，难以入眠，一般一周左右上述症状逐渐自行缓解。近 2 年症状加重，常认为别人嘲笑自己，并知道自己心中的秘密，曾先后自杀 2 次，均得到及时抢救。经当地精神病医院诊断为精神分裂症，服奋乃静、舒必利等抗精神病药物治疗，效果不佳，来我院就诊。入院后经会诊，确诊为精神分裂症。2004 年 12 月 8 日请中医会诊，患者自述除有幻听等精神症状外，还伴有月经错后，小腹冷痛，行经时夹有紫黑瘀血块，腰痛，小便通利，舌质黯红，舌苔薄黄，脉弦尺沉。西医诊断：精神分裂症。中医诊断：癫狂，证属下焦蓄血证。治宜活血化瘀，通下瘀热。方选桃核承气汤。药物组成：桃仁 15 克，大黄 12 克，桂枝 6 克，炙甘草 6 克，芒硝（分冲）6 克。2 剂，日 1 剂，水煎取汁 400 毫升，分早、晚 2 次服。12 月 10 日复诊：服上方 1 剂后，大便泻下 3 次，色黑，月经来潮，夹有瘀血块，小腹冷痛大减。服 2 剂后，月经颜色正常，小腹不痛，幻听消失。继以养血活血、疏肝解郁之剂调理，配合西药抗抑郁剂，病情稳定，随访未见复发。[②]

① 王道进. 桃核承气汤治验 2 则 [J]. 北京中医药大学学报，1995（4）：74.
② 张志亭，张瑞领. 经方辨治精神病 2 则 [J]. 河北中医，2014（4）：546-547.

3. 产后抑郁症

刘某，28 岁，初诊日期：2013 年 4 月 19 日。主诉：喜悲伤欲哭、胸闷、沮丧 2 月，加重一周。患者于 2 月 20 日初产，行剖宫产术，产下一健康男婴。产后乳汁较少，婴儿常哭闹。近 2 月来经常出现胸闷、沮丧或悲伤痛哭，曾看心理科，诊断为"产后抑郁"，予以认知疗法后无明显缓解。一周前患者因与人争吵，生气后出现胸闷、憋气加重，并有狂躁现象，情绪不能自控，伴头晕，活动后心悸，全身乏力。刻下症：善悲伤欲哭，急躁易怒，胸闷、憋气，伴头晕，全身乏力，活动后心悸，常自汗，烘热阵阵，口苦，纳差，小腹胀，大便 1 ～ 2 日 1 行，量少，小便调，失眠，入睡困难，睡眠浅，易惊醒。查体：小腹部硬满，有压痛，小腿肌肤甲错，舌淡暗胖大，苔薄黄，脉弦细。中医诊断：郁证，证属肝胆郁热、痰热内扰、膀胱蓄血。西医诊断：产后抑郁症。先予桃核承气汤：桃仁、大黄各 12 克，桂枝、芒硝、甘草各 6 克。3 剂，日 1 剂，水煎分 2 次服。4 月 22 日二诊：患者诉服上方后便下大量如黑色油漆状污浊之物，便下后全身舒服。急躁易怒明显好转，心境较前平和，余症同前。遂给予柴胡加龙骨牡蛎汤合甘麦大枣汤治疗。方药：柴胡 24 克，黄芩 10 克，清半夏 12 克，煅龙骨 15 克，煅牡蛎 15 克，磁石（打碎先煎）30 克，酒大黄 6 克，党参 30 克，茯苓 18 克，桂枝 10 克，大枣 30 克，生姜 10 克，浮小麦 90 克，炙甘草 10 克。5 剂，水煎服。每日 1 剂，分 2 次早晚服用。4 月 28 日三诊：诉服中药后，胸闷、憋气、头晕、烘热现象好转，睡眠改善。继续进原方 5 剂，诸症治愈。随访 1 个月，患者生活如常人。[①]

4. 骨折后神昏

王某某，女，60 岁，干部，于 1998 年 6 月 10 日以"右股骨粗隆间粉碎骨折三天"入院。入院予以患肢放勃郎氏架平法整复骨折移位，并行右胫骨结节牵引术。术后患者神志时清时昏，间有谵语，查少腹胀满，四日

① 李宝华，李志焕，马阳春.胡思荣应用经方治疗初产妇产后抑郁经验 [J]. 河南中医，2016，36（11）：1883–1884.

大便未行，脉沉实有力，舌质淡红，苔黄腻，证属瘀血蓄结下焦。其病机要点在于：血瘀气滞，大肠传导失司，瘀热上扰心神。治宜活血化瘀，清热安神。方选《伤寒论》桃核承气汤，加麦冬、柏子仁各15克。方药：桃仁15克，大黄20克，桂枝9克，甘草6克，芒硝10克，麦冬15克，柏子仁15克。用法：水煎服，日1剂。投方3剂，诸症悉除。[①]

5. 痫证

张某，女，36岁，农民。1999年2月28日以痫证收住院。8年前患者头部受伤后出现四肢抽搐，约2～3分钟自行终止。以后时有发作，间隔3～5个月不等，渐加重至3天至2个月发作1次。夜间及睡眠中发作较多。脑CT检查未见异常。经多方治疗无效。3天前因感冒发热后上述症状加重。入院时每隔2至3分钟即发作1次，均从左上肢开始，迅速发展到左侧肢体以至全身。发作时瞳孔不散大，缓解后如常人。用苯巴比妥、安定等无明显缓解。查患者消瘦，面色暗，心肺无异常，颈软，舌红有瘀点，苔黄厚而干，脉弦涩。拟诊痫证瘀血型，投桃核承气汤原方，遵原方用法。2剂后发作明显减少；服至5剂，发作完全终止，再予2剂巩固疗效。出院后随访3个月未见复发。[②]

6. 狂证

李某，男性，19岁，学生，2009年6月14日初诊。急性阑尾炎并穿孔术后夜间发狂1个月。患者1个月前因暴饮暴食后腹部疼痛难忍，送入某医院诊为急性阑尾炎并穿孔。经急诊手术治疗后病情好转，3天后肠气通，1周大便未解，且出现夜间烦躁、发狂等精神症状，外用"开塞露"后，可解大便，但夜间烦躁、发狂等精神症状无明显好转，求诊于余。诊见：急性病容，面色潮红，头痛头汗，脘腹硬结，舌质红，苔薄垢腻，脉

① 王书湘，王莉，王冉，等.经方"桃核承气汤"骨伤科治验二则[A].中华中医药学会.全国张仲景学术思想及医方应用研讨会论文集[C].中华中医药学会：中华中医药学会，2001：476.
② 李献平，张国平.经方临证心得[J].河南中医药学刊，2000（5）：31-32.

沉实。查：T37.6℃，P89 次 /min，R20 次 /min，Bp120/80mmHg。血常规示 WBC5.5×10^9/L，RBC5.8×10^{12}/L，Hb150g/L，N0.54，L0.45。其父代诉，白天神志尚可，入夜则烦躁、谵语、发狂不宁。诊为阳明热入血室证，治以针刺期门放血泻热，随其实而泻之，并以桃核承气汤原方 1 剂内服（桃仁 15 克，大黄 20 克，桂枝、炙甘草、芒硝各 10 克）。次日其父来告，谓昨服药后即泻乌黑稀溏大便满盂，腥臭无比，当夜烦躁、谵语、发狂不宁即消失。随访至今未复发。[①]

7. 脏躁

张某，女，20 岁，学生。1989 年 11 月 6 日初诊。患者半年前因失恋而精神忧郁，神志恍惚，烦躁不宁，悲忧善哭，心中烦乱，睡眠不安，不思饮食，经某院用镇静药类治疗，只能求得暂时缓解。近日又因复习考试劳累，精神紧张而诱发，频频叹息，面红目赤，烦躁不宁，悲哀善哭，严重时彻夜不眠，腹部胀满不适，舌质暗，苔黄厚腻，脉弦细数。证属气郁日久伤神，瘀热在里。方选桃核承气汤加味：桃仁、大黄（后下）、石菖蒲各 12 克，桂枝、炙甘草各 6 克，芒硝 8 克，竹茹、远志各 10 克，小麦30 克，水煎服，每日 1 剂。服上方 2 剂后，小腹疼痛下坠，泻下臭秽大便后，小腹胀满若失，诸症随之缓解。后以逍遥散合甘麦大枣汤调理旬日渐复，随访 1 年未复发。[②]

8. 脑外伤后精神障碍

某男，50 岁，因头外伤后昏迷，双侧耳道流血 1 小时，因右侧颞、顶部硬脑膜外血肿并脑疝于 2006 年 1 月 12 日入院。入院后急症手术，术后半月患者逐渐清醒，出现躁动不安、喜怒无常、睡眠困难等精神障碍症状，给予奋乃静、艾司唑仑等药物治疗，症状缓解，但服药 1 周后出现舌肌及四肢肌肉震颤、神情呆滞等不良反应，同时伴有腹痛，大便二三日一行，解时困难，舌绛苔黄，脉实。停用奋乃静、艾司唑仑，予桃仁 12 克，

① 梁铨 . 经方桃核承气汤治验 3 则 [J]. 中国中医急症，2012，21（1）：155-156.
② 宋哲娥 . 桃核承气汤的临床新用 [J]. 陕西中医，1996（6）：279-280.

桂枝 10 克，大黄 10 克，芒硝 10 克，甘草 6 克。3 剂后，大便通畅，诸症明显好转，后去芒硝，大黄减为 6 克，加当归、赤芍、白芍、熟地黄、川芎各 10 克，牛膝 5 克。连服 7 剂，余症尽除。[①]

【小结】

桃核承气汤出自《伤寒论》，由桃仁、桂枝、大黄、芒硝、甘草五味药组成，又名桃仁承气汤。原本为治邪在太阳不解，化热随经传腑，与血相搏，结于下焦膀胱之蓄血证。《伤寒悬解》对本方所治之证的治法分析为："若使瘀血自下，则热随血泄，不治而愈。不下则宜攻之。"《伤寒附翼》亦称本方为"此又承气之变剂也"。

方中桃仁苦甘平，活血破瘀；大黄苦寒，泻热逐瘀，桃仁、大黄合用，瘀热并治，共为君药。芒硝咸苦寒，泻热软坚，助大黄荡涤腐秽，泻热逐瘀；桂枝辛甘温，通行血脉，二者共为臣药。炙甘草安中护胃，缓诸药性之峻烈，去邪而不伤正，为佐使药。《医学衷中参西录》对方中大黄、桃仁、桂枝三味药有更详尽的分析："大黄味苦、气香、性凉，原能开气破血，为攻下之品，然无专入血分之药以引之，则其破血之力仍不专。方中用桃仁者，取其能引大黄之力专入血分以破血也。徐灵胎云，桃花得三月春和之气以生，而花色鲜明似血，故凡血郁、血结之疾，不能自调和畅达者，桃仁能入其中而和之、散之。然其生血之功少，而去瘀之功多者，何也？盖桃核本非血类，故不能有所补益。若瘀血皆已败之血，非生气不能流通。桃之生气在于仁，而味苦又能开泄，故能逐旧而不伤新也。至方中又用桂枝者，亦因其善引诸药入血分，且能引诸药上行以清上焦血分之热，则神明自安而如狂者可愈也。"此外，方中桂枝与大黄、芒硝同用，桂枝得大黄、芒硝则温通而不助热；大黄、芒硝得桂枝则寒下又不凉遏，可谓相反相成。《长沙方歌括》中曰："桂枝用至二两者，注家以为兼解外

① 赵新军，王德亮，姜汝明.桃核承气汤治疗脑外伤后精神障碍 3 例 [J].山东中医杂志，2007（3）：172.

邪，而不知辛能行气，气行而血乃行也。"方中桂枝配伍炙甘草，辛甘兴阳，化气行血，载药徐入血脉，共助桃仁活血破瘀，更寓相辅相成之意。《医方考》则称本方中桂枝"引大黄、芒硝直达瘀热之巢穴，乃向导之兵也"。本方寒下与逐瘀同用，使邪有出路；清热少佐温通，寒凉而不凝滞。诸药合用，共奏破血泻热逐瘀之功。

至于为何"热结膀胱"会出现"其人如狂"这类神志失常的症状，《素问·宣明五气》有云："邪入于阳则狂。"《素问·病能论》云："有病怒狂者，此病安生？岐伯曰，生于阳也。"后世医家对桃核承气汤所治之证也多有阐释。如柯韵伯曰："若太阳病不解，热结膀胱，乃太阳随经之阳热瘀于里，致气留不行，是气先病也。气者血之用，气行则血濡，气结则血蓄，气壅不濡，是血亦病矣。小腹者膀胱所居也，外邻冲脉，内邻于肝。阳气结而不化，则阴血蓄而不行。故少腹急结；气血交并，则魂魄不藏，故其人如狂。"黄元御曰："膀胱热结，必入血室。血者心所主，胎君火而孕阳神，血热则心神扰乱，是以狂作也。"桃核承气汤功善泻热逐瘀，故临床可用于治疗因血热搏结，瘀而不行所致的抑郁、癫狂、神昏等神志失常类疾病。

血府逐瘀汤

【出处】

《医林改错》。

血府逐瘀汤所治之病，开列于后。

瞀闷，即小事不能开展，即是血瘀，三付可好。

急躁，平素和平，有病急躁，是血瘀，一二付必好。

夜睡梦多，是血瘀，此方一两付痊愈，外无良方。

不眠，夜不能睡，用安神养血药治之不效者，此方若神。

夜不安者，将卧则起，坐未稳又欲睡，一夜无宁刻，重者满床乱滚，此血府血瘀。此方服十余付，可除根。

俗言肝气病，无故爱生气，是血府血瘀，不可以气治，此方应手效。

血府逐瘀汤

当归三钱　生地三钱　桃仁四钱　红花三钱　枳壳二钱　赤芍二钱　柴胡一钱　甘草二钱　桔梗一钱半　川芎一钱半　牛膝三钱

水煎服。

【应用举隅】

血府逐瘀汤为《医林改错》"五逐瘀汤"之一，主治气滞血瘀之证，可用于治疗气滞血瘀所致的情志类疾病。在《医林改错·血府逐瘀汤所治症目》中，就包括"瞀闷""急躁""不眠"等情志病证，王清任更是称赞"此方若神"。现将临床应用举例如下。

1. 不寐

陈某，男，50岁，1979年3月25日诊。患者于五年前因夫妻不和而失眠，每夜难以入睡，至下半夜方能睡2到3小时。数月后病情加剧，常彻夜不眠，且出现头晕、头痛、性欲消失等症，体力逐日减弱。5年来多方求医服中西药均未见效。诊见：精神萎靡，面色、口唇黧黑，脉沉微而涩，舌质暗紫，边缘现瘀斑，苔薄白而剥脱。此为肝气郁结，久郁致瘀，郁瘀互结，肝肾俱损，导致不寐。治宜化瘀解郁，补益肝肾。拟血府逐瘀汤加味：当归、牛膝、熟地黄、菟丝子各15克，川芎、赤芍、桃仁各12克，柴胡、枳壳、炙甘草、红花各10克，琥珀4克（冲服），丹参20克。服5剂头痛减，每夜能睡5到6小时。连服30剂，诸症消失，体力日见恢复。五载沉疴，一方中的。[①]

2. 梅核气

李某，女，33岁，2000年4月12日初诊。咽部有异物2年余，多次到某地医院五官科做喉镜等辅助检查未见异常，迭进中西药治疗无效。诊

---

① 盛定松，柳兰城.血府逐瘀汤治愈怪症3例[J].四川中医，1988（8）：34.

见患者形体一般，精神抑郁，咽部觉有异物，咯之不出，咽之不下，胸闷善叹息，乳房胀痛，心烦不寐，舌质紫暗，脉沉涩。证属瘀血内停，气血不畅，肝失条达。证见胸闷善叹息，郁滞化热，扰及心神，故见心烦不寐。舌脉皆为气滞血瘀之征。治宜活血祛瘀，行气止痛。方用血府逐瘀汤加减：当归12克，川芎6克，赤芍9克，桃仁12克，红花15克，生地黄9克，柴胡12克，牛膝6克，枳壳9克，桔梗9克，甘草3克，半夏9克，厚朴12克，炒酸枣仁15克。每日一剂，水煎服，连服3剂。上述症状明显减轻，视其舌脉，较前好转，效不更方，连服6剂，症状痊愈。①

3. 痫证

患者，男，31岁，农民。于2年前遭遇车祸致脑外伤行开颅手术后而引发此病。患者经常在夜间突然发作，发作前头晕，即昏倒不知人，双目上视，口吐涎沫，四肢抽搐，发作持续约20分钟后，自然缓解。出院至今一直服用苯妥英钠片未曾停过，起初效果尚可，病情有所缓解。就诊前半年，苯妥英钠已经无效。症见：精神萎靡不振，目光呆滞，言语不清，口流涎水，步履艰难，舌紫，苔白略腻，脉细涩。辨证：脑部外伤，气血瘀阻，络脉不和，元神失养，神志逆乱，阻闭清窍所致。治当活血化瘀行气，化痰醒脑开窍。方药：当归15克，桃仁20克，红花20克，枳壳10克，牛膝10克，川芎20克，柴胡10克，赤芍15克，桔梗5克，白花蛇1克（冲），蜈蚣5克（冲），全蝎5克（冲），石菖蒲20克，远志20克，酒大黄20克。共5剂，水煎服，每天2次，每次150毫升。忌辛辣、油腻、牛羊肉。患者服药4天后来电话诉，发作抽搐减轻，头痛轻。复诊：患者精神好转，自诉服药10天来，仅有1次发作，且在控制之中，服用苯妥英钠即可控制。目前患者可以随意行走。症见：精神不振，双目少神，疲倦乏力，少气懒言，步态略显慌张，舌淡紫，苔白，脉细涩。辨证：瘀滞已有开通，因其病久气血俱虚，在原方基础上加白参、炙黄芪补

① 曲如燕，曲如玫，雷国栋.血府逐瘀汤治验二例[J].实用医技，2000（9）：69.

助元气。3 个月后，患者痊愈，已能劳动。[①]

4. 狂证

陈某，女，8 岁。其父代诉：外伤后发狂 1 个月。患儿于月前因不小心摔伤头胸等处，当即鲜血直流而昏厥。经当地医院于前额部缝合 8 针进行急救止血，3 日后仍昏迷不醒，遂转重庆某医院治疗。经治后患儿苏醒，伤口完全愈合，但出现神志异常，狂乱不安，咿呀乱叫，啃床咬人，不能言语。刻诊：患儿目眶青紫，苔白舌紫暗，龅齿瞪目，不能言语，乱叫，啃床咬人，手足躁动不休。尚能食，二便如常。实验室及影像学检查：大小便及血常规正常，X 线摄片头胸等处均无异常发现。拟活血化瘀，予血府逐瘀汤。药用：桃仁 20 克，红花 10 克，当归 15 克，牛膝 10 克，甘草3 克，赤芍 10 克，枳壳 10 克，柴胡 10 克，川芎 10 克，生地黄 15 克。服上药 1 剂后，躁扰大减。继服 5 剂后神志清楚，语言恢复，一如常人。唯觉神疲，脉细微数。予补脾益气生血为主，以香砂六君子汤善后。[②]

5. 心脏神经官能症

李某，女，66 岁，因反复心悸 10 余年，再发 3 个月来诊。患者 10 年来反复出现心悸，劳累加重，自感心中悸动不安，同时伴有严重失眠，入睡困难，睡中易醒，醒后难以入睡。曾服用安定、谷维素等药物，也曾服用酸枣仁汤等，但多初服有效，久用则效差。近 3 个月来心悸发作频繁。刻诊：心烦，全身不适，乏力身重，头刺痛，两胁下痛，口苦，夜寐差，食欲不振，口唇紫暗，舌质淡白，舌边稍暗，苔薄白，脉弦紧。既往有胃炎病史。查心电图、胸片、血常规、心肌酶、电解质等均无异常。诊为心脏神经官能症，辨属肝气郁结、气滞血瘀。予血府逐瘀汤加减：桃仁12 克，红花 9 克，当归 9 克，赤芍 6 克，川芎 6 克，生地黄 9 克，牛膝 9克，桔梗 6 克，柴胡 6 克，枳壳 6 克，炙甘草 6 克，丹参 15 克，葛根 12

① 李旭. 血府逐瘀汤治疗痫症 1 例 [J]. 临床合理用药杂志，2009（20）：98.
② 杜奉志，何常见. 血府逐瘀汤治疗外伤后发狂 [J]. 成都中医学院学报，1990（3）：39.

克，浮小麦6克，大枣6克。日1剂，水煎服。服3剂，心悸明显好转，他症亦减。效不更方，续服10剂，心悸症状消失，夜间入睡较前显著改善，睡眠时间接近正常，质量较佳。[①]

6. 抑郁症

某，男，66岁，情绪低落5年。患者5年前退休后自觉情绪低落，疲乏，兴趣缺失，于当地医院诊断为抑郁症，给予抗抑郁药物治疗，患者拒绝服用，要求服中药治疗。刻下见焦虑、健忘，哈欠连连，流涎，眠差梦多，前额头疼，喜凉食。体检有前列腺肥大。舌暗，瘀色，苔薄白，脉沉细涩。辨证：病在肝、脾、肾，气阴两虚，夹瘀夹痰。处方：血府逐瘀加减。赤芍20克，桃仁15克，丹参30克，当归12克，熟地黄30克，川芎10克，柴胡10克，枳实10克，清半夏10克，陈皮10克，党参15克，白术10克，茯苓15克，川牛膝30克，炙甘草10克。14剂，水煎服，1剂/日，早晚分服。二诊：服上方患者自觉精神明显好转。仍流涎，眠差多梦，看书时头痛。偶口苦，喜凉食。舌暗，瘀色，苔薄黄稍腻，脉沉细涩稍弦。上方去桃仁、陈皮、茯苓，加黄连10克，茯神15克，合欢皮15克。14剂。水煎服，1剂/日，早晚分服。[②]

7. 肝性昏迷

章某某，男，42岁，农民。患者意识模糊，时有谵语，伴视物不清4小时。平素有齿衄，鼻衄史。查：肝功能白蛋白3.1g/L，球蛋白4.0g/L。B超提示：脾肿大，肝硬化。诊断：肝硬化并发肝性昏迷。用能量、激素、脱水剂、谷氨酸钠、钾盐等药物，治疗11天，病情不稳定。现症见：神昏谵语，时有烦躁，面部灰暗，耳郭、颈部可见散在紫癜，舌苔薄白，舌边有瘀斑，脉弦涩。证属心、肝血瘀，神明失养。治宜行气活血，化瘀生

① 黄金龙，黄修解，蒙定水．蒙定水教授运用血府逐瘀汤治疗心脏神经官能症举验[J]．国医论坛，2015（4）：23-24.
② 左加成，于娜，赵丹丹，等．高思华教授血府逐瘀汤治验4则[J]．世界中医药，2016，11（7）：1296-1298.

新。方用血府逐瘀汤加味：生地黄 20 克，红花、桔梗各 8 克，枳壳、桃仁、柴胡各 10 克，赤芍、川牛膝、当归尾、川芎、益母草各 15 克，陈皮 6 克，全虫 5 克。服药 3 剂，神志清晰，诸恙若失。连服原方 12 剂，病情改善而出院，随访半年未见复发。[1]

8. 脏躁

唐某，女，20 岁。患者因高考失利，精神抑郁，羞于见人，烦躁不宁，悲忧善哭，喜怒无常，胡言乱语，彻夜不眠，有一日发作几次，数日发作一次不等，月经量少，色紫有块，舌质紫黯、苔薄黄，脉涩。证属脏躁之肝气郁结，气滞血瘀。治则疏肝解郁，理气活血。处方：桃仁、当归、川牛膝各 12 克，生地黄、春柴胡 10 克，赤芍、红花、枳壳各 9 克，川芎、琥珀（研末，冲）、甘草各 6 克，珍珠母（先煎）、紫丹参各 30 克。服 1 周后症状控制。原方继服 7 剂，诸症消失，已如常人，随访半年未再复发。[2]

【小结】

本方出自《医林改错》。王清任认为"血府，血之根本，瘀则殒命"，故为"胸中血府血瘀"之证创立本方。《长沙药解》记载桃仁有"通经而行瘀涩，破血而化癥瘕"的功效；《景岳全书》记载红花"少用可活血引经，多用能破血通瘀"。二者活血化瘀以治其本，共为君药。赤芍、川芎活血祛瘀，与君药相配，更助其功；牛膝活血通脉，祛瘀止痛，引血下行，更助除瘀。三者共为臣药。生地黄、当归养血滋阴，清热活血，祛瘀而不伤正；柴胡、枳壳、桔梗舒畅胸中气机，气行则血行，又能引药至"血府"；甘草调和诸药为使。诸药或通脉，或行气，或扶正，各司其职则气机升降出入如常，血行通常，瘀化新生。

《景岳全书》曰："然血必由气，气行则血行，故凡欲治血，则或攻或

① 何良新 . 血府逐瘀汤治愈肝性昏迷 [J]. 中西医结合临床杂志，1993（4）：46.
② 程德华 . 血府逐瘀汤治验举隅 [J]. 安徽中医临床杂志，1996（6）：269–270.

补，皆当以调气为先。"《医碥》曰："盖气结则血凝，血凝而气愈滞，血散气行，则立愈矣。"纵观血府逐瘀汤全方，实由桃红四物汤与四逆散化合而成，并且将原方中熟地黄改为生地黄以增凉血散瘀之力，白芍改为赤芍以增活血化瘀之效。既有桃红四物汤养血活血，祛瘀通络之意，又有四逆散疏达气机、解郁通滞之功，再合桔梗、牛膝升降同施。本方立意正合前人医家所言。因此本方特点有三：一是活血与行气相伍，既行血分瘀滞，又解气分郁结；二是祛瘀与养血同施，使活血而无耗血之虑，行气又无伤阴之弊；三是升降兼顾，既升达清阳，又降浊下行，使气血调和。

癫狂梦醒汤

【出处】

《医林改错》。

癫狂梦醒汤：

癫狂一症，哭笑不休，詈骂歌唱，不避亲疏，许多恶态，乃气血凝滞，脑气与脏腑气不接，如同做梦一样。

桃仁八钱　柴胡三钱　香附二钱　木通三钱　赤芍三钱　半夏二钱　腹皮三钱　青皮二钱　陈皮三钱　桑皮三钱　苏子四钱，研　甘草五钱

水煎服。

【应用举隅】

此方为治疗癫狂气血凝滞证的代表方。《医林改错》认为癫狂可因"气血凝滞，脑气与脏腑气不接"所致。气血凝滞，脑络瘀阻，脏腑化生之气血不能正常荣养脑髓，脑亦失于对五脏之神的统帅，故灵机混乱，神志异常，"哭笑不休，詈骂歌唱，不避亲疏"，面色晦暗，舌质黯，舌下脉络瘀阻，苔或薄白或薄黄，脉沉涩或弦细或弦滑等。王清任创制癫狂梦醒汤以活血化瘀，理气解郁，随着血瘀征象的改善，则癫狂症状亦随之

好转。本方常用于治疗气血凝滞所致癫狂，以及其他情志病证。兹举例如下。

1. 老年性痴呆

患者，男，73 岁，于 1998 年 3 月 14 日初诊。患者平素性情急躁易怒。3 年前因老伴去世，所受打击较大，逐渐出现行为异常，经常呼号怒骂，打人毁物，事后方知，表示懊悔，经常出现记忆认知障碍。将其女儿呼为"大姐"，一人出门后不能记起家庭住址独自回家，家人痛苦万分，将家庭住址写于布条上，悄悄缝在其衣服上。CT 示：脑萎缩，腔隙性脑梗死。西医诊断为：老年痴呆，阿尔海默氏型，脑萎缩，腔隙性脑梗死。静滴西药脑活素，胞磷胆碱，尼可占替诺之类均无明显疗效，求治于中医。家属代述，每外出必迷失方向，思维经常无故中断健忘，反应迟钝，常大声喊骂儿女，打破器具，每自觉头重如蒙如裹，有梗塞感，身倦喜卧。舌质淡紫，有瘀斑，苔白黄厚腻，脉沉滑数而有力。辨证为气滞血瘀，痰瘀交阻，蒙蔽清窍。治以行气活血，豁痰化瘀，开窍醒神。处方：桃仁 30 克，柴胡 15 克，香附 20 克，木通 10 克，赤芍、半夏、大腹皮、青皮、陈皮、桑白皮各 15 克，紫苏子、郁金各 20 克，石菖蒲、远志各 15 克，丹参 20 克，川芎 15 克，青礞石（先煎）10 克，胆南星 15 克，大黄 3 克，甘草 15 克。水煎，日 1 剂，早晚温服。二诊：服上方 14 剂，狂躁症状明显好转，骂人毁物现象明显减轻，头重如裹明显好转。服药后泄泻明显，每天 5～6 次。于前方中去青礞石、大黄，加入白术 20 克，天麻 15 克。三诊：又服药 21 剂，神志清楚，听家属述其病中表现深感懊悔，坚持服药。前方改桃仁为 20 克，加地龙、葛根各 20 克，水蛭 10 克。四诊：又服药 30 剂，思维清楚，外出可自行回家，不再迷失方向，能正常进行其力所能及的家务劳动，唯过劳后觉腰膝酸软无力，要求继续服药，以巩固疗效，求延缓衰老。处方：黄芪 30 克，党参 15 克，熟地黄 20 克，山萸肉 15 克，山药 15 克，茯苓 15 克，牡丹皮 15 克，泽泻 15 克，当归 15 克，白芍 20 克，白术 20 克，丹参 20 克，葛根 20 克，地龙 20 克，何首乌 20

克，水蛭 5 克，鸡内金 15 克，山楂 20 克。水煎，2 日 1 剂，早晚温服。再服药 60 剂，自觉精力旺盛，思维敏捷，遂停药，随访至今，状态稳定。①

万某，女，67 岁，2018 年 3 月 22 日初诊。因进行性记忆力下降、认知功能障碍 2 年就诊。患者家属代诉：患者 2 年前无明显诱因出现记忆力下降，以近事遗忘为主，伴有言语应答错乱，自理能力下降，近 2 年来逐渐加重，在外院就诊考虑为"阿尔茨海默病"，予以奥拉西坦胶囊、胞磷胆碱钠胶囊治疗，症状无明显改善。现症见：神志清楚，记忆力进行性下降，多语，言语应答多属错误，计算力下降，失认，性格较固执，时有躁动不安，不完全配合检查，无打人、毁物、被害妄想等症。偶有心慌与咽干咽痛，无畏寒发热、头晕头痛、视物模糊，无胸痛、气促、恶心欲呕、腹痛、腹泻等不适，纳食、夜寐一般，大小便正常。舌暗，舌下有瘀点，苔白腻，舌中苔稍黄，脉弦滑。诊断：痴呆，痰瘀互结证。治法：活血化瘀，祛痰开窍。方予癫狂梦醒汤加减。处方：桃仁 24 克，醋柴胡 10 克，青皮 10 克，大腹皮 10 克，陈皮 10 克，桑白皮 10 克，半夏 10 克，紫苏子 10 克，赤芍 15 克，白芍 30 克，蔓荆子 10 克，蜜远志 10 克，石菖蒲 10 克，川芎 25 克，菊花 15 克，甘草 15 克。7 剂，每天 1 剂，水煎，分 2 次服用。二诊：服上药 7 剂后，躁动不安、咽干咽痛症状明显改善，多语症状稍好转，仍有记忆力下降、言语应答错误、计算力下降、失认等症状，舌暗，舌下有瘀点，苔白腻，脉弦滑。治法仍以活血化瘀、祛痰开窍为主。继前方，去菊花。7 剂，每天 1 剂，水煎，分 2 次服用。三诊：服上药 7 剂后，能简单沟通，认知能力较前稍好转，仍有记忆力下降、计算力下降，患者痰瘀症状较前明显减轻，改用开心健脑方加减，以补肾健脾为主。随访半年，症状较前未见明显加重。②

① 孙元莹，王少华，赵德喜.著名老中医张琪治疗老年痴呆临证举隅 [J].中国社区医师，2002（5）：8-9.
② 顾彦琳，吴华堂.吴华堂从痰瘀论治阿尔茨海默病经验 [J].湖南中医杂志，2019，35（10）：25-26.

孔氏等用癫狂梦醒汤加减治疗老年性痴呆。结果显示：显效48例，有效2例，50例患者的临床症状均明显改善，甚至有的患者临床症状消失。组方为癫狂梦醒汤加减：桃仁、红花、当归、生地黄、川芎、赤芍、柴胡、枳壳各10克，紫苏子12克，半夏、香附、青皮、菖蒲、郁金各6克，甘草3克。合并肾虚者加熟地、杜仲、巴戟天、西洋参等。合并心脾虚者加黄芪、太子参、白术等。[①]

2. 精神分裂症

张某，女，39岁，工人，1972年9月12日初诊。3年前流产后不满1个月，狂症发作，曾在精神病医院住院治疗，当时诊断为精神分裂症，治愈后3年未复发。但近值经期前精神不舒，烦躁，2天前突然发作，哭笑无常，通宵啼吵不休，有时打人弃物，不知羞耻。诊时狂动不安，悲哭，语无伦次。脉滑数，苔白腻。处方：淮小麦30克，桃仁24克，赤芍、甘草各15克，紫苏子12克，柴胡、制香附、大腹皮、桑白皮、木通各10克，姜半夏9克，青、陈皮各6克，2剂。9月14日二诊：药进2剂，狂动已平，夜能入寐，但多梦，时有惊醒，感精神软弱，口苦，头晕。脉弦，苔黄糙。治拟益气增液平肝。处方：生黄芪、淮小麦、龙骨（先煎）、牡蛎（先煎）各30克，赤芍、生地黄各15克，杭白芍、菊花、白蒺藜各10克，防风、甘草各6克，5剂。9月20日三诊：诸恙基本已平，唯感胸胁胀闷不舒，以逍遥丸半斤，1日12克，分三次吞服以收全功。[②]

王某，女，29岁，工人，已婚，1983年3月1日诊治。该患两年前因与其姐姐吵架，生气后睡觉醒后则情绪郁闷，寡言少语，精神呆痴，经用中药、西药治疗一年余效果不佳。诊见：患者面色晦暗，形体瘦弱，不思饮食，两目直视，问话不能作答，时而独言独语，叹息频作，时而坐卧

---

① 孔令海，孙金华．癫狂梦醒汤加减治疗老年性痴呆50例[J]．中国医药导报，2009，6（16）：131．

② 沈敦道，朱胜良．癫狂梦醒汤在临床上的应用[J]．浙江中医学院学报，1979（4）：19-21．

不宁。舌体胖大，舌边有如针尖大小的瘀血点，脉象沉弦。方用癫狂梦醒汤。处方：桃仁25克，香附、青皮、柴胡、半夏、木通、陈皮、大腹皮、赤芍、桑白皮、甘草各10克，紫苏子、焦三仙、莱菔子各15克，水煎服3剂。3月4日诊见：症见好转，神志略安，叹息消失，知道要食物吃了，问话能做简单答复。上方继用4剂。3月9日又诊：神志已清，食欲大增，且面色红润，语言正常。为了巩固疗效，上方又进10剂，病获痊愈。经访至今未发。①

张某，女，41岁，干部，2006年3月4日初诊。在当地医院诊断为精神分裂症1年余。患者于1年前由于工作压力大、与同事闹矛盾，又与丈夫离婚后而出现幻觉和妄想，思维障碍和行为异常。总认为自己被人折磨、跟踪、戏弄或监视，出现幻听、幻视。只要看见有人说话就觉得是在批评或侮辱自己，并自述总感觉有妖怪，觉得周围总是很吵闹。自发病以来持续失眠、头晕、恐惧、烦躁，时悲伤欲哭，言语错乱，曾自杀过2次被家人所救。在当地医院治疗2个月余，无明显好转。诊见：时哭笑无常，自言自语，语无伦次，夜不安寐，心烦易怒，头晕头痛，面红，纳食不振，大便秘结，月经时提前，舌质红有瘀点，苔薄黄，脉弦滑。此系心火亢盛，气滞痰凝血瘀所致。方用癫狂梦醒汤加味，药用桃仁24克，柴胡10克，香附15克，灯心草6克，陈皮10克，甘草15克，赤芍10克，法半夏10克，大腹皮10克，青皮10克，桑白皮10克，紫苏子10克，枳实10克，莱菔子10克，酒大黄6克，巴戟天6克，白芥子6克，远志10克，黄连6克。7剂，每日1剂，水煎服。3月11日复诊：幻听、幻视有所减轻，睡眠及烦躁好转，饮食增加，口渴，大便仍干燥，舌质红，苔薄黄，脉弦滑。将上方黄连减为3克，香附用量加至30克，加朴硝（冲）6克，又服7剂。3月18日三诊：神志清醒，言语已如常，睡眠可，大便干燥好转，仍时头晕。继按3月11日方去白芥子、远志、黄连，再服14

① 冯忠，冯殿.癫狂梦醒汤治疗精神分裂症两例报告[J].中国初级卫生保健，1989(6)：39.

剂。4月1日四诊：幻听幻视已消失，精神明显好转，自述心情渐好，面色如常，睡眠饮食可，大便稍干。为巩固疗效再服14剂，至今病情稳定，未再复发。

3. 癫痫

张某，男，55岁，军人，2006年2月3日初诊。癫痫30余年。患者初于1973年1月在部队第1次发作，出现阵发性不由自主抽搐，口角流涎，清醒后不自知。此后每周发作6～7次，多晚上发作，每次约6～10分钟，以小发作为主，发作时觉浑身痛，在当地医院诊断为癫痫。一直服用西药苯巴比妥、苯妥英钠、卡马西平、氯硝西泮仍未得到很好的控制。来诊时见：手轻微震颤，面色萎黄，喉间痰多，眼皮胀，眠差，饮食可，大便稍干，舌质黯淡边有瘀斑，苔白腻，脉弦涩。本病乃气血运行不畅，瘀滞脉络，闭阻心窍。单用豁痰开窍、息风定惊之法，往往难以奏效，故在此基础上配以活血化瘀之品。方以癫狂梦醒汤加减，药用桃仁24克，赤芍15克，柴胡12克，香附30克，法半夏10克，陈皮10克，紫苏子10克，钩藤（先煎）15克，灯心草3克，郁金15克，夜交藤15克，甘草10克，全蝎3克，石菖蒲15克，川芎15克，当归30克，琥珀3克，乳香3克。服14剂后发作次数减少，1周发作3～4次，加代赭石（先煎）15克，枯矾6克。又续服30剂，目前症状已控制，暂未复发。[①]

郝某，女，44岁，2008年3月12日初诊。患者经某医院诊断为癫痫，发作较频，1个月2～3次，发作时症见抽搐、两目上泛、昏不知人、口吐涎沫、喉中痰鸣、牙关紧闭，舌紫苔白，脉弦滑，休止后全身乏力，曾至专科医院诊治，未奏效。视其以往所服之药，皆息风化痰定痫之药无效。经分析此为久病入络，病在心、肝二经。心主血藏神，肝藏血舍魂，此为肝经气血瘀滞，气郁生痰，心神为之所扰。治宜活血通络豁痰法，癫狂梦醒汤化裁主治。药物组成：桃仁30克，香附、青皮、柴胡、半夏、

① 闫雪，刘艳骄，付桂玲. 癫狂梦醒汤治疗内科疾病合并睡眠障碍的体会 [J]. 中国中医基础医学杂志，2007，13（10）：778.

陈皮、大腹皮、赤芍、郁金、石菖蒲、胆南星、甘草各15克。3剂，水煎服，每日1剂，早晚分服。2009年1月15日复诊：服药50余剂，精神愉快，全身轻松，近10个月未再发作，从而痊愈。[1]

4.失眠

张某，男，51岁，干部。4天前不慎滑倒，右股骨颈骨折，住医院行骨钉牵引。骨折后思想顾虑重重，担忧患肢残疾影响工作，行牵引术后3天来通宵不寐，虽服西药无效，白天头晕，神软不适，纳谷不馨，伤处略有疼痛。治拟逐瘀通络，行气利窍。处方：桃仁24克，赤芍、甘草各15克，柴胡、姜半夏、制香附、桑白皮、木通、大腹皮各9克，紫苏子12克，青陈皮各6克。下午四时及临睡前各服一汁，药后当晚即寐，此后睡眠如常。[2]

吕某，女，45岁，教师，1983年10月12日初诊。失眠3年余，1周前因郁怒加重，3天来竟昼夜不眠，烦躁气急，头昏脑涨，夜间尤甚，胸腹胀满。曾服冬眠灵、速可眠等大量镇静药，失眠程度有增无减。就诊时，双目炯炯，面红目赤，急躁易怒，有欲狂之势，舌苔白干，脉弦有力。拟癫狂梦醒汤基本方，加枳实、磁石，6剂痊愈。半年后追访，病情稳定，每日睡眠7～8小时。[3]

某，女，46岁，2017年6月5日因"反复失眠3年余，加重1周"就诊。患者3年来反复失眠，夜寐不宁、易醒，间断服用安眠药控制。1周前因郁怒不解失眠再发，3天来昼夜少寐，每日仅1～2小时，伴烦躁易怒，头目昏胀，夜间尤甚，胸腹胀满，曾服艾司唑仑无效。刻下情绪激动，烦躁不安，诉胃脘胀满、嗳气频作，大便偏干，舌黯、苔白腻，脉弦滑有力。西医诊断：慢性失眠。中医诊断：不寐（肝气郁结、痰瘀内阻

① 吕波，李淑菊，刘娜，等.张琪教授运用王清任逐瘀汤方辨治杂病医案赏析 [J].中医学报，2015，30（4）：510-511.

② 沈敦道，朱胜良.癫狂梦醒汤在临床上的应用 [J].浙江中医学院学报，1979（4）：19-21.

③ 王连芳，赵明亮.癫狂梦醒汤治疗严重失眠症 [J].河北中医，1986（1）：33.

证）。治以疏肝宁神，兼以豁痰化瘀。方选癫狂梦醒汤加减：桃仁 20 克，通草 5 克，柴胡 9 克，郁金 10 克，香附 10 克，姜半夏 9 克，石菖蒲 9 克，炒酸枣仁 15 克，首乌藤 15 克，柏子仁 15 克，珍珠母（先煎）30 克，青龙齿（先煎）30 克，厚朴 12 克，鸡内金 9 克，生山楂 12 克，炒稻芽 30 克，生甘草 6 克。14 剂，口 1 剂，水煎温服。二诊（6 月 19 日）：患者诉前药后夜寐稍好转，目前每夜睡眠 3～4 小时，大便较前畅，苔仍厚腻，脉弦滑。予原方去炒酸枣仁、首乌藤、珍珠母，加煅青礞石（先煎）15 克，胆南星 6 克，陈皮 9 克。14 剂，日 1 剂，水煎温服。续服 14 剂后，夜寐如常，偶有胃胀不适，加以理气和胃，调养而愈。[①]

5. 抑郁症

欧阳氏等用癫狂梦醒汤治疗中风后抑郁症 30 例，药用桃仁 30 克，赤芍 15 克，白芍 15 克，陈皮 15 克，青皮 10 克，柴胡 25 克，紫苏子 10 克，半夏 15 克，甘草 10 克。每日 1 剂，水煎服。30 天为 1 个疗程。结果显示痊愈 5 例，显效 12 例，有效 8 例，无效 5 例，总有效率为 83.3%，比使用解郁丸的对照组高出 20 多个百分点。[②]

胡某，女，31 岁，2011 年 5 月 31 日初诊。主诉心烦、心悸伴不寐 1 个月余。起病缘于产后 3 个月遭受精神刺激，心情不悦，失眠，心慌，随后乳汁分泌减少直至被迫停哺乳，曾至西医医院就诊，考虑为产后抑郁。证见烦恚不宁，时而情绪低落，心悸心慌，彻夜不眠，大便 1～2 日 1 行，舌苔白，脉弦。脉证合参，证属肝气郁结，痰瘀交阻，扰乱心神。治法予疏肝理气，活血安寐。药用：柴胡、当归、浙贝母各 12 克，桃仁、陈皮、大腹皮、炙甘草各 10 克，赤芍、桑白皮、紫苏子各 15 克，淮小麦、红枣、焦酸枣仁、丹参各 30 克，生地黄 18 克，瓜蒌仁 20 克。共 14 剂，每

① 夏涛涛，严莹，吴雨谦，等 . 国医大师葛琳仪运用癫狂梦醒汤治疗慢性失眠经验 [J]. 中华中医药杂志，2021，36（3）：1430-1432.

② 欧阳玉娟，王健 . 癫狂梦醒汤加减治疗中风后抑郁症临床观察 [J]. 实用中医内科杂志，2010，24（9）：65-66+68.

日 1 剂，水煎 400mL，分上下午 2 次餐后温服。患者服药后心悸、心慌基本缓解，夜寐转安。后予上方加川芎 18 克，郁金 15 克，续服 14 剂，巩固疗效。同时嘱咐患者适当增加体育锻炼，避免再次情绪刺激。[1]

6. 更年期综合征

关某，女，46 岁，干部，1991 年 10 月初诊。胸闷乏力，烘热汗出，心烦易怒，多虑健忘，皮肤有蚁行感。月经初潮 14 岁，44 岁闭经。表情苦闷，颧红，舌质红少苔，脉弦细。各项理化检查均未见异常。妇女随年龄增长肾气渐衰，肾精不足，则天癸竭地道不通，故经闭，水不涵木则肝胆偏旺，肾水不能上济于心，心神失养，故出现诸证。方用癫狂梦醒汤加减以疏肝理气，降火安神。方用：桃仁 30 克，柴胡 15 克，香附 15 克，青皮 15 克，赤芍 15 克，生地黄 25 克，牡丹皮 15 克，鸡血藤 20 克，菟丝子 25 克，黄柏 15 克，天冬 15 克。服药 8 剂，症状明显好转，除有轻度纳呆外无其他不适。后又予逍遥丸、天王补心丹调理一周，诸证痊愈。[2]

患者，女，48 岁。1 年来全身无力，时好时坏，有时头痛、头晕、恶心，睡眠不好，有时做噩梦，月经时间有时延长，量少，紫黑色。1 年来各种西药和中药治疗效果差，患者来院时已不能走路。查体：患者发育中等，营养一般，脉搏 100 次 / 分钟，血压 110/75mmHg，其余未见异常改变。诊断：重症更年期综合征。治疗：癫狂梦醒汤加味。处方：桃仁 40 克，柴胡 15 克，香附 10 克，木通 15 克，赤芍 15 克，半夏 10 克，大腹皮 15 克，青皮 10 克，陈皮 15 克，桑白皮 15 克，紫苏子（研末）20 克，甘草 25 克，生酸枣仁 15 克，炒酸枣仁 15 克。每日 1 剂（早、午、晚各服 1 遍）。患者服 2 剂后明显好转，4 剂后患者基本恢复正常，1 年后随访未复发此病（服中药前后及服药期间未用其他药物）。[3]

---

[1] 叶璐．何若苹运用癫狂梦醒汤治疗神志病经验 [J].浙江中医杂志，2019（2）：108-109.

[2] 安东生．癫狂梦醒汤临证新用举隅 [J].实用中医内科杂志，1993，7（3）：22.

[3] 肖宏宇，孙淑华．癫狂梦醒汤加味治疗重症更年期综合征的临床观察 [J].中国社区医师，2008，24（16）：47.

7. 焦虑症

俞某，女，69岁，2017年12月21日初诊。患者诉平素劳神思虑，诊断为焦虑症4年之久，服抗焦虑西药。现诊见胸闷心痛，口干，心悸心慌，情绪紧张，双手颤抖，汗出阵作，阴雨天则感恐慌，胃纳欠佳，二便可。舌下纹黯，舌红、苔薄，脉弦。治以理气血、通经隧为先。处方：桑白皮、大腹皮、川芎、红枣、合欢皮各15克，赤芍、紫苏子、炒枳实、生地黄、郁金各12克，柴胡、陈皮各10克，百合、灵芝各30克，淮小麦40克，炒白芍20克，桃仁6克，炙甘草9克。14剂，每日1剂，水煎400mL，分2次餐后温服。2018年3月1日复诊：患者诉服上方后诸症大减，自行转方服药近2月，所服抗焦虑西药已减量至原剂量之一半。唯仍易紧张，以阴雨天明显，舌下纹黯、苔白，脉弦。予原方改赤芍15克，川芎18克，续服以期巩固。①

田某，男，50岁，市民，于2003年12月11日就诊。患者患焦虑症已有3个月余，曾在省级医院就诊，按"焦虑症"用百优解（盐酸氟西汀）等治疗，未见缓解。刻诊（代诉）：表情淡漠，心烦时躁，头晕，失眠，食欲不振，问而不答或少答。舌质红赤，舌苔黄腻，脉弦紧。诊为痰浊与瘀血互结所致。拟活血化瘀、清化痰热法。用癫狂梦醒汤加味。处方：炒桃仁10克，炒香附10克，青皮10克，橘红10克，赤芍30克，炒紫苏子10克，黄连10克，牡丹皮10克，小麦30克，肉桂5克，麦冬30克，炒酸枣仁30克，生栀子10克，生龙齿30克，通草5克。6剂，水煎服。二诊：服药后，精神状态好转，能主动与人说话，也能自述病情，唯近几天大便干结，排便不顺，脉舌同上。仍以原方为主，加生白术30克，全瓜蒌30克。10剂。三诊：服药后大便通顺，每晚睡眠可达5个多小时。以初诊方药为主，随证稍作加减，继服36剂而愈。②

① 叶璐.何若苹运用癫狂梦醒汤治疗神志病经验[J].浙江中医杂志，2019（2）：108-109.
② 毛德西.毛德西医论医案集[M].郑州：河南科学技术出版社，2019：397-398.

8. 秽语综合征

秦某，男，16 岁，学生，2007 年 1 月 20 日初诊。患者平素性格内向，沉默少言，来诊时呃逆声壮气粗，胸闷气憋，心烦易怒，据其母讲时有秽语骂人或讲一些怪事令人不解。经某院神经科诊断为秽语综合征，曾给予一些镇静药无效，后至北京某医院治疗亦无效。初诊见其面容抑郁，除上述症状外，舌紫苔白腻，脉弦小数。此属肝经气血郁滞夹有瘀浊，神明为之所扰，宜疏气活血化痰法，癫狂梦醒汤加减治疗。药物组成：桃仁 30 克，青皮 15 克，柴胡 15 克，郁金 15 克，香附 15 克，半夏 15 克，橘皮 15 克，茯苓 15 克，胆南星 15 克，川黄连 10 克，石菖蒲 15 克，紫苏子 15 克，甘草 15 克。14 剂，水煎服，每日 1 剂，早晚分服。二诊：心烦大减，精神有愉快感，呃逆亦减，但仍呃逆，不似服药前声壮气粗，胸闷亦轻，时有不自主秽语，说些不相干骂语或秽语如臭虫、苍蝇、粪便等。据其母说亦较前减少，有明显好转。舌紫，脉弦稍数。继以上方加焦栀子 10 克。又经两次复诊诸症皆除，嘱继服 7 剂以善后。[①]

宋某，男，8 岁，学生，2008 年 9 月 2 日初诊。时值处暑。主诉：眨眼、挤眉、转头、耸肩 2 年余，喉中发怪声、重复言语、秽语 3 个月余。病史：患儿 2 年前感冒后出现眨眼，之后又出现挤眉、转头、耸肩等症状。经当地及北京某医院诊为小儿抽动症，给予氟哌啶醇治疗，症状得到控制，其母担心药物副作用而自行停药。3 个月前症发如前，且出现了喉中发怪声及秽语，再服氟哌啶醇而效不显。改请中医治疗，当地医生给予温胆汤等治疗不效。诊见：体胖、面赤、眨眼、挤眉、转头频繁，秽语重复，连连不停，心烦易怒，夜卧不宁，大便偏干，小便黄赤。舌质紫暗，尖边有瘀点，苔黄腻中厚，脉弦滑。中医诊断：肝风证。西医诊断：抽动 - 秽语综合征。辨证：瘀阻痰扰，肝风内动。治法：化痰通络，平肝息风。方药：升降散合癫狂梦醒汤加减。炒僵蚕 10 克，蝉蜕 10 克，姜黄 6

① 吕波，李淑菊，刘娜，等. 张琪教授运用王清任逐瘀汤方辨治杂病医案赏析 [J]. 中医学报，2015，30（4）：510–511.

克，生大黄 6 克，桃仁 15 克，醋柴胡 10 克，醋香附 10 克，赤芍 10 克，姜半夏 6 克，青皮 6 克，胆南星 6 克，制水蛭 3 克。3 剂，每日 1 剂，水煎服。二诊（9 月 5 日）：服上方后，大便每日 1～2 次，烦躁减轻，秽语有间停，舌苔变薄，原方再进 7 剂。三诊（9 月 12 日）：诸症减轻，父母甚喜。调方如下：炒僵蚕 10 克，蝉蜕 10 克，姜黄 10 克，桃仁 15 克，制水蛭 3 克，胆南星 6 克，远志 10 克，石菖蒲 10 克，莲子心 10 克，穿山龙 15 克，酒大黄 3 克。14 剂，每日 1 剂，水煎服。四诊（9 月 28 日）：眨眼、挤眉、转头、耸肩基本消失，喉中偶有怪声，秽语偶有出现。上方加射干 10 克，白芍 15 克，再进 14 剂，诸症基本消失，改 3 日 1 剂，调理 2 个月停药观察。随访 2 年，除偶有秽语外，余症未再复发。[1]

【小结】

癫狂梦醒汤由王清任所创制，主治气血痰互结之癫狂，是王清任"脑髓说"和"从瘀血论治"学术思想的重要体现。本方由桃仁、柴胡、香附、木通、赤芍、半夏、大腹皮、青皮、陈皮、桑白皮、紫苏子、甘草共十二味药组成。其中重用桃仁为君，配赤芍以活血化瘀；香附、柴胡、青皮、陈皮理气解郁；紫苏子、半夏、桑白皮、大腹皮降气消痰；木通上能清心开窍，下能利尿清火；倍用甘草以缓其中，调和诸药。全方以活血行瘀为首，佐以理气化痰、清火缓急之法，使得瘀血去则气机畅，气机畅则痰郁消，痰郁消则脑气通。

癫狂梦醒汤临床上用来治疗诸多精神、神经属实证者，尤其是难治性精神障碍，效果均较好。随着医学的进步与发展，中西结合临床实践的增多，癫狂梦醒汤拥有越来越广泛的应用前景。

---

① 郑攀，郑宏 . 郑启仲儿科医案 [M]. 北京：中国中医药出版社，2015：158–159.

清宫汤

【出处】

《温病条辨》。

太阴温病，不可发汗，发汗而汗不出者，必发斑疹；汗出过多者，必神昏谵语……神昏谵语者，清宫汤主之，牛黄丸、紫雪丹、局方至宝丹亦主之。

温毒神昏谵语者，先与安宫牛黄丸、紫雪丹之属，继以清宫汤。

清宫汤方

元参心三钱　莲子心五分　竹叶卷心二钱　连翘心二钱　犀角尖磨冲，二钱　连心麦冬三钱

加减法：热痰盛，加竹沥、梨汁各五匙；咳痰不清，加瓜蒌皮一钱五分；热毒盛加金汁、人中黄；渐欲神昏，加银花三钱、荷叶二钱、石菖蒲一钱。

方论：此咸寒甘苦法，清膻中之方也。谓之清宫者，以膻中为心之宫城也。俱用心者，凡心有生生不已之意，心能入心，即以清秽浊之品，便补心中生生不已之生气，救性命于微芒也。火能令人昏，水能令人清，神昏谵语，水不足而火有余，又有秽浊也。且离以坎为体，元参味苦属水，补离中之虚；犀角灵异味咸，辟秽解毒，所谓灵犀一点通，善通心气，色黑补水，亦能补离中之虚，故以二物为君。莲子心甘苦咸，倒生根，由心走肾，能使心火下通于肾，又回环上升，能使肾水上潮于心，故以为使。连翘象心，心能退心热；竹叶心锐而中空，能通窍清心，故以为佐。

【应用举隅】

清宫汤功效清心解毒、养阴生津，包络为心之宫城，清心包之热谓之清宫，故本方名为清宫汤。适用于热入心包，神昏谵语之轻证。本证

多因邪在手太阴肺卫之时失治、误治，或心气不足，心阴素亏，邪热直接内陷，逆传心包所致，证见发热、神昏、谵语等。兹将其临床应用举例如下。

1. 病毒性脑炎高热神昏

覃海能报道了清宫汤治疗病毒性脑炎高热神昏医案：张某，女，28岁，1976年2月26日入院。发热，精神异常，大小便失禁2天。患者1周来患"感冒"未愈，继之出现精神异常，哭笑无常，初诊"精神分裂症"而给镇静药，当晚大小便失禁，次日进行会诊，诊为"病毒性脑炎"而转中医治疗。诊见身热（体温39℃）夜甚，心烦不寐，神昏谵语，舌质红绛，脉象细数等。此属邪热入营，逆传心包。治宜清心开窍，方选清宫汤加减送服安宫牛黄丸。处方：玄参15克，莲心6克，竹叶9克，连翘12克，水牛角（先煎）65克，麦冬15克，大青叶21克。1剂，水煎取300毫升，分2次（每次加安宫牛黄丸1只），从胃管鼻饲，辅以输液支持治疗。服药后当晚能安睡，谵语大减。仍以上方加减连进5剂，患者神志渐清，大小便能自控，体温降至37～38℃。[①]

2. 感染性休克

徐德先报道了清宫汤加减治疗感染性休克案。李某，女，8岁。1984年7月28日入院。高热4天，寒战烦渴，头痛呕吐，继则昏迷，抽搐痉挛，口吐白沫，四肢厥冷，大便正常，小便短少，舌质红，苔黄腻，脉沉数。西医诊断：流行性乙型脑炎。中医辨证为暑邪内闭，肝风内动。治以清热解毒，平肝息风。方用清宫汤合羚角钩藤汤加减：羚羊角粉2克，分2次冲服，广角粉3克，分2次冲服，玄参、连翘心、地龙各9克，竹叶心15克，麦冬、生地黄各12克，钩藤18克后下，白芍、黄芩各6克，银花30克，全蝎3克，紫雪丹2支，分2次冲服。上方服2剂，体温稍降，昏迷抽搐未减，腹胀便秘。前方加大黄后下、元明粉分2次冲服，各

① 覃海能.病毒性脑炎[J].广西中医药，1986，6：30.

6克，紫雪丹易安宫牛黄丸1粒，分2次冲服。次日热退神清，大便通畅，抽搐停止。后以养阴清热，调理数日，治愈出院。[①]

3. 肺性脑病

刘刚等针对肺性脑病合并不同程度的烦躁、昏谵，舌象呈现深红或绛红苔。西医治疗效果不佳，换用中药清心开窍法。具体治疗：安宫牛黄丸（市售成药）1日1丸，病重用2丸，水兑服。加服清宫汤：玄参15克，莲心6克，竹叶6克，连翘12克，麦冬、生地黄各15克（缺犀角未用）。如有痰，每次加服鲜竹沥10mL，1日1剂，水煎20分钟，取汁约500mL，分3次服。结果6例全部显效，其中有4例只用了1个疗程，有2例用了2个疗程。[②]

4. 狂证

王伟等运用清宫汤加减治疗狂证270例，入组病例有性格急躁和明显的精神创伤史，均有失眠、心烦易怒、兴奋话多、坐立不安、行为粗暴、骂詈不避亲疏、妄言自大、弃衣裸体、伤人毁物、口渴多饮、舌质红绛，脉弦数的特点。凡上述二三症者可用本方，总有效率为94%。[③]

【小结】

"清宫"一语，见于《史记·孝文本纪》："乃使太仆婴与东牟侯兴居清宫，奉天子法驾，迎于代邸。"此处清宫是清理宫室的意思。古代行幸所至，必先令人检查起居宫室，使其清静安全，以防止发生意外，称为清宫。本方方名"清宫"者，即清心之意。心为君主，心包络在心的外围，简称心包，亦称膻中，是包在心脏外面的包膜，像心的宫城一样，具有保护心脏的作用。赵献可《医贯》曰："心之下有心包络，即膻中也，象如仰盂，心即居于其中。"唐容川《血证论》亦说："包络者，心之外卫，心为

① 徐德先.小儿感染性休克的治验 [J].四川中医，1987，1：13.
② 刘刚.肺胀并发类热陷心包证的治疗 [J].四川中医，2003，2：44-45.
③ 王伟，唐戈.清宫汤加减治疗狂证 [J].吉林中医药，2002，1：16.

君主之官，包络即为臣。"由是观之，清宫就是清理心宫之热邪，并能够使热邪向外透达而解，故名为清宫汤。

清宫汤由六味药物组成，旨在于清心养阴，是以方中诸药，用法独特，皆多取心。其中犀角（今用水牛角代替）、玄参清营凉血，麦冬合玄参滋阴生津，连翘、竹叶心、莲子心清心泻热。全方具有清营凉血、滋阴生津、清心开窍的功效。尤其值得指出的是本方以清泻心包之热为要点，其中还包含三证三法，其主证包括三个方面：一是犀角、玄参凉血法对应的营血热证，症见舌绛、斑疹等；二是麦冬、玄参滋阴生津法对应的营阴损伤证，症见舌干绛、口干等；三是连翘、竹叶心、莲子心清心开窍法对应的心包热证，症见神志昏迷、烦乱、谵语等。吴鞠通还对其加减法进行了详细论述，加减法中竹沥、梨汁为清化痰热之要药，瓜蒌皮对咳痰不爽，难以清化者，效果较好。而对于热毒壅盛，吴氏倡以金汁、人中黄清热解毒凉血，对于神昏则建议以金银花、荷叶、石菖蒲轻清化热，豁痰开窍为主。

目前临床常用于流行性乙型脑炎、流行性脑脊髓膜炎、败血症或其他感染性疾病等具有热入心包之疾病。但此方的应用应不局限于温病范围，还有多个报道使用清宫汤加减治疗肺性脑病、病毒性心肌炎、复发性口腔溃疡、病毒性肝炎、更年期综合征等。对心系疾病中心阴不足，心阳偏亢的心动过速、甲状腺功能亢进症的心动过速，以及胆心综合征引起的心动过速及慢性房颤等均有一定疗效。

安宫牛黄丸

【出处】

《温病条辨》。

太阴温病，不可发汗，发汗而汗不出者，必发斑疹，汗出过多者，必神昏谵语……神昏谵语者，清宫汤主之，牛黄丸、紫雪丹、局方至宝丹亦主之。

邪入心包，舌蹇肢厥，牛黄丸主之，紫雪丹亦主之。

安宫牛黄丸方

牛黄一两　郁金一两　犀角一两　黄连一两　朱砂一两　梅片二钱五分　麝香二钱五分　珍珠五钱　山栀一两　雄黄一两　金箔衣　黄芩一两

上为极细末，炼老蜜为丸，每丸一钱，金箔为衣，蜡护。脉虚者，人参汤下；脉实者，银花薄荷汤下；每服一丸。兼治飞尸卒厥、五痫、中恶、大人小儿痉厥之因于热者。大人病重体实者，日再服，甚者日三服；小儿服半丸，不知再服半丸。

方论：此芳香化秽浊而利诸窍，咸寒保肾水而安心体，苦寒通火腑而泻心用之方也。牛黄，得日月之精，通心主之神；犀角，主治百毒、邪鬼瘴气；珍珠，得太阴之精，而通神明，合犀角补水救火；郁金，草之香；梅片，木之香（按冰片，洋外老杉木浸成，近世以樟脑打成伪之，樟脑发水中之火，为害甚大，断不可用）；雄黄，石之香；麝香，乃精血之香。合四香以为用，使闭锢之邪热、温毒深在厥阴之分者，一齐从内透出，而邪秽自消，神明可复也。黄连泻心火，栀子泻心与三焦之火，黄芩泻胆、肺之火，使邪火与诸香一齐俱散也。朱砂补心体，泻心用，合金箔坠痰而镇固，再合珍珠、犀角为督战之主帅也。

【应用举隅】

本方属清热开窍剂，也是"凉开"的代表方，主治温热之邪内陷心包、痰热蒙蔽清窍之症。方中牛黄一药三用，清心解毒，豁痰开窍，息风定惊；犀角清热凉血，解毒定惊，两者共为君药。珍珠、朱砂助犀角清热定惊镇心。冰片芳香开窍，雄黄劫痰解毒，麝香开窍辟秽，郁金清热凉血。四药均有芳香开窍之性，使包络邪热温毒一齐由内到外，则秽浊自消，神明可复。黄连、黄芩、山栀清热解毒，使邪热一齐俱散，以上均为臣药。金箔入心经，镇心坠痰，为佐药。蜂蜜调和诸药，为使药。诸药配伍，有清热解毒、豁痰开窍醒神之功。本方配伍特点为：清心解毒、清热泻火之品与芳香开窍化浊之品并用，共达"使邪火随诸香一齐俱散也"之目的。兹将其临床应用举例如下。

1. 脑卒中急性期神昏

傅志慧等使用安宫牛黄丸治疗脑卒中急性期患者 36 例，其中神昧者 16 例全部显效，神昏者 20 例显效 2 例，有效 13 例，死亡 5 例，总有效率为 86%。临床观察表明，安宫牛黄丸治疗脑卒中急性期神昏症有较显著的疗效。[①]

2. 急性脑出血神昏

张勇军等应用安宫牛黄丸辅助西医治疗急性脑出血痰热内闭清窍证神昏患者的疗效及对血清丙二醛（MDA）、超氧化物歧化酶（SOD）、总抗氧化能力（TAC）、谷胱甘肽过氧化物酶（GSH-Px）水平的影响。结果治疗 14d 后，观察组患者的 GCS 评分及血清 SOD、TAC、GSH-Px 水平均明显高于对照组（P 均 < 0.05），NIHSS 评分、痰热内闭清窍证各项症状评分及血清 MDA 水平均明显低于对照组（P 均 < 0.05）；治疗 14d 后，观察组患者的总有效率为 95.9%（47/49），明显高于对照组的 79.6%（39/49）（$P < 0.05$）。结论：安宫牛黄丸辅助西医治疗急性脑出血痰热内闭清窍证神昏患者疗效显著，且有明显抗氧化应激作用。[②]

3. 难治性癫痫

周清霞等选用安宫牛黄丸 3 克/天辅助咪达唑仑联用丙戊酸钠治疗难治性癫痫 3 例的研究中，发现其可以在 24 小时内控制癫痫发作，具有很好的疗效，且无低血压、心律失常的不良反应出现。[③]

① 傅志慧.安宫牛黄丸治疗脑卒中急性期神昏的临床观察 [J].新中医，1993，12：33-34.

② 张勇军，沙城华，王军.安宫牛黄丸辅助西医治疗急性脑出血痰热内闭清窍证患者疗效及对氧化应激指标的影响 [J].现代中西医结合杂志，2019，28：3101-3104+3113.

③ 周清霞，冯子泽.药物治疗难治性癫痫持续状态的体会 [J].基层医学论坛，2010，2：7.

4. 药物中毒神昏

王希哲应用安宫牛黄丸合犀角地黄汤治疗药物中毒、高热神昏。用药后体温下降，神志转清，继以养阴生津之品调治得愈。[①]

5. 肝性昏迷

潘志梅报道应用安宫牛黄丸治疗肝性昏迷，症见昏睡、尿少、面红、口唇青紫、腹胀、脉沉弦数有力、舌质红绛无苔、干裂，配合输液、控制感染、保肝利尿。服安宫牛黄丸10余丸后，患者逐渐清醒。[②]

6. 流行性出血热休克

万兰清等报道以开闭固脱法为主治疗流行性出血热休克100例。根据邪闭性质选用开热闭的安宫牛黄丸口服，效果显著。[③]

【小结】

安宫牛黄丸系清代名医吴鞠通在继承古方基础上创立并沿用至今，由清热凉血解毒、泻火豁痰清心、镇惊开窍醒神的药物组成，是用来治疗窍闭神昏之证的经典方剂。中医将其与至宝丸、紫雪丹并称"凉开三宝"，并奉为"三宝"之首。全方组成包括牛黄、犀角（水牛角）、麝香、珍珠、朱砂、雄黄、黄连、黄芩、栀子、郁金和冰片，制成后为包金衣的大蜜丸。气芳香浓郁味微苦，具有清热解毒、镇惊开窍的功效，主治热病，邪入心包、高热惊厥、神昏谵语、中风昏迷及脑炎、脑膜炎、中毒性脑病、脑出血、败血症见上述证候者。

正因为安宫牛黄丸广泛的作用和确切的疗效，目前此药广受追捧，甚至有人将其作为防病保健品服用，这十分不可取。临床应用时需注意的是安宫牛黄丸为热闭神昏所设，寒闭神昏不宜使用。本品处方中含麝香，芳香走窜，有损胎气，孕妇慎用；朱砂、雄黄不宜过量久服，肝肾功能不

① 王希哲.安宫牛黄丸治疗热闭神昏证举隅[J].光明中医，1997，1：44-45

② 潘志梅.安宫牛黄丸救治肝性昏迷1例报告[J].山东中医杂志，1991，4：33.

③ 万兰清，马超英，耿耘，等.开闭固脱法治疗流行性出血热休克100例临床研究[J].中西医结合实用临床急救学，1996，3（4）：151.

全者慎用。只有正确辨证、恰当合适地使用，才能发挥此药最大的功效和作用。

至宝丹

【出处】

《太平惠民和剂局方》。

疗卒中急风不语，中恶气绝，中诸物毒暗风，中热疫毒，阴阳二毒，山岚瘴气毒，蛊毒水毒，产后血晕，口鼻血出，恶血攻心，烦躁气喘，吐逆，难产闷难，死胎不下。以上诸疾，并用童子小便一合，生姜自然汁三五滴，入于小便内温过，化下三丸至五丸，神效。又疗心肺积热，伏热呕吐，邪气攻心，大肠风秘，神魂恍惚，头目昏眩，睡眠不安，唇口干燥，伤寒狂语，并皆疗之。

生乌犀屑研　朱砂研飞　雄黄研飞　生玳瑁屑研　琥珀研。各一两　麝香研　龙脑研。各一分　金箔半入药，半为衣　银箔研。各五十片　牛黄研，半两　安息香一两半，为末，以无灰酒搅澄飞过，滤去沙土，约得净数一两，慢火熬成膏

上将生犀、玳瑁为细末，入余药研匀，将安息香膏重汤煮凝成后，入诸药中和搜成剂，盛不津器中，并旋丸如桐子大，用人参汤化下三丸至五丸。又疗小儿诸痫急惊心热，卒中客忤，不得眠睡，烦躁风涎搐搦。每二岁儿服二丸，人参汤化下。

【应用举隅】

至宝丹为治疗危急重症的常用成方，长于芳香开窍，化浊辟秽，是凉开方剂的常用代表方，与安宫牛黄丸、紫雪丹并称为"凉开三宝"。所治各种病证皆为邪热亢盛，痰浊内闭心包所致，以神昏谵语、身热烦躁、痰盛气粗为辨证要点。但或因方中有麝香、犀角、金银箔等名贵中药材，临床应用不及安宫牛黄丸般广泛。现代常加减运用于治疗癫证等情志疾病，

以及病毒性脑炎、肝性脑病、肺性脑病、中暑、中毒性痢疾等属于痰热内闭，神昏较重者。

1. 病毒性脑炎

董氏治疗 1 例病毒性脑炎患者，当时已全昏迷，颈项及四肢强直，高热、无汗，瞳孔对光反射均存在，咳嗽痰鸣，听诊两肺啰音满布，病势危急。先选用清肺疏表、泄热涤痰汤剂，配合羚羊角粉、牛黄至宝丹、竹沥等平肝息风、清心启窍重剂，药后汗出热解，牙紧得开。继用苏合香丸与牛黄至宝丹交替配合应用，数剂后神志清楚，日渐好转。[①]

2. 肝性脑病

吴氏治疗 1 例肝性脑病昏迷患者，入院诊断为肝癌、肝硬化，主要症状为狂叫，牙关紧闭，大便未解，小便自遗，脉弦数，喉无痰声，病势危急。先予紫雪丹 0.5 个，仍昏迷但尿量大增；一日后予至宝丹 5 瓶，可睁眼并简单对答；两日后予安宫牛黄丸 4 颗，神志清醒，可自行吞咽。前后经 4 天治疗，神志完全清醒。[②]

3. 肺性脑病

王氏治疗 1 例肺性脑病患者，入院诊断为慢性支气管炎、肺气肿伴感染。主要症状为高热不退，咳喘气急，喉中痰鸣漉漉，张口抬肩，不能平卧，口唇发绀，双目半掩，嗜睡，喃喃呓语，呼之则两目睁开，询之则答非所问，精神委顿。舌苔薄黄中腻焦黑，舌质紫郁，脉细数无力。处方：石菖蒲、广郁金、茯苓、仙半夏各 10 克，远志 6 克，竹沥 60 克，生姜汁 6 滴，牛黄至宝丹 1 粒。药后热退，神志稍清，清窍渐开。[③]

4. 中暑

顾氏治疗 2 例中暑患者，例一患者主要症状高热、呕吐、便闭、汗

① 董漱六，戈佩君."病毒性脑炎"昏迷 57 天治验一例 [J].辽宁中医杂志，1983（3）：16–17.

② 吴一纯.中药对"肝性昏迷"疗效的观察 [J].江西中医药，1958（10）：8–10.

③ 王红华.王德元治疗危重症经验 [J].江苏中医，1989（3）：5–6.

少，懊侬异常，舌苔黄厚，脉象濡数。处方至宝丹1粒、行军散2分，神志即清；再以香薷饮加味治疗，热度一日便退。例二患者高热、呕恶、头痛剧烈，突然昏厥，人事不知，二便失禁，以行军散、至宝丹、紫雪丹交替喂饲，患者逐渐苏醒。[①]

5. 癫证

牟应氏报道1例癫证患者，因情志刺激发病，不能言语，亲疏不识，终日痴笑无声，问之不答，呼之不应，大便硬，十数日一行，小便失禁。形体肥胖，脉沉实有力，苔黄糙，舌质红。处方：上午服用局方牛黄至宝丹2粒，配合玳瑁、鲜菖蒲、牡丹皮各12克，石决明45克，灵磁石60克，莲子心、天竺黄、陈胆星、川贝母各9克，鲜地黄、茯神各18克，生酸枣仁15克；下午服用通便药物。经治症状消失。[②]

6. 中毒性痢疾

周氏治疗中毒性痢疾，初以解肌方为主，若毒中营血，热入心包，即用以清气凉营、息风解毒、醒脑开窍，方用犀角地黄汤合葛根芩连汤，加至宝丹、钩藤、石菖蒲、僵蚕之类。报道中4例患儿出现高热神昏症状，运用至宝丹治疗，效果甚佳。[③]

【小结】

至宝丹原名至宝膏，初见于宋代沈括《灵苑方》。原书在元末明初时散佚，《苏沈良方》中有相关转引："本池州医郑感，庆历中为予处此方，以其屡效，遂编入《灵苑》。""旧说主疾甚多。大体专疗心热血凝，心胆虚怯，喜惊多涎，睡中惊魇，小儿惊热，女子忧劳，血滞血瘀，产后心虚怔忡尤效。血病生姜、小便化下。"由于组方多珍稀难求之动物、矿物和树脂类药材，价格昂贵，且功效卓著，拯逆济危，故谓之至宝；南宋时

① 顾介申. 中暑病案 [J]. 江苏中医，1960（9）：36.
② 应雪赓. 痴癫症 [J]. 浙江中医学院学报，1982（1）：54.
③ 陈锐. 周炳文中毒型痢疾治验 [J]. 中国社区医师，2012，28（46）：19.

期，至宝丹被收录于《太平惠民和剂局方》中，后称之为"局方至宝丹"。方中麝香、冰片、安息香辟秽化浊，豁痰开窍，共为君药；犀角、牛黄、玳瑁清热解毒，下降心火，雄黄劫痰解毒，用以醒神开窍，为臣药；朱砂、琥珀、金箔、银箔重镇安神，共为佐使。清代吴鞠通去方中雄黄、冰片，收录于《温病条辨》。

中医所谓"窍"，主要指"心窍"而言。《素问·灵兰秘典论》载："心者，君主之官，神明出焉。"《灵枢·邪客》载："心者，五脏六腑之大主，精神所舍也。"心神是生命活动的最高主宰，故"心窍"指"心神之窍"。心窍通利则神志清爽，心窍为邪所闭阻则神志异常，临床多种情志病证与痰迷心窍密切相关。至宝丹凭其清热开窍、化浊解毒之功用，成为吴鞠通治疗内闭清窍、去秽浊复神明之首选。如《温病条辨·上焦篇》44条"湿温邪入心包，神昏肢逆……煎送至宝丹，或紫雪丹亦可"，《温病条辨·中焦篇》53条"卒中寒湿……语乱者，先与至宝丹，再与汤药"，均以至宝丹为用。《绛雪园古方选注》也视至宝丹为"治心脏神昏，从表透里之方也"。

本方芳香辛燥之品较多，有耗阴劫液之弊，故神昏谵语由阳盛阴虚所致者忌用；孕妇慎用。此外原方中的犀角现已不用，改由水牛角或其浓缩粉代替；金箔、银箔也少有使用。

紫雪丹

【出处】

《温病条辨》。

邪入心包，舌蹇肢厥，牛黄丸主之，紫雪丹亦主之。

紫雪丹方（后《本事方》去黄金）

滑石一斤　石膏一斤　寒水石一斤　磁石水煮，二斤，捣煎去渣，入后药　羚羊角五两　木香五两　犀角五两　沉香五两　丁香一两　升麻一斤　元参一斤

炙甘草_{半斤}

以上八味，并捣锉，入前药汁中煎，去渣入后药：

朴硝　硝石

各二斤，提净，入前药汁中，微火煎，不住手将柳木搅，候汁欲凝，再加入后二味：

辰砂_{三两，研细}　麝香_{一两二钱，研细，入药拌匀}

合成退火气，冷水调服一二钱。

【应用举隅】

紫雪丹原出《外台秘要》引苏恭方。功能清热解毒，镇痉开窍。后世温病学派医家多用以治疗温病瘟疫邪热内陷心包，而见高热烦躁，神昏谵语，抽搐痉厥，尿赤便秘，以及小儿惊厥因于热盛者。如吴鞠通《温病条辨》以本方治"邪入心包，舌蹇肢厥"和"太阴温病……神昏谵语者"。并释其方义曰："诸石利水火而通下窍；磁石、元参补肝肾之阴，而上济君火；犀角、羚羊泻心胆之火；甘草和诸药而败毒，且缓肝急。诸药皆降，独用一味升麻，盖欲降先升也。诸香化秽浊，或开上窍，或开下窍，使神明不致坐困于浊邪而终不克复其明也。丹砂色赤，补心而通心火，内含汞而补心体，为坐镇之用。诸药用气，硝独用质者，以其水卤结成，性峻而易消，泻火而散结也。"王孟英《随息居重订霍乱论》继承了前人的经验，明确提出本方治疗痧胀秽毒，瘴疫毒疠诸邪直犯膻中之危证，是对本方应用的进一步发挥。现在临床中运用广泛，兹举例如下。

1. 流行性脑脊髓膜炎

福建省中医研究所报告用中西医结合法治疗流脑 178 例，对发热、苔黄、便秘、痉厥邪入心包时均投用紫雪丹。178 例中仅 2 例无效死亡，余均获良效。①

焦氏在清热解毒及养阴的治则指导下随证给药治疗本病 57 例，对昏迷不醒，角弓反张，抽搐不已，人事不省者采用紫雪丹配安宫牛黄丸、至宝丹等，余热未清者用竹叶石膏汤等治疗获愈，无 1 例死亡或留下后遗症。②

2. 乙型脑炎

葛氏等治疗本病 21 例。患者病情多属危重型，神志不清，体温高达 39 ～ 41℃。对邪入心包、肝风内动者配用紫雪丹等芳香开窍、清热解毒之品。同时配合西医的检验、鼻饲、冷敷、酒精擦浴、导尿、给氧及强心剂等。患者在服中药后 6 日左右退热，使危重患者转危为安。③

符氏报告治疗本病 19 例，采用中西医结合疗法。中医以辨证辨病相结合用药，并配合针灸收到良效。其中营血阶段，痰热阻塞心包出现极重型症状时以清热凉血解毒，豁痰开窍治之，用乙脑Ⅱ号配以紫雪丹并加用天竺黄、胆南星等。④

3. 麻疹并发肺炎

上海市第二人民医院中医科治疗麻疹并发肺炎患儿 30 例。证属邪热内陷、神昏痉厥者以紫雪丹加天竺黄、钩藤、石决明、龙齿、蝎尾等药治之，起到开窍涤痰、平肝镇痉的良好效果。⑤

① 福建省中医研究所，仙游县协和医院流行性脑脊髓膜炎中医治疗研究小组 . 中西医协作治疗流行性脑脊髓膜炎一七八例总结报告 [J]. 福建中医药，1959（5）：15-17.

② 焦远亮 . 治疗流行性脑脊髓膜炎 57 例经验介绍 [J]. 江西中医药，1959（12）：7.

③ 葛慧丽，谢天心 . 中医治疗流行性乙型脑炎 21 例初步观察 [J]. 江西中医药，1959（7）：11-13.

④ 符宝第 . 中医治疗流行性乙型脑炎 19 例临床分析 [J]. 新中医杂志，1989（10）：38-39.

⑤ 上海市第二人民医院中医科、儿科 . 掌握辨证论治法则抢救麻疹后并发支气管性肺炎严重病例 30 例小结 [J]. 上海中医药杂志，1959（3）：17-19.

4. 小儿热性惊厥

张氏等用紫雪丹防治小儿反复热性惊厥，治疗组给予紫雪丹，观察组给予左乙拉西坦口服液，两药均连用2天。结果发现紫雪防治小儿热性惊厥疗效不弱于左乙拉西坦，紫雪治疗组较左乙拉西坦观察组热峰次数少、服用布洛芬次数少，且热程短，说明紫雪对于发热性疾病具有良好的退热效果，且经济安全。[①]

【小结】

紫雪丹具有清热息风、开窍定痉之功，可用于温热之邪内陷心包，为热盛惊厥的代表方剂。方中犀角清热解毒、凉血清心，羚羊角清肝息风，麝香芳香开窍。三者配伍，清热凉血，开窍息风效佳。配生石膏、寒水石清热降火，滑石清热利湿。三者清气分热，清而不燥，固护津液，与犀角、羚羊角和麝香相配，共清气血两分之热。加硝石、朴硝泻热通便，引热泄于二阴。升麻清解郁热，玄参清热滋阴凉血。青木香、丁香、沉香辛温芳香，增行气通窍醒神之功。黄金、朱砂、磁石重镇安神。甘草调和诸药，防寒护胃。本药因呈"霜雪紫色"，且其寒性犹如"霜雪"，故取名"紫雪丹"。此方清气血两分之热，并行寒凉重镇与辛香走窜之品，凉而不凝，重而不滞，对于邪热内陷心包所见高热、神昏、烦躁、谵语等症临床疗效显著，但因方中含重坠寒凉之品，中病即止，不宜服用过久。

百合地黄汤

【出处】

《金匮要略》。

论曰：百合病者，百脉一宗，悉致其病也。意欲食，复不能食，常默

① 张玉佩，路岩莉，孙丹，等．短期服用紫雪防治小儿反复热性惊厥复发的临床观察[J].内蒙古中医药，2022，41（5）：1-3.

默，欲卧不能卧，欲行不能行，饮食或有美时，或有不用闻食臭时，如寒无寒，如热无热，口苦，小便赤，诸药不能治，得药则剧吐利，如有神灵者，身形如和，其脉微数。每溺时头痛者，六十日乃愈，若溺时头不痛，浙然者，四十日愈；若溺快然，但头眩者，二十日愈。其证或未病而预见，或病四五日而出，或病二十日或一月微见者，各随证治之。

百合病，不经吐、下、发汗，病形如初者，百合地黄汤主之。

百合地黄汤方

百合七枚，擘　　生地黄汁一升

上先以水洗百合，渍一宿，当白沫出，去其水。更以泉水二升，煎取一升，去滓，纳地黄汁，煎取一升五合，分温再服，中病勿更服，大便常如漆。

【应用举隅】

此方为治疗百合病的代表方。百合病是由心肺阴虚内热，百脉不和而致的神志疾患，以"意欲食，复不能食，常默默，欲卧不能卧，欲行不能行，饮食或有美时，或有不用闻食臭时，如寒无寒，如热无热，口苦，小便赤，诸药不能治，得药则剧吐利，如有神灵者，身形如和"等神志的异常，并兼见口苦、小便赤、脉微数等阴虚内热表现为临床特征的一类病证。

"百合病者，百脉一宗，悉致其病也"，张仲景创制百合地黄汤以滋阴清热，调和百脉。《医宗金鉴》曰："百合一病，不经吐、下、发汗，病形如初者，是谓其病迁延日久，而不增减，形证如首章之初也。以百合地黄汤，通其百脉，凉其百脉。"清代严则庵《伤寒捷诀》云："百合一宗皆病形，无复经络最难明。欲卧又却不得卧，欲行还复不能行。饮食有美有不美，虽如强健步难胜。如有寒热复如无，口舌小便还赤涩。药才入口即吐利，如有神灵来作孽。病后虚劳多变成，百合地黄汤可啜。"百合地黄汤在历代医籍中为治疗百合病的专方，在现代临床应用则更为广泛，兹举例如下。

1. 抑郁障碍

李氏等用百合地黄汤加味治疗抑郁症，药用：百合、生地黄 20 克，龙骨、牡蛎各 30 克，合欢皮、夜交藤各 15 克，茯神、郁金各 10 克，龙胆草 6 克，对存在郁而化火症状的抑郁起效快，安全性高。[①]

徐氏用百合地黄汤加减治疗老年性抑郁，临床疗效较好，基本方：百合 30 克，生地黄 15 克，柴胡、当归各 10 克，茯苓 12 克，姜半夏 10 克，白术 15 克，淮小麦 30 克，大枣 10 枚，酸枣仁 20 克，生龙骨、牡蛎各 30 克（先煎）。加减：肝火炽盛加山栀、牡丹皮；夹痰热者加黄芩、天竺黄；阴虚火旺可去柴胡加黄柏、知母；久病气虚血亏加黄芪、党参；夹血瘀者加丹参、桃仁等。[②]

杨蒙蒙等选用百合地黄汤联合氟西汀治疗脑卒中后抑郁症，结果显示治疗组总有效率为 97.1%，高于对照组 80%，差异有统计学意义。[③]

2. 焦虑障碍

闫氏采用百合地黄汤加味治疗广泛性焦虑，取得了良好效果，基本方：百合、干地黄，肝火炽盛者加栀子、黄芩，阴虚火旺者加知母、黄柏，肺胃阴虚者加沙参、麦冬，夹痰热者加白芥子、远志、半夏，久病气虚者加太子参、党参。[④]

张氏等用加味百合地黄汤治疗中风后合并焦虑状态的患者，取得较好疗效，药用：百合 30 克，生地黄 15 克，郁金 15 克，远志 10 克，茯神 30 克，合欢花皮各 30 克，钩藤 20 克，夏枯草 15 克，杭白芍 12 克，生龙牡各 30 克，生龙齿 20 克，琥珀 1.5 克（冲服）。偏瘫者，加入鸡血藤、桑

① 李丽娜，高凌云．百合地黄汤加味治疗抑郁症 34 例 [J]．河南中医，2014，34（5）：2．
② 徐文君，吴国伟，胡云英．百合地黄汤加减治疗老年抑郁症 32 例 [J]．浙江中西医结合杂志，2001，11（3）：2．
③ 杨蒙蒙，张怀亮．百合地黄汤治疗脑卒中后抑郁症的疗效探讨 [J]．中国现代药物应用，2020，5：417-418．
④ 闫福庆．百合地黄汤加味治疗广泛性焦虑 52 例 [J]．中国疗养医学，2004，13（3）：2．

枝、络石藤、伸筋草各 15 克等疏通经络之品；肝风内盛、肝阳上亢甚者，加天麻 10 克，菊花 15 克；热盛扰动心神、心中烦热者，加栀子、豆豉各 10 克；失眠多梦者，加酸枣仁 20 克，柏子仁 10 克，夜交藤 15 克；兼有痰热者，加胆南星、天竺黄各 10 克，鲜竹沥水 30mL；大便秘结者，加大黄 6 克（后下），炒莱菔子 15 克。[①]

3. 更年期综合征合并失眠

患者，女，51 岁，教师，2003 年 4 月就诊。患者停经 1 年来，心烦易怒，潮热汗出，手足心热，入睡困难，易醒，睡眠时间每天 1 ～ 2 小时，舌红，少苔，脉细。头颅 CT、心电图、胸片、甲状腺功能等检查均正常，性激素测定卵巢功能低，促性腺水平较高。诊断：更年期综合征合并失眠。予百合地黄汤合二仙汤：百合 30 克，生地黄 15 克，黄柏 12 克，知母 12 克，仙茅 10 克，淫羊藿 10 克，牡蛎 30 克，龙骨 30 克，丹参 30 克，当归 10 克，淮小麦 30 克。每日 1 剂，水煎，晚饭前 2 小时及睡前 1 小时服用。1 周后，睡眠时间延长至 3 ～ 4 小时，心烦易怒、潮热汗出好转。复诊予原方加夜交藤 30 克，酸枣仁 15 克。服用 3 周后，睡眠时间达到 6 小时以上，潮热、汗出症状消失，心情好转。[②]

4. 失眠

张氏等用百合地黄汤治疗阴虚火旺型失眠，疗效显著。组方：百合、生地黄各 30 克。加减：便溏加山药 10 克；肠燥便秘加知母 10 克；火旺加栀子、淡豆豉各 10 克；左关脉弦加生龙骨（先煎）15 克，右关脉弦加生牡蛎（先煎）15 克。[③]

王氏用百合地黄汤加味治疗老年慢性失眠症，疗效满意，安全性与依

① 张景凤，仝桂兰，侯庆，等.加味百合地黄汤对中风后焦虑状态的临床疗效观察 [J].中草药，2005，36（5）：2.

② 马铮.张融碧用百合地黄汤临证经验 [J].中国中医药信息杂志，2006，13（12）：81-81.

③ 张忠，于翔，李子全，等.百合地黄汤治疗阴虚火旺型失眠临床观察 [J].光明中医，2019，34（10）：3.

从性好，方药组成：百合 15 克，生地黄 30 克，龙骨 10 克，牡蛎 10 克。加减：肝郁化火者，加龙胆草、柴胡各 10 克；痰热内扰者，加竹茹、珍珠母各 10 克；阴虚火旺者，加酸枣仁 12 克，黄连 6 克；心脾两虚者，加茯神 15 克，柏子仁 5 克；心胆气虚者，加龙齿 20 克，人参 15 克。[①]

5. 冠心病心绞痛合并焦虑

衷敬柏教授基于中医的双心理论，从心肺同治入手，将百合地黄汤应用于冠心病心绞痛合并焦虑状态患者，效果明显。

患者，女，79 岁，2021 年 4 月 28 日初诊。主诉：间断发作胸闷、胸痛 10 年，加重伴心慌、烦躁 1 周。患者 10 年前体力活动后出现胸闷、胸痛，休息 1 分钟左右可缓解，遂就诊于当地医院，行冠状动脉 CT 检查提示冠状动脉粥样硬化，诊断为冠心病，10 年来上述症状反复发作。1 周前劳动后又出现胸闷胸痛症状加重，伴心慌、烦躁，于当地医院行 24h 动态心电图检查示：窦性心律，平均心率 70 次 /min，多源性室性早搏 91 个，室上性早搏 750 个，间歇 ST-T 改变。刻下症见：活动后胸闷胸痛，伴气短乏力，常有心慌，自诉听到异响便心慌害怕，烦躁不安，时有反酸胃灼热，双下肢无力，眠差，小便可，大便偏干。舌淡暗，苔薄少津，脉细滑。西医诊断：冠心病，焦虑状态；中医诊断：胸痹，心肺阴虚、肝脾不和证。治以补气养阴，疏肝理气。药物组成：百合 50 克，生地黄 15 克，生黄芪 30 克，北沙参 15 克，麦冬 10 克，太子参 15 克，当归 10 克，柏子仁 10 克，佛手 15 克，枳壳 15 克，车前草 15 克，生地榆 15 克。14 剂，1 剂 / 天，水煎服。5 月 12 日二诊：服药后患者胸闷、胸痛及气短乏力明显好转，心慌未曾发作，烦躁不安有所缓解，无反酸胃灼热，小便可，大便稍干。药物组成：百合 50 克，生地黄 15 克，生黄芪 30 克，北沙参 15 克，麦冬 10 克，太子参 15 克，当归 10 克，柏子仁 10 克，佛手 15 克，枳壳 15 克，葛根 15 克，枸骨叶 10 克。14 剂，煎服法同前。5 月 26 日三

---

① 王振宇 . 百合地黄汤加味治疗老年慢性失眠症 65 例疗效观察 [J]. 中国中医药科技，2008，15（1）：3.

诊：患者情绪及睡眠明显好转，其余无明显不适。

患者，女，86岁，2020年11月15日初诊。主诉：行冠脉支架术后半年。患者既往有高血压病史，5年前突然发作后背疼痛，于当地医院住院，发现心肌酶高，冠脉造影提示有冠脉狭窄，行支架术治疗。半年前患者出现心慌，头晕乏力，晨起较重，容易紧张焦虑，日间精神疲倦、乏力，夜间入睡困难、口干，大便秘结，小便尚可。舌质暗淡少津，苔白，脉细。西医诊断：冠心病，高血压，焦虑状态；中医诊断：胸痹，心肺阴虚证。治以养阴安神，清热凉血。药物组成：百合30克，生地黄15克，党参15克，麦冬15克，玉竹15克，红景天15克，当归12克，肉苁蓉15克，桂枝6克，瓜蒌15克，枳壳15克，赤芍12克，炙甘草6克。14剂，1剂/天，水煎服。11月29日二诊：患者入睡困难稍有改善，心慌及头晕乏力好转，近日腰痛明显，夜间无口干，入睡困难稍有改善，大便仍偏干，小便可。药物组成：百合30克，生地黄15克，党参15克，麦冬15克，玉竹15克，红景天15克，当归12克，肉苁蓉15克，桂枝6克，瓜蒌15克，枳壳15克，赤芍12克，续断10克，桑寄生15克，炙甘草6克。14剂，煎服法同前。12月13日三诊：患者服药后睡眠改善，偶有心慌乏力，睡眠改善，二便可，其余无明显不适。嘱原方继续服用2周。[①]

6.儿童精神神经系统疾病

王氏取佐金平木之意，用百合地黄汤加减治疗阴虚内热型小儿抽动障碍、注意缺陷活动障碍、偏头痛等，常获佳效。

丁某，男，14岁。2005年7月26日初诊。眨眼、摇头5年。兴奋好动，上课注意力不集中，夜寐梦多，形体瘦弱，纳谷一般，大便二三日一行，偏干艰行。舌红苔微白腻，脉小弦滑。西医诊断：抽动障碍。中医诊断：多发性抽动症；辨证属心肺阴虚，肝风内动。治拟滋阴清热，平肝息风以宁神。方用百合地黄汤加味。处方：生地黄12克，百合15克，竹叶

---

① 陈鑫，王玲玲，杨铮，等.百合地黄汤治疗冠心病心绞痛合并焦虑状态经验[J].北京中医药，2022，8：880–882.

10克，龙齿30克（先煎），白蒺藜10克，珍珠母30克（先煎），木贼草10克，青葙子10克，枳实6克，芦根30克，远志6克，柏子仁10克，茯神10克。3剂。每日1剂，水煎分2次服。7月29日二诊：服药后自诉眨眼、摇头次减，时有健忘，大便改善，舌苔根薄腻。药获微效，尚须守方加化痰镇惊之品。上方去白蒺藜、珍珠母，加莱菔子、连翘、半夏各10克，琥珀粉3克（吞），7剂，上法煎服。8月5日三诊：眨眼摇头均大减，精神渐振，尚觉心神不定，舌转淡红，苔薄白罩黄，脉弦滑，二便调，眠转安。上方颇合，仍宗前义。去半夏，加南沙参12克，7剂，上法煎服。8月19日四诊：上症均和，自觉颈舒，心神较宁，纳谷渐增，二便调，唯舌苔根薄腻，脉细小弦。上方去木贼草，加葛根、白芍各10克，7剂，上法煎服。9月2日五诊（家长代诊）：抽动症未作，唯写字动作慢，注意力难集中，作业拖拉。再治拟养心宁神，上方去葛根、白芍，加酸枣仁10克，7剂，上法煎服。随访：家长告知续服上方2周，诸症痊愈，学习成绩进步，达优良。

　　刘某某，男，12岁。2009年5月17日初诊。注意力难集中、成绩下降3年。上课好动话多，平日性躁易激惹，成绩较差，纳佳便调，溲黄，夜寐梦呓，舌红苔薄少津，脉细小弦。曾做全麻手术2次，影响入学，翻掌试验阳性。西医诊断：注意缺陷多动障碍。中医诊断：儿童多动综合征。乃因全麻手术损伤心脑，阴精耗损，髓海失充，水不涵木，肝阳上浮。治拟滋阴养心平肝。以百合地黄汤合三甲复脉汤化裁。处方：生地黄12克，百合12克，生龙骨30克（先煎），生牡蛎30克（先煎），龟甲10克，白芍10克，石决明30克（先煎），钩藤6克（后下），柏子仁10克，石菖蒲15克，朱远志6克，琥珀粉3克（吞）。14剂。每日1剂，水煎分2次服。6月2日二诊：服药后自觉神静脑清，夜寐转调，上课注意力集中时间仍短，舌红苔润，脉细带弦。药已中的，仍宗前义。上方加炙鳖甲15克（先煎），甘草3克，淮小麦30克，益智仁10克，减牡蛎、石决明、钩藤。14剂，上法煎服。6月16日三诊：诸羔向和，上课能集中注意力 20 分钟，小动作明显减少，唯记忆力尚弱，考试成绩不佳，舌苔润，脉细。再治拟阴中求阳，补肾填髓。处方：龟甲 10 克（先煎），炙鳖甲 15 克（先煎），白芍 15 克，鹿角片 9 克，益智仁 10 克，柏子仁 10 克，炙远志 6 克，生龙齿 30 克（先煎），生地黄 12 克，牡丹皮 9 克，山萸肉 9 克，茯神 10 克，太子参 15 克。14 剂，上法煎服。以前方加减调治半年，上课能集中注意力，理解力提高，知错能改，多动症状基本控制，成绩明显提高。①

【小结】

百合病是心肺阴虚内热，百脉不和而致的神志疾患，多为正虚邪不盛之证，选方用药以甘润为要，意在攻不伤正，补不碍邪。百合地黄汤由百合、生地黄组成，为治百合病的正方。其中，百合为治疗百合病的主药，润肺清心，益气安神，并通利二便。《研经言》曰："百合病症状虽变幻不一，要之，小便赤黄一症则有定。仲景于至无定中求其有定者，以立诊之准，此百合病所以必用百合也。百合病重在小便，故于头痛、头淅淅、头眩诸足以卜愈期者，皆于小便时诊之。"《本草述》云："百合之功，在益气而兼利气，在养正而更能去邪。"方中生地黄滋阴清热，兼有祛瘀之效。服用百合地黄汤后大便色黑如漆，为用生地黄之故也。泉水甘、咸、平，得阴气多，能滋阴降火，解热闷、除烦渴，引热下行，以解百合病溺时头有所苦之症。

甘麦大枣汤

【出处】

《金匮要略》。

---

① 陈雯，王树霞，王霞芳. 王霞芳运用百合地黄汤治疗儿童精神神经系统疾病验案 4 则 [J]. 江苏中医药，2021，53（2）：55-57.

妇人脏躁，喜悲伤，欲哭，象如神灵所作，数欠伸，甘麦大枣汤主之。

甘草小麦大枣汤方

甘草三两（9克）　小麦一升（15克）　大枣十枚

上三味，以水六升，煮取三升，温分三服。

【应用举隅】

脏躁病是一种精神情志异常表现的疾病，甘麦大枣汤是中医临床治疗脏躁的经典方，可养心安神、柔肝缓急，在中医各类情志病中都发挥着重要的作用，常与其他中药形成复方组合在情志病临床治疗中。本方治疗范围涉及抑郁症、精神分裂症、癔症、神经官能症、更年期综合征、夜游、癫痫等多种精神类病证，兹举例如下。

1. 脏躁

庞志英采用甘麦大枣汤加减（百合、莲子、大枣、浮小麦、甘草及粳米等）养心安神治疗脏躁 32 例。结果痊愈 3 例，显效 10 例，有效 13 例，无效 6 例，总有效率约为 81%。[①]

2. 抑郁症

吴鉴明用加味甘麦大枣汤治疗抑郁症，选择符合 DSM-Ⅲ-R 抑郁症诊断标准的患者 54 例。治疗方法：研究对象经 7 天清洗期后，实验组服加味甘麦大枣汤，连服 6 周；对照组服氟西汀，疗程同实验组。HAMD-17、CGI-SI 量表和临床疗效评定显示，实验组显效率 67.9%，与对照组显效率（65.4%）相近，差异无显著性（$P > 0.05$）；实验组不良反应明显少于对照组（$P < 0.01$）。[②]

李岩从辽宁省铁岭县中心医院 2017 年 1 月至 2018 年 7 月接受的中

① 庞志英 . 甘麦大枣汤加减治疗脏躁 32 例 [J]. 河南中医，2010，30（2）：129.
② 吴鉴明 . 加味甘麦大枣汤抗抑郁疗效的对照研究 [J]. 中国临床医生，2002，30（11）：18.

风后抑郁患者中，抽取 106 例，随机将其分为对照组与观察组，均 53 例，对照组采用西药进行治疗，观察组采用甘麦大枣汤进行治疗，观察两组患者治疗前后焦虑、抑郁评分和不良反应发生情况。结果：经过不同药物治疗后，两组均有不同程度好转，较治疗前比较（$P < 0.05$），观察组治疗后焦虑、抑郁评分、不良反应发生率均显著低于对照组（$P < 0.05$）。结论：对中风后抑郁症患者应用甘麦大枣汤治疗能够有效改善患者焦虑、抑郁情况，是安全有效的治疗方案。[1]

杨芳娥等探析甘麦大枣汤治疗产褥期抑郁症的临床疗效。方法：以服用甘麦大枣汤煎剂治疗产褥期抑郁症患 30 例。结果：临床总有效率 100%。结论：对母乳喂养的产褥期抑郁症患者应首选服用甘麦大枣汤治疗。[2]

黄仁柱运用甘麦大枣汤合归脾汤加减治疗更年期抑郁症 84 例，按照随机数字表法将其分为对照组各 42 例，给予对照组患者常规西药治疗，给予试验组患者甘麦大枣汤合归脾汤加减治疗，观察两组患者的临床疗效、抑郁评分比较（HAMD）、生活质量评估。结果：临床疗效对比显示试验组明显高于对照组，$P < 0.05$。抑郁评分比较对比显示试验组明显低于对照组，$P < 0.05$。生活质量评估对比显示试验组明显高于对照组，$P < 0.05$。结论：甘麦大枣汤合归脾汤加减治疗更年期抑郁症效果显著，抑郁评分改善程度较高，值得临床推广应用。[3]

吴继等选取 2018 年 1 月至 2018 年 10 月上海中医药大学附属龙华医院收治的肿瘤抑郁患者 72 例作为研究对象，按照随机数字表法分为对照组和观察组，每组 36 例。2 组均给予抗肿瘤中成药消癌平片，观察组加用

---

[1] 李岩 . 分析甘麦大枣汤治疗中风后抑郁症的临床疗效 [J]. 中国医药指南，2019，17（23）：162–163.

[2] 杨芳娥，等 . 甘麦大枣汤治疗产褥期抑郁症 30 例 [J]. 陕西中医，2009，30（7）：850–851.

[3] 黄仁柱 . 甘麦大枣汤合归脾汤加减治疗更年期抑郁症效果及抑郁评分改善程度分析 [J]. 中医临床研究，2018，10（21）：7–8.

甘麦大枣汤。2组疗程均为28天，比较2组治疗前后抑郁自评量表（SDS）评分，抑郁相关指标5-羟色胺（5-HT），同型半胱氨酸（Hcy），肿瘤坏死因子-α（TNF-α），白细胞介素-6（IL-6）、自然杀伤细胞（NK）、免疫学指标（CD3+、CD4+、CD8+、CD4+/CD8+）水平及生命质量评分（QLQ-C30）的变化情况。结果：治疗后，SDS评分观察组明显低于对照组，差异有统计学意义（$P < 0.05$）。抑郁相关炎性反应递质指标5-HT、TNF-α、IL-6改善，观察组好转程度明显高于对照组，差异有统计学意义（$P < 0.05$）。免疫学指标CD3+、CD4+、CD4+/CD8+水平观察组改善程度明显高于对照组，差异有统计学意义（$P < 0.05$）。生命质量量表中躯体、角色、情绪、社会功能、总健康状况、疲倦、失眠项目评分差异有统计学意义（$P < 0.05$）。结论：甘麦大枣汤联合消癌平片治疗肿瘤抑郁患者，可明显减轻抑郁，提高机体免疫功能，改善生命质量。[①]

缪卫红观察甘麦大枣汤合百合地黄汤治疗老年抑郁症的疗效。方法：将38例老年抑郁症患者随机分成两组各19例，治疗组予中药甘麦大枣汤合百合地黄汤加减，对照组予黛力新口服，均治疗6周后判定疗效。结果：治疗组总有效率为89.5%，对照组94.7%，两组比较，差异无统计学意义（$P > 0.05$）。两组治疗后HAMD评分均有改善，与治疗前比较，差异有统计学意义（$P < 0.05$），但两组治疗后比较，差异无统计学意义（$P > 0.05$）。结论：甘麦大枣合百合地黄汤治疗老年抑郁症疗效确切。[②]

3. 精神失常

弓慧珍采用甘麦大枣汤合酸枣仁汤治疗精神失常症46例。治疗方法：甘麦大枣汤加减，水煎口服，15天为1个疗程。疗程中勿食辛辣之品，注意心理疏导治疗。治愈20例，显效23例，症状无变化者3例，总有效率

---

① 吴继等.甘麦大枣汤改善肿瘤抑郁的临床疗效[J].世界中医药，2020，15（16）：5341-5342.

② 缪卫红.甘麦大枣汤合百合地黄汤治疗老年抑郁症19例临床观察[J].中医药导报，2012，18（5）：39-40.

为 93.5%。[①]

4. 癫痫

李春辉等自 1985 年到 1995 年以来，运用加味甘麦大枣汤治疗 48 例经脑电图确诊的癫痫。用法：每日 1 剂，水煎 2 次，早晚分服，连服 3 个月为 1 个疗程。痊愈 28 例，显效 12 例，有效 6 例，无效 2 例，总有效率为 95.8%。证属风痰闭阻和心脾两虚者疗效较好。[②]

5. 癔症

易献春运用甘麦大枣汤加减煎服，治疗歇斯底里精神性发作 38 例，20 天为 1 个疗程。治疗 1 个疗程后随访观察，结果：治愈 16 例，显效 10 例，无效 12 例，总有效率 68%。[③]

6. 躯体形式障碍

赵俊朝等观察甘麦大枣汤辅助治疗躯体形式障碍的临床疗效。方法：将 58 例患者随机分为对照组和治疗组，对照组 28 例，单纯使用黛力新治疗，治疗组 30 例，用黛力新联合甘麦大枣汤治疗，8 周后进行临床疗效及副作用观察。结果：治疗组治疗总有效率比对照组高，HAMD 评分比对照组低，不良反应少于对照组（$P < 0.05$）。结论：黛力新联合甘麦大枣汤可明显改善躯体形式障碍患者的抑郁症状，且安全性好，临床值得参考。[④]

7. 老年髋部手术术后谵妄

赵龙姝等探讨甘麦大枣汤干预在老年髋部手术术后患者中的临床效果。方法：取 2016 年 2 月到 2017 年 5 月上海市光华中西医结合医院收治的老年髋部手术术后患者 100 例，随机数字法分为对照组 50 例和观察

① 弓慧珍.甘麦大枣汤合酸枣仁汤治疗精神失常症 46 例 [J].河南中医，2005，25（4）：15.

② 李春辉，王雪玲.加味甘麦大枣汤治疗癫痫 48 例疗效观察 [J].新中医，1997，29（1）：19.

③ 易献春.甘麦大枣汤加减治疗歇斯底里精神性发作 38 例 [J].中医研究，2000，13（2）：36.

④ 赵俊朝等.黛力新联合甘麦大枣汤治疗躯体形式障碍 30 例 [J].中国中医药现代远程教育，2016，14（14）：107–108.

组 50 例。对照组髋部手术术后采用常规方法治疗，观察组在对照组基础上联合甘麦大枣汤治疗干预，采用谵妄评估量表对两组术前、术后不同时间点谵妄情况进行评估；采用酶联免疫吸附试验测定两组术前、术后 48h 血浆丙二醛（MDA）、超氧化物歧化酶（SOD）、神经元特异性烯醇化酶（NSE）及 S100β 蛋白（S100β）水平。结果：两组术前谵妄评估量表评分比较差异无统计学意义（$P > 0.05$）；观察组术后、术后 24h 及术后 48h 谵妄评估量表评分，均低于对照组（$P < 0.05$）；观察组术后 24hS100β 水平与对照组比较差异无统计学意义（$P > 0.05$）；观察组术后 24hMDA、NSE 水平，低于对照组（$P < 0.05$）；观察组术后 24hSOD 水平，高于对照组（$P < 0.05$）；观察组术后 24h 不良反应发生率与对照组比较差异无统计学意义（$P > 0.05$）；与治疗前相比，两组患者的各项血气指标、心功能相关指标均有改善；与对照组相比，观察组患者的各项指标改善程度相对较大（$P < 0.05$）。结论：老年髋部手术术后患者在常规方法治疗基础上联合甘麦大枣汤治疗效果理想，有助于提高临床效果，促进神经功能恢复，安全性较高，值得推广应用。[1]

8. 小儿抽动 - 秽语综合征

郭映君应用百合甘麦大枣汤治疗小儿抽动 - 秽语综合征 30 例。治疗方法：百合甘麦大枣汤加减，水煎服，1 个月为 1 个疗程，治疗 2 ~ 4 个疗程后观察疗效。显效 15 例，有效 12 例，无效 3 例，总有效率为 90%。[2]

9. 考前紧张综合征

黄敏应用甘麦大枣汤配合耳针、心理疏导治疗高考前紧张综合征。86 例均为本院门诊患者，随机分为治疗组及对照组。治疗组方法：运用甘麦

① 赵龙姝等．甘麦大枣汤干预老年髋部手术术后谵妄的前瞻性研究 [J]. 中华中医药学刊，2018，36（5）：1256–1258.
② 郭映君．百合甘麦大枣汤治疗小儿抽动 - 秽语综合征 30 例 [J]. 江西中医药，2005，36（270）：97.

大枣汤化裁内服，每日 1 剂，水煎服，分 3 次服用，15 天为 1 个疗程；同时配合耳针治疗，加之心理疏导。对照组口服谷维素、复合维生素 B，失眠重者予枣仁安神丸。总有效率治疗组为 90.7%，对照组 74.4%，治疗组疗效优于对照组。①

10. 儿童恐惧症

孟庆英用加味甘麦大枣汤水煎口服，治疗儿童恐惧症 15 例，每日 1 次，10 天为 1 个疗程，痊愈 13 例（86.67%），好转 1 例（6.67%），无效 1 例（6.67%），有效率 93.3%。②

11. 小儿夜行症

桂玉萍等用甘麦大枣汤水煎服，治疗小儿夜行症 31 例，每日 1 剂，5 剂为 1 个疗程。结果痊愈 29 例，好转 2 例，治愈率 93.55%。③

12. 小儿情绪性惊厥

日本有人用甘麦大枣汤治疗小儿情绪性惊厥 9 例，每日用甘麦大枣汤颗粒冲剂 1.2 ～ 2.5 克，分两次服。服药 3 ～ 4 周以内均有抑制发作的效果。9 例中显效（发作消失或发作次数减少至 1/5 以下）5 例，有效（发作次数减少至半数以下，症状显著改善）4 例。其中有 2 例在服药的期间，夜啼、过敏等症消失。长期服用未见肝功能障碍、电解质紊乱、困倦及药疹等副作用。④

【小结】

甘麦大枣汤系张仲景在《金匮要略·妇人杂病脉证并治》中治脏躁之方，临床上应以精神恍惚，悲伤欲哭为辨证要点。《医学纲目·善悲》记

① 黄敏 . 甘麦大枣汤配合耳针心理疏导治疗高考前紧张综合征 [J]. 辽宁中医杂志，2007，34（3）：313.

② 孟庆英 . 加味甘麦大枣汤治疗儿童恐惧症 15 例 [J]. 中国中医急症，2006，15（9）：963.

③ 桂玉萍，李志山 . 甘麦大枣汤治疗小儿夜行症 31 例临床观察 [J]. 江西中医药，2002，33（5）：15.

④ 金正义：日本医师会杂志；1987；（12）：144. 日文 .

载："乡里有一妇人，数次无故悲泣不止，或谓之有祟，祈禳请祷备至，终不应。予忽忆《金匮》有一证，云妇人脏躁，悲伤欲哭，象如神灵，数欠伸者，宜甘麦大枣汤。予急令治药，尽剂而愈。"叶天士在《临证指南医案》一书中指出甘麦大枣汤为"理心之用"之方，有"清补之意"，可用甘麦大枣汤取代归脾汤治疗心脾两虚、心神失养的神志疾病。甘麦大枣汤由甘草、小麦、大枣组成，具有养心安神、和中缓急、补气健脾的功用。方中以小麦为君药，养心气而和肝气。《本草再新》谓小麦"养心、益肾、和血、健脾"。《本草拾遗》云："小麦面，补虚，实人肤体，厚肠胃，强气力。"配以甘草，甘平，性缓，补养心脾。《本草汇言》介绍甘草"甘平，和中益气，补虚，解毒之药也。健脾胃，固中气之虚羸，协阴阳，和不调之营卫"。《本草通玄》云："甘草，甘平之品，独入脾胃……稼穑作甘土之正味，故甘草为中宫补剂。"《本草正义》云："甘草大甘，其功止在补土。"大枣甘温，质润，益气和中，润燥缓急。《神农本草经》云："大枣，主心腹邪气，安中养脾，助十二经。平胃气，通九窍，补少气，少津液，身中不足大惊，四肢重，和百药。"《本草再新》云大枣能"补中益气，滋肾暖胃，治阴虚"。

全方虽调和心、肝、脾三脏，但更侧重于健脾益气。本方虽简且平淡，然却经久而不泯，简单中寓奥旨，平凡中蕴神奇。即叶天士所谓："本方药似平淡，可愈疑难大症。"临床上不应拘泥于脏躁之证，可灵活应用于多种情志疾病。凡辨属脏阴不足、虚热躁扰，均可以本方为主方，临证加减，辨证施治。

生铁落饮

【出处】

《医学心悟》。

狂者，发作刚暴，骂詈不避亲疏，甚则登高而歌，弃衣而走，逾垣上屋。此痰火结聚所致，或伤寒阳明邪热所发。痰火，生铁落饮、滚痰丸并治之。

生铁落饮

天冬去心　麦冬去心　贝母各三钱　胆星　橘红　远志肉　石菖蒲　连翘
茯苓　茯神各一钱　元参　钩藤　丹参各一钱五分　辰砂三分

用生铁落煎熬三炷线香，取此水煎药，服后安神静睡，不可惊骇叫醒，犯之则病复作，难乎为力。凡狂证，服此药二十余剂而愈者多矣。若大便闭结，或先用滚痰丸下之。

【应用举隅】

生铁落饮为治疗狂证属实者之经典方，《证治准绳》和《医学心悟》中均载有生铁落饮，但药物组成有异，由于近现代临床采用《医学心悟》所载之方居多，故本篇基于此方做论述。

《医学心悟》生铁落饮主治因痰火上扰而致暴怒发狂，不避亲疏，主要应用于狂证属火属痰属实者，现代常用于精神分裂症，亦有运用在失眠、癫痫、梦游症、更年期综合征等疾病的治疗中。本方在拮抗抗精神病药物的副作用方面亦具有疗效，兹举例如下。

1. 精神分裂症

李某，女，20岁，安徽和县人。1951年9月，忽患癫狂症，登高而歌，弃衣而走，时哭时笑，如醉如痴，经用西药治疗无效，最后用生铁落饮八剂大愈。其夫妇已于1953年回原籍，据来函，春年身体健壮，已生了两个孩子。[①]

王某，女，16岁。1978年11月19日初诊。半年前因忿郁恼怒而喧扰不宁，或歌或笑，垢面蓬头，撕衣毁物，不避亲疏，狂乱莫制，每值经期尤甚。面红目赤，凝眸怒视。舌红苔黄腻，脉象弦数。辨证为痰火上扰，火炽痰壅，心神失主。治以涤痰镇心，泻肝清火。方选生铁落饮加减：生

① 裴慎. 用生铁落饮治愈癫狂症五例报告 [J]. 中医杂志，1957（12）：655.

铁落 80 克，胆南星、橘红、远志、石菖蒲、朱茯苓、茯神、天冬、麦冬、玄参、甘草各 10 克，川贝母、龙胆草各 6 克。慢火水煎两小时，每晚睡前服。嘱其家属，患者睡眠时不可叫醒。11 月 26 日二诊：服上方 5 剂，诸症已减，原方继服。12 月 5 日三诊：又服 8 剂，神志已清，舌红苔白腻，脉弦紧。上方生铁落减为 30 克，继进 5 剂。12 月 12 日四诊：时值月汛，月经量少有块，神志恍惚，但言语有序，自觉寒热往来，胸胁满，食欲稍差，烦躁不寐。舌红苔白，脉弦。此乃枢机不利，三阴蔽而不宣，冲任失调所致诸症。宗《内经》"木郁达之，火郁发之"之意，予柴胡四物汤加减：柴胡 12 克，黄芩 10 克，党参 15 克，半夏 6 克，当归 15 克，川芎 10 克，白芍 12 克，生地黄 15 克，香附 10 克，郁金 10 克，天竺黄 10 克，丹参 24 克，莲子心 6 克，炙甘草 6 克。水煎服，3 剂。12 月 25 日五诊：诸症悉除，嘱其月汛前一周服柴胡四物汤 4 剂，连续治疗 3 个月。一年后随访未复发。①

刘烨等运用生铁落饮化裁联合丙戊酸钠缓释片治疗双相情感障碍躁狂发作的患者，结果显示与对照组相比，患者治疗前后 PANSS、BRMS、YMRS、中医症状积分及甲状腺激素水平均有所改善。组方：天冬、麦冬、川贝母各 9 克，胆南星、远志、石菖蒲、连翘、茯苓各 6 克，茯神、橘红各 3 克，玄参、丹参、钩藤各 5 克。若有大便秘结，舌苔厚腻，加大黄、芒硝；若心烦难眠，咳痰难出，去钩藤加黄连、竹茹、枳实；若热盛津伤，烦热渴盛则加生石膏、天花粉、知母。煎制方法为首先用生铁落熬水 3 小时取水，将上述诸药洗净后置入已制备好的水中，煮取 500mL，分 2 次服，早晚各 1 服。连续服用 6 周。②

夏乐宏等用生铁落饮联合阿立哌唑治疗痰火扰心证精神分裂症，结果显示可有效改善患者的精神状态和临床症状。组方：生铁落 30 克，天冬、

① 仲伟臣，柳少逸. 神志病辨治 5 例 [J]. 山东中医杂志，1989（3）：29–30.
② 刘烨，张陕宁. 生铁落饮化裁治疗痰热郁结型狂病患者的疗效及对甲状腺激素水平的影响 [J]. 中医药学报，2020，48（9）：49–53.

麦冬各 15 克，川贝母、胆南星、橘红、茯苓、茯神、钩藤各 12 克，远志、石菖蒲、连翘、玄参、丹参各 10 克，辰砂（冲服）0.9 克。随症加减：便秘者加火麻仁 12 克，大黄 15 克；不寐较重者加柏子仁、珍珠母各 12 克；胸闷喜太息者加柴胡、郁金各 10 克，木香 9 克。先将生铁落煎熬 3 小时，取此水煎煮其他药物，由煎药室统一煎制，每天 1 剂，分早晚 2 次口服。[①]

2. 癫痫

黄氏用生铁落饮治疗痰火上扰型癫痫 82 例，结果显示：显效 34 例，好转 22 例，无效 26 例，治疗时间最长 92 天，最短 45 天，平均治疗时间为 58 天。组方：生铁落（先煎）30 克，麦冬 10 克，贝母 10 克，胆南星 3 克，石菖蒲 15 克，橘红 10 克，远志 10 克，连翘 10 克，茯苓 10 克，茯神 10 克，玄参 20 克，钩藤 10 克，丹参 15 克，朱砂（包煎）3 克。小儿患者用量酌减。1 个月为 1 个疗程，1 个疗程完后接服 2 个疗程，治疗期间服药不间断，并逐渐停用其他抗癫痫药。

典型病案：肖某，男，16 岁，学生。1982 年 2 月 14 日初诊。其母代诉：患儿 13 岁时因与同学争吵后突然意识丧失，两目上视，继而口中吐白泡沫痰，四肢抽搐，牙关紧闭，每天发作 3～5 次，每次约 2～3 分钟。患儿曾于 1979 年 10 月 23 日经某医院门诊体格检查无异常，做脑电图检查见多棘波及棘慢综合波，诊断为"癫痫"（大发作），以苯妥英钠等西药治疗，但仍经常有同样发作，至今症状得不到控制。本次就诊时发作 1 次，持续 5 分钟，发作时除上述症状外，患儿意识丧失，咬舌，二便自遗。发作前无精神因素，亦无头部外伤及其他病史，体格检查无其他异常发现。白细胞总数 7400，中性 70%，淋巴 30%，舌质红，苔黄腻，脉滑数。证属癫痫痰火上扰型，治宜镇心涤痰，安神定志，用生铁落饮原方 10 剂，水煎分 2 次服。嘱其继续服苯妥英钠片 0.1 克，1 日 1 次。经上述治疗

① 夏乐宏，吴云 . 生铁落饮加减联合阿立哌唑治疗痰火扰心证精神分裂症临床研究 [J]. 新中医，2022，54（2）：26–29.

后，症状控制。停服西药，守原方治疗 1 个月未发作。1 年后追访，病情未复发，脑电图检查：广泛轻度损害，未见棘波。现在某院校读书，成绩优良。①

阚某，男，21 岁。1998 年 6 月 5 日初诊。患者 9 岁时开始出现发作性突然仆地，昏不知人，口吐涎沫，四肢抽搐情况，脑电图检查确诊为癫痫。初起每日发作 2～3 次，每次持续 1～15 分钟不等，发作前有头昏、精神错乱、视听障碍等先兆，发作时为一声尖叫而昏倒在地，全身肌肉强直性收缩，两眼上吊，牙关紧闭，口吐白沫，两手握固，伴二便失禁。1～15 分钟后，意识逐渐清醒，醒后感觉头痛、乏力，事后对发作经过全无记忆。发作次数逐渐增多，近半年来，每天发作十数次至数十次不等。曾服苯妥英钠，但不能控制。就诊时发作频繁，经针刺后暂时控制。患者形体瘦削，精神萎靡，面色灰滞，下肢痿而不用，由其父抱而就诊。舌苔黄白而腻，脉虚弦带滑。脉证合参，此为肝风挟痰浊为患。拟方涤痰息风，开窍定惊。借生铁落饮加味：生铁落（先煎）60 克，炙远志 4.5 克，石菖蒲 9 克，白芍 10 克，炙地龙 10 克，生南星 12 克，蜈蚣 1 条。进药 20 剂后，精神转佳，每天发作仅 4～5 次。守原方服用 40 剂后，甚少发作，程度亦轻。继以上方出入，增加养血舒筋之品，连续服药 100 余剂，患者已能正常行走，其间只有 1～2 次小发作，随访至今未见大的反复。②

3. 梦游症

陈祖周运用加味生铁落饮治疗梦游症 10 例，其中治愈 8 例，好转 2 例，在治愈的病例中，疗程最短者服药 30 剂，最长者 60 剂。陈氏对治愈病例做了 1～5 年的追访，无一例复发。组方：生铁落 100 克，丹参 30 克，茯神 15 克，远志 10 克，琥珀 10 克，辰砂 5 克，柏子仁 20 克，制胆星 10 克，橘红 5 克，钩藤 10 克，龙胆草 10 克，白芍 15 克，淮小麦 30

① 黄道富 . 生铁落饮治疗痰火上扰型癫痫 82 例疗效观察 [J]. 湖南中医学院学报，1988（4）：20–21.
② 周建斌，周建华 . 周志成医案三则 [J]. 江苏中医药，2001，22（9）：37–38.

克，大枣 15 克，炙甘草 10 克。水煎服。第 1 个疗程每日 1 剂，第 2 个疗程每周 2 ～ 3 剂，视病情而定。

病案举例：汪某某，女，35 岁。2 年前患梦游症，经省、市医院及精神病院诊治 1 年多好转，已停药半年，并无特殊。于上月中旬因家事刺激，梦游症复发，再经医治未应。其家属为防其梦游开门出走而发生意外，每晚倒扣门锁。2001 年 10 月 15 日来诊。症见形体消瘦，面色白，精神不振，语言如常，间有头晕、头痛、心悸。近月来，每在深夜 12 时后发作梦游，或说或动，或起床做家务，或开门外出到厂工作等。昨晚因忘门上锁，在深夜 1 时左右，开门外出到离家 1 千米的石桥上坐着，经路上行人发现，惊叫而醒，送回家中。诊其脉沉弦细数，舌红、苔少。给予生铁落饮治疗 1 个疗程后梦游减少，2 个疗程后述该症消失，共治 3 个疗程而愈。尽量避免精神刺激等，追访观察数年未复发。[①]

4. 脑卒中后精神障碍

杨氏等在西药的基础上，运用生铁落饮加减治疗以狂躁、强哭强笑、幻觉妄想等阳性症状为主的脑卒中后精神障碍患者，与对照组相比，总有效率、PANSS 量表总分、PANSS 量表阳性症状评分、TESS 不良反应量表评分均有明显差异，并且在治疗过程中，发现中药可减少利培酮用量、减少其不良反应。组方：生铁落（先下）50 克，龙胆草 6 克，黄连 3 克，连翘 20 克，胆南星 12 克，贝母 10 克，橘红 10 克，石菖蒲 15 克，远志 15 克，茯神 20 克，玄参 20 克，天冬 10 克，麦冬 10 克，丹参 20 克，生大黄（后下）30 克。根据患者症状、体征随症加减。每日 1 剂，分早晚温服。疗程 6 周。[②]

5. 更年期综合征

詹氏用生铁落饮加减治疗痰火上扰型更年期综合征，总有效率 90.7%。

① 陈祖周 . 加味生铁落饮治疗梦游症 10 例 [J]. 江西中医药，2004（10）：36.
② 杨辉，唐世球，周丽华，等 . 生铁落饮加减治疗以阳性症状为主的脑卒中后精神障碍 37 例总结 [J]. 湖南中医杂志，2015（7）：37–38.

组方：生铁落 30 克，胆南星 13 克，贝母 13 克，橘红 13 克，远志 10 克，茯神 10 克，天冬 10 克，石菖蒲 15 克，连翘 12 克，玄参 12 克，丹参 10 克，麦冬 10 克，黄连 10 克，郁金 10 克，甘草 6 克，日 1 剂。先煎生铁落 1 小时，再加入他药，取汁 400 毫升，分早晚 2 次温服，7 天为 1 个疗程。

典型病例：王女士，48 岁，基层领导干部。半年前因独生子去上海上大学，初始出现懒言，精神倦怠，疏于家务，继而出现头痛，失眠多梦口苦，痰黏，情绪易激动，烦躁，一语不合，即生闷气，甚至吵闹不休，摔打器具。在当地按精神疾病治疗，病情时有反复。1 个月前又因工作不顺心病情加重，又兼出现月经周期缩短，经期延长，经量增多。初诊时见月经 1 个月再行，量多，色鲜，夹有血块，淋漓 10 余天。表情冷漠，抑郁，然语多急躁，声亢，易怒，头痛目赤，眩晕，失眠多梦，口苦，痰黏，舌质红绛，苔多黄腻，脉弦滑。自语好与人生气，而不能自控，时感烘热，甚是苦恼。药以生铁落 30 克，胆南星 13 克，贝母、橘红、荆芥炭、藕节、黄芩、煅龙牡各 15 克，远志、茯神、天冬、郁金、苎麻根炭各 10 克，甘草 6 克，3 剂，日 1 剂。先煎生铁落 1 小时再入他药，二煎取汁 400mL，分早晚 2 次温服。再诊述阴道流血停止，头痛、失眠、多梦明显减轻，查舌质红，苔厚，脉弦。前方去收涩凉血之物，加麦冬、沙参各 10 克以养阴清心。再服 5 剂后来诊，欣喜异常，述一夜无梦，头无痛，口无苦。继中药辨证调理 3 个月经周期，随访一年，已绝经未述前症。[①]

6. 不寐

患者，男，41 岁，失眠头痛，烦躁不安，有时到处乱跑，胡思乱想，甚则癫狂，毁物打人。舌红苔黄腻，脉弦紧。诊断：失眠，精神分裂症。中医辨证：肝火夹痰，热扰神明。治则：清肝泻火，重镇安神。方药：生铁落饮加复方酸枣仁汤。天冬 10 克，麦冬 10 克，丹参 15 克，北沙参 15 克，党参 15 克，玄参 15 克，浙贝母 15 克，代赭石 15 克，法半夏 10 克，

---

① 詹杰，余德海 . 生铁落饮加减治疗更年期综合征的临床观察 [J]. 光明中医，2013，28（3）：514–515.

茯神 10 克，远志 10 克，炒酸枣仁 15 克，朱砂 2 克，石菖蒲 15 克，钩藤 15 克，连翘 15 克，柏子仁 15 克，夜交藤 15 克，陈皮 6 克，生铁落 100 克（先煎 1 小时，用铁水煎药）。服用上方 30 余剂，失眠烦躁好转，情绪稳定，注意力能够集中。效不更方，守方服用百余剂，病情稳定。[①]

7. 拮抗抗精神病西药等药物副作用

杨氏运用生铁落饮加减治疗脑卒中后精神障碍患者，在治疗过程中，发现可减少利培酮用量、减少其不良反应。[②]

褚氏等用生铁落饮加减治疗氧氟沙星诱发神经精神系统反应，结果显示可迅速解除患者精神反应症状。组方：生铁落、浙贝母、胆南星、橘红、茯苓、石菖蒲、连翘、钩藤、玄参、远志、茯神、朱砂、天冬、麦冬、丹参。若兼有便秘，可加生大黄。

典型病例：患者，男，48 岁，农民，1994 年 10 月 15 日初诊。曾于 1994 年 10 月 7 日在某医院诊为肺部感染而服用氧氟沙星，剂量为 0.3 克 / 次，2 次 / 日。药后第 2 天出现头痛，失眠，便秘，焦虑，急躁，语无伦次。第 3 天出现幻觉，幻听，狂乱无知，面红目赤，舌质红，苔黄腻，脉弦大滑数。诊为痰火内扰、心神不宁。治拟镇心涤痰、安神定志，方以生铁落饮加减，并即停服氧氟沙星。处方：龙齿 30 克（生铁落无货，用本品代），天冬、麦冬各 12 克，胆南星 10 克，橘红 6 克，浙贝母 12 克，石菖蒲 12 克，远志 12 克，连翘 15 克，茯神 12 克，玄参 12 克，朱砂 1.5 克，生大黄（后下）6 克。3 剂后幻觉、幻听、语无伦次等症状有所减轻。7 剂后头痛、失眠、焦虑等症状消失。6 个月后随访，未见复发。[③]

---

① 展文国，常娟.裴正学教授治疗失眠的经验 [J].甘肃医药，2012，31（2）：118-120.

② 杨辉，唐世球，周丽华，等.生铁落饮加减治疗以阳性症状为主的脑卒中后精神障碍 37 例总结 [J].湖南中医杂志，2015（7）：37-38.

③ 褚群，王立人.生铁落饮加减治疗氧氟沙星诱发神经精神系统反应 [J].浙江中医药大学学报，1996（3）：35.

【小结】

生铁落饮可追溯至《黄帝内经素问》。《素问·病能论》提出以生铁落为饮，治疗阳厥暴怒之疾，开创了生铁落运用于精神疾病的先河。此后，生铁落重镇平肝的作用受到重视。李时珍曰："（生铁落）平肝去怯，治善怒发狂。"张景岳曰："（生铁落）性寒而重，最能坠热开结。"《本草经疏》曰："铁落，本出于铁，不离金象，体重而降，故《素问》有生铁落饮，以疗病狂怒者，云生铁落，下气疾也。又怒狂属肝气暴升，故取金气以制之也。"后世医家在《内经》的基础上加味，创制生铁落饮，《医学心悟》所载生铁落饮即是其中的代表方剂。

方以生铁落"宁心神，泻妄火，坠涌痰"为君；朱砂重镇清心，石菖蒲开窍醒神，远志开郁并交通心肾，助君药增强"宁心神"之力；钩藤平肝清心，连翘清心泻火，丹参清心除烦、活血祛瘀，玄参凉血清热，助君药加强"泻妄火"之效；胆南星清热化痰，橘红消痰导滞，贝母开郁化痰，助君药增强"坠涌痰"之功；茯苓、茯神合用安神定魂、宁心除烦、补益脾土，二冬合用养阴润燥、清心宁神，并清金润燥，体现五行相生相克之意。诸药合用，从心肝论治，在痰火所致躁狂的病证中常能斩获佳效。

目前，生铁落饮临床应用和研究均较少。本方由来已久，组方丰富，效专力宏，非常值得进一步研究，挖掘其药理作用，扩大应用范围。本方治疗、缓解抗精神病药物副作用和不良反应，减少抗精神病西药的用量等作用更是给我们启迪。临床上，抗精神病药物所引起诸如胃肠道反应、锥体外系反应、心血管系统副作用，如糖脂代谢异常、多汗、便秘、月经紊乱等病症，常给西药治疗增加难度，或导致精神障碍患者的治疗合作性、依从性降低，应用中药增加西药疗效，减轻药物副反应，是中西医结合治疗精神障碍的一个值得思考和重视的课题。

礞石滚痰丸

【出处】

《丹溪心法附余》。

王隐君滚痰丸

括曰：甑里翻身甲挂金，于今头戴草堂深。相逢二八求斤正，硝煅青礞倍若沉。十七两中零半两，水丸桐子意常斟。千般怪证如神效，水泻双身却不任。

大黄酒蒸　黄片芩酒洗净，各八两　　沉香半两　　礞石一两，槌碎，焰硝一两，用入小砂罐内及硝盖之，铁线缚定，盐泥固济，晒干，火煅红，候冷取出

一方加朱砂二两，研为细末，为衣。

上为细末，水丸梧子大，每服四五十丸，量虚实加减服。茶清、温水任下，临卧食后服。

【应用举隅】

礞石滚痰丸，原名滚痰丸，始载元代王珪的《泰定养生主论》，主要治疗实热内郁，顽痰结聚所致的痰热证候。《丹溪心法附余》《墨宝斋集验方》《景岳全书》《医方集解》《医宗金鉴》《医碥》等众医书均有收载。现代临床礞石滚痰丸常被用于治疗多种疑难杂症，尤其对于痰热郁结成老痰、顽痰所致之情志病的治疗，疗效突出，兹举例如下。

1. 抑郁症

患者，女，17岁，学生，体重60公斤。2018年6月7日因"精神异常"就诊。一年前自升学以来，由于学习压力增加，逐渐性格发生改变，不愿与人言语，精神抑郁，烦躁易怒，夜不能寐，自言自语，自述能闻鬼语。舌深红，苔黄腻，脉滑数。汉密尔顿抑郁量表（HAMD），评分26，中医证候评分表，评分24。诊断为痰热郁结型抑郁症。治法：解郁开窍，

泻火逐痰。方以礞石滚痰丸原方，睡前温水送服 100 丸（约 12 克），次日清晨有呕恶反应，但并未呕吐，大便泄下黑褐色臭水一次。于当日夜晚再服 120 丸，第三日清晨呕吐涎水两水桶，内夹杂四五块棕红色痰块，泄下五次大量黑褐色黏稠大便，其中夹杂大量棉絮状物体，臭不可闻。吐泻后体重未改变，神志如常，心情抑郁大减，诸症大减，唯精神倦怠，随后以六君子汤调养两周痊愈。[①]

2. 癫狂

郭某，男，25 岁，农民，未婚，1982 年 4 月诊治。因失恋而终日闷闷不乐，独自关闭房中，不思饮食。数天后精神失常，由其堂兄陪来就诊。症见身体壮实，喃喃自语，恶静喜动，烦躁易怒，夜不安眠，面红目赤，喜哭无伦，撮屎当食，口中秽臭，其兄言大便三日未解。苔黄腻，舌红赤，脉弦滑数。证属肝气抑郁，痰火互结，内蕴阳明，上扰心神。治宜清热泻火，涤痰开窍。投礞石滚痰丸合涤痰丸加味：青礞石 15 克（先煎），黄芩 12 克，生大黄 15 克（后下），真沉香 6 克（后下），石菖蒲 10 克，川郁金 10 克，法半夏 10 克，云茯苓 15 克，广陈皮 10 克，枳实 10 克，远志 10 克，甘草 3 克。五剂后大便日行三至四次，每夜能睡五六小时，神志渐清。原方再服四剂，神志全清，并能独自骑车前来复诊。自诉脘闷不适，饮食少进，精神疲乏，后以六君子丸健脾，以杜生痰之源，间服礞石滚痰丸 10 克，日二次。调治一个月，诸症痊愈。今年二月随访，病未复发。[②]

3. 失眠

患者男性，32 岁，自述 2 年来长期失眠，每入睡即有天下巨石砸头之感，随即惊醒，惶恐不安，心中悸动，彻夜不眠，再次入睡仍有上述之感。为此，患者恐惧黑夜，痛苦至极。由于久病不愈，身体渐衰，倦怠乏

---

① 刘晨孝．礞石滚痰丸治疗痰热郁结型抑郁症的临床研究 [D].内蒙古医科大学，2019.

② 胡扬名．礞石滚痰丸的临床应用 [J].江西中医药，1984（2）：34.

力，口燥咽干，便秘，尿黄。2年来多处求医诊治，镇静安神，滋补心肾，镇肝潜阳，滋阴降火，泻下清热，安神养心，皆罔效。见患者精神不振，面黄无华，诊脉滑数，舌质红，苔黄腻。据患者脉证详细剖析，此病乃痰火实热所致，拟涤痰攻逐法，给予礞石滚痰丸服之：青礞石30克，大黄、沉香、木香、黄芩各10克，水煎服。服一剂，泻下黏液性稀便10余次，当夜入睡2小时，已无落石之感。服2剂后已能安然入睡，诸症尽除。[①]

4. 癫痫

邓某，男，18岁。患者反复突发倒地抽搐4年，发作时仅突然晕倒，全身抽搐，无口吐白沫、两目上视、不省人事，平素无异常表现。既往脑电图检查符合癫痫诊断，西医诊断为癫痫，经中西治疗均无显效。舌红，苔黄腻，脉细数。诊断：癫痫。治当息风镇痉，涤痰通络，开窍定痫。方拟礞石滚痰丸加味：礞石30克，沉香6克，生大黄10克，黄芩10克，胆南星10克，全蝎6克，茯神10克，羚羊角0.6克，远志10克，丹参30克，钩藤30克，橘红10克。二诊：服药14剂，诉癫痫未再发，服药时泄泻，停药后便秘，舌红苔黄腻，脉细数。予上方加郁金20克续服。三诊：服上方14剂，患者癫痫未再发，服药后未泄泻，舌质红苔黄腻，脉细。将上方生大黄加至12克，加生龙骨、牡蛎各30克续服。四诊：服上方30剂，癫痫未再发，无特殊不适，舌质红苔薄黄，脉细。继予前方研末，加工为蜜丸续服以巩固疗效。其后随访，病患癫痫未复发。[②]

5. 神经官能症

谢某，男，52岁，农民。1987年6月1日因眩晕入院。主诉头痛眩晕，耳鸣，胸闷气短年余，加重半年。年前原因不明头痛、眩晕。经县医院治疗，诊断为神经官能症，对症治疗月余，病情有增无减。患者形体肥

① 马荣，刘艳荣，暴宏伶. 顽痰痼疾治验1例 [J]. 承德医学院学报，2004，21（3）：261.

② 章茜，杜念龙，高孟宇，等. 张介眉教授临证验案 [J]. 吉林中医药，2015，35（7）：866.

胖，胸闷不适，夜不能寐，懒言少语，汗多，舌质淡红，苔黄厚腻，食欲不振。脉沉滑而数。证属痰浊内停，清阳被遏。宜清热祛痰，健脾利湿，方用礞石滚痰丸、健脾丸合药服用。服药 7 日，头晕耳鸣减轻，纳食增加，汗少，大便稀，小便正常，舌苔由厚变薄。守方治疗 20 日，痊愈出院。经随访，病情未复发，能正常赴田间劳动。[①]

6. 夜游症

马某，男，17 岁。1986 年 8 月 17 日诊。患病 1 个月余，白天沉默寡言，夜间经常起床窜入他人房间，巡夜摸床，或抚摸他人身体，或搬动桌椅，打扫地面。家人问其所为而不知。诊见：表情淡漠，反应迟钝，答尚切题。上腹饱满，大便不畅，口臭。舌质红，苔焦黄，脉滑大有力。辨为中焦积滞，痰热蒙清。当降火逐痰，消食导滞。处方：礞石滚痰丸（包煎）。焦山楂 30 克，枳实 10 克，神曲 12 克，莱菔子、茯苓各 15 克，川厚朴 6 克，陈皮 5 克。4 剂后复诊，腹胀满瘥，大便通，舌红苔薄黄。其母诉药后，夜间未起床游动。原方更服 3 剂后，改用礞石滚痰丸 10 克 / 次，1 日 2 次，淡盐汤水送服。连服半月告愈，后未复发。[②]

7. 更年期抑郁症

刁某，女，51 岁，初诊时间：2004 年 5 月 28 日。近半年来月经紊乱，周期 30～60 天，经期 9～12 天，量多，兼见情绪极度不稳，易激动心慌，胸闷气短，失眠，潮热汗出，头痛，健忘，口干，各项症状夜间加重，舌质淡红，苔薄白腻，脉细，末次月经 4 月 24 日。查血 E_2 123mol/L，FSH22.15IU/L，LH15.25IU/L。治拟清肝理气，化瘀涤痰。方药：煅青礞石 20 克，沉香末 2 克，酒大黄 6 克，厚朴、石菖蒲、广郁金、枳壳、佛手、紫草、泽泻、钩藤、法半夏各 10 克。二诊：服药后精神放松，心慌缓解，仍口干，胸闷气短，舌质淡红，苔薄黄，脉细。原方加麦冬、黄连、肉桂加强交通心肾，宁心安神之作用。三诊：自诉服上药后症状好转，寐安，

① 赵治邦 . 礞石滚痰丸临床应用举隅 [J]. 实用中医内科杂志，1991，5（2）：31-32.
② 杨尧森 . 礞石滚痰丸为主治愈夜游症、下肢蹑动症 [J]. 四川中医，1988（11）：30.

仍有些许口干，胸闷气短，盗汗。治拟益肾清热化痰。原方加北沙参12克，生地黄、牡丹皮、丹参、五味子各10克，浮小麦30克，连服7剂，基本治愈。[①]

8. 注意缺陷多动障碍

温某，男，6岁，2013年8月22日初诊。家长述患儿动作较多，做事冲动任性，上课注意力不集中学习成绩较差，于社区医院诊为"多动症"，未予治疗。症见多动任性，注意力不集中，脾气急躁，纳少，夜间眠差，大便较干，2～3天一行，小便较黄，舌质红，苔黄腻，脉滑数。查体调节反射及辐辏反射正常，无明显眼球震颤，微量元素和血铅检查正常。注意力测试结果显示，本体感觉和学习能力发展不足方面异常，前庭失衡和触觉过分防御正常。智力测试示智商中等，Conners简明症状问卷（ASQ）评分为16分。根据患儿表现，符合美国精神障碍与行为问题诊断标准（DSM-Ⅳ），诊为注意缺陷多动障碍。中医证属痰热内扰，治疗宜清热开窍、泻火逐痰。方选礞石滚痰丸加减：青礞石、黄芩、远志、石菖蒲、郁金、钩藤、牡丹皮各10克，大黄3克，栀子4克，同时进行感觉统合训练10次。服药14剂后复诊：患儿自述写作业较前精力集中，脾气好转，但仍粗心。大便每日一行，质偏稀。因此上方基础上去栀子，加莲子肉、益智仁各10克，继服14剂以巩固疗效。[②]

【小结】

礞石滚痰丸是中医治疗实痰顽痰的一张著名方剂，出自元代王珪的《泰定养生主论》。王氏创痰证学说，提出"痰证，变生千般怪症"的观点，其云："七情之方，原本多门，原其标本，半因痰病。"明确了七情之病与痰证的关系，而神志疾患由于其病变幻莫测，"病者不能喻其状，方

---

① 黎氏水，谈勇.礞石滚痰丸加减治疗更年期抑郁症举隅[J].甘肃中医，2005，18（5）：11-12.

② 张雯，于文静，白雪，等.中国中医基础医学杂志[J].2015，21（2）：226-227.

书未尝载其疾，医者不能别其证"。因此，他将这些病证称作"怪证"，确立了"怪病治痰"之先河。其所创立的滚痰丸更倍受历代医家所推崇，广为临床应用。明代吴昆的《医方考》有曰："实热老痰，此方主之。"清代《古今图书集成·医部全录》称其"论证有旨，于诸痰诸饮夹火为患悉究精详，制有滚痰丸最神效"。

关于本方的方名有几种不同的叫法，王氏所立滚痰丸方名，是以其功效而言，滚为"很也，速也，极也"，说明本方除痰之力极快极强。《医宗金鉴·删补名医方论》对此解曰："二黄得礞石、沉香，则能迅扫直攻老痰巢穴，浊腻之垢而不少留，滚痰之所由名也。"清代张璐《张氏医通》中记载："滚痰丸，一名王隐君滚痰丸，一名礞石滚痰丸，一名沉香滚痰丸。"王隐君滚痰丸，出自明代刘宗厚《玉机微义》，因本方为王珪所创，其曾为官，后弃官退隐，故人称"王隐君"，用其命名以证此方乃王珪所创。礞石滚痰丸，取方中之礞石命名，始见于明代马兆圣《医林正印》，后被清代汪昂《汤头歌诀》所沿用而广为人知。沉香滚痰丸，明代楼英《医学纲目》记为沉香丸，后清代医家吴世昌的《奇方类编》是以沉香滚痰丸命名，意即"治痰必先理气"，故以方中调理气机之沉香而命名。现今人们都习惯用"礞石滚痰丸"作为此方之通用名。本节文献出处录自《丹溪心法附余》引王隐君方。

本方由大黄、黄芩、礞石、沉香四药组成。方中大黄、黄芩皆苦寒之品，既能清热，又具荡涤之功；青礞石甘咸重坠，善攻陈积伏之老痰顽痰；沉香行气，是取"人之气道贵乎顺，故善治痰者，不治痰而治气"之义。对于本方的组成及方义，清代张秉成《成方便读》进行了更为详尽的阐述，滚痰丸"通治实热老痰，怪证百病。夫痰之清者为饮，饮之浊者为痰，故痰者皆因火灼而成，而老痰一证，其为火之尤盛者也，变幻诸病多端，难以枚举。然治病者必求其本，芟草者必除其根。故方中以黄芩之苦寒，以清上焦之火；大黄之苦寒，以开下行之路，故二味分两为独多。但既成之痰，亦不能随火俱去，特以礞石禀剽悍之性，而能攻陈积之痰者，以硝石同煅，使其自上焦行散而下。然一身之主宰者，唯气而已，倘或因痰因火，病则气不能调，故以沉香升降诸气，上至天而下至泉，以导诸药为之使耳"。张氏此论，对滚痰丸做了很好的诠解。本方配伍中，礞石需与火硝同煅，其特殊意义正如李时珍所言："硝石属火，味辛带苦、微咸，而气大温，其性升上，水中之火也。故能破积散坚，治诸热病，升散三焦火郁，调和脏腑虚寒……礞石之性寒而下，硝石之性暖而上，一升一降，一阴一阳，此制方之妙也。"充分体现了升降相因、相反相成的配伍原则，以及本方的制方之妙。此药物配伍思路，对当今临床用药具有积极的指导作用。

需要注意的是，礞石滚痰丸为"痰热胶结"之热痰、实痰、顽痰、老痰而设，所选方药均为苦寒攻逐之剂，对于虚痰、寒痰、湿痰、燥痰等，均非其所宜。临床应用中，更须中病即止，不可多服，更不可常服，对于身体虚弱者，当慎用。《医方考》曰："是方乃攻击之剂，必有实热者始可用之，若与虚寒之人，则非宜矣。"确为点睛之论。

当归龙荟丸

【出处】

《黄帝素问宣明论方》。

治肾水阴虚，风热蕴积，时发惊悸，筋惕搐搦，神志不宁，荣卫壅滞，头目昏眩，肌肉瞤瘛，胸膈痞塞，咽溢不利，肠胃燥涩，小便溺秘，筋脉拘急，肢体痿弱，喑风痫病，小儿急慢惊风。常服宽通血气，调顺阴阳，病无再作。

当归焙 龙胆草 大栀子 黄连 黄檗 黄芩各一两 大黄 芦荟 青黛各半两 木香一分 麝香半钱，别研

上为末，炼蜜和丸，如大豆大，小儿如麻子大，生姜汤下，每服二十丸，忌发热诸物。兼服防风通圣散。

【应用举隅】

当归龙荟丸，原名当归龙胆丸，始载金代刘完素的《黄帝素问宣明论方》。主要治疗肝火炽热，气火上逆所致的实热证候。《丹溪心法》将本方易名为"当归龙荟丸"，以其清湿热、降肝火之功效，治疗"肝火盛、木气实"之胁痛症。后世常用本方治疗肝胆火旺所致诸病，临床应用较为广泛，尤其对于因肝火郁盛所致之情志病的治疗，疗效较佳。兹举例如下。

1. 抑郁症

顾升庵参军之仲郎，久患多疑善恐痰之见证，不出房者数年矣。食则不肯与人共案，卧则须人防护，寡言善笑热之见证，时或遗精，多医广药，略无寸效。孟英切脉甚滑数脉与证合，与元参、丹参、竹黄、竹茹、丹皮、黄连、花粉、栀子、海蛰、荸荠为剂从痰火治，送服当归龙荟丸。四帖即能出署观剧，游净慈而登吴山。参军大喜，以为神治。次年为之配室。①

2. 焦虑症

叶某，男，26 岁，职员。1997 年 4 月诊。工作 3 年，企业重组，竞争激烈，精神不堪重负。半年前成婚，后至亲外祖病逝，一日夜半归宿，突受惊吓，随即失眠，乱梦纷纭，醒来冷汗淋漓。病延多日，神疲乏力，体虚发晕，神不守舍，白昼屡见外祖幻影，惊恐有加，更是心烦意乱，工作效率大不如前。近半月来精神恍惚，时有悲泣，其母忧虑不已，执子来诊。纳少便结，口干苔腻，脉来弦滑而数，左关更甚。内郁外恐，化火伤神，心肝失职，魂魄失藏。年轻体壮，症不足虑。先拟清疏心肝，镇摄神魂，方用柴胡龙牡汤合当归龙荟丸加减：柴胡、黄芩、当归、竹茹各 10 克，黄连、龙胆草、芦荟、大黄各 6 克，龙齿、牡蛎、辰茯神、酸枣仁各 12 克，豆衣、生甘草各 5 克。服 7 剂，便畅纳增，汗少寐宁，腻苔见薄。原方再 7 剂，诸症大减，幻觉不见，唯夜寐偶有梦扰。原方去大黄、芦

---

① 盛增秀. 重订王孟英医案 [M]. 北京：中国中医药出版社，2011：157.

荟、豆衣，加炒栀子、柏子仁、远志，调整半月而痊。^①

3. 精神分裂症

吕某，男，34岁。因与堂兄怄气患病，狂躁怒骂，不避亲疏。甚至手持长矛猛刺其堂兄弟，因未遂而把耕牛刺死。嗣后即被家属用铁索捆绑于木柱，并邀余出诊。症见患者狂躁，骂咒不休，声音嘶哑，烦乱不寐，凶狂莫制，不识亲疏，口干目赤，便艰溺短赤，舌苔黄，质红，脉弦劲。病由忿郁恼怒，使肝胆气逆，化火酿痰，痰火扰乱神明所致。治以涤痰镇心，泻肝清热，方选当归龙荟丸加减，化为汤剂。处方当归12克，芦荟12克，青黛12克，胆草12克，黄芩10克，黄连10克，黄柏10克，麝香0.6克（研冲），大黄15克，天竺黄12克，石菖蒲15克，郁金10克，金礞石10克，磁石30克，朱砂3克（研冲），一剂。药后腹泻一次，夜间能入睡三小时，乱语亦较前减少，原方再服一剂，神志已清醒识人。原方大黄改为10克，两剂，并嘱其家属去其链索，轮流看护。药后肝火得平，神志正常，唯感肢软乏力，夜寐不实，继以清补安神，以善其后。^②

4. 神经官能症

张某某，女，60岁，2007年11月16日初诊。舌麻舌卷、语言不清1年余。曾多方检查，诊断为"脑白质疏松症""咽异感症"，经以活络通窍治疗无效，病情有加重趋势。初诊：患者讲话时舌体卷缩，语言不清，自感喉中有异物，口干口苦，喜冷饮，胃脘嘈杂，大便干结，小便赤，舌边尖红，苔薄黄，脉弦滑有力而数。查：喉镜检查无异常。中医辨证为肝火上炎，热极生风。治宜清泻肝火，息风止痉。方用当归龙荟丸加减。处方：天麻10克（蒸），芦荟10克，钩藤10克，栀子10克，黄芩10克，大黄8克（后下），白芍20克，川芎10克，生地黄20克，竹叶10克，全蝎3克，僵蚕6克，杭白菊10克，茯苓10克，川牛膝6克，甘草6克，大枣5枚。10剂，每天1剂，水煎，饭后分2次温服。嘱续诊。二

---

① 吕直. 情志内伤疾病的脏腑辨证治疗 [J]. 浙江中医杂志，2002（5）：202-203.
② 魏以伦. 狂症二则 [J]. 江苏中医杂志，1982（3）：32.

诊：言语不清减轻，喉中无异物感，余症存在，原方再进 10 剂。10 天后，患者电话告知，症状消失，嘱其再原方巩固 7 天，保持心情愉快。随访半年，未复发。[1]

5. 周期性精神病

女，18 岁。1991 年 4 月 15 日门诊。缘于 1 年前，因惊恐忧愤过甚，发病前半月开始彻夜难寐，纳少，便秘，然后便出现精神错乱，日夜躁动不宁，怒目喧闹，狂乱无知，毁物打人，弃衣赤体不羞，即送某精神病院治疗了近两周，突然清醒与发作时判若两人，仍留院服药观察。不到 10 天月经来潮，病又发作，骤然狂暴无知，用谷维素、安定、氯丙嗪等治疗不能控制病势，持续 10 天后，即自行苏醒，且能回忆发时行为，承认不由自主。继续留住至第三月仍然如期发作，狂乱如前，西药不能控制乃出院辗转诸医，仍照发无异。证见：五心烦热，夜难熟睡，大便不通，小便深黄，发作周期将临，脉弦大滑数，舌苔腻滑带黄，一派腑实火升、肝阳暴张之象。嘱停服西药，而投当归龙荟丸加减（当归 15 克，龙胆草、栀子、黄芩、芦荟、大黄各 9 克，丹参克 10 克，黄柏、柴胡各 8 克，黄连、青黛、木香各 6 克）。通腑泻实，直折肝火，以安神志。服后即静睡烦除，平安度过周期未发病，大便日 3 次，小便浓茶色。连服 45 剂未更方，竟未再发，而原服西药之毒副反应呆钝现象亦消失，转为精灵活泼与常人无异。[2]

【小结】

本方原名当归龙胆丸，载自刘完素《黄帝素问宣明论方》，至《丹溪心法》始将本方名为当归龙荟丸。《丹溪心法·卷四·胁痛七十一》载："当归龙荟丸，治内有湿热，两胁痛……以生姜汁吞服此丸。龙胆草、当归、大栀子、黄连、黄芩、大黄、芦荟、木香、黄柏、麝香。上十味为

① 杨文伟 . 吴润秋巧治疑难杂症举隅 [J]. 湖南中医杂志，2015，31（1）：96-97.
② 古容芳 . 周炳文治疗周期性精神病经验 [J]. 江西中医药，1992，23（4）：8.

末，面糊丸。一方加柴胡、川芎各半两。又方加青黛半两。蜜丸治胁痛，曲丸降肝火。"自此以后，当归龙荟丸遂成通行方名。

肝郁化火证是中医情志致病理论的重要病机之一，病因多由情志所伤，肝气郁结，致郁而化火。《素问》曰："诸躁狂越，皆属于火。""诸热瞀瘛，皆属于火。"对火热导致神志之病早有明确的记载。《景岳全书》也载："凡狂病多因于火，此或以谋为失志，或以思虑郁结，屈无所伸，怒无所泄，以致肝胆气逆，木火合邪，是诚东方实证也。"进一步明确了癫狂、躁乱、神志昏蒙、神志错乱等病症与火热内扰，尤其是肝火炎上有密切的关系。肝主疏泄，肝的疏泄功能正常，则气机调畅，气血调和，身心健康。如因火热内扰或因忧思过虑，致肝失疏泄，气机升降失常，气郁不畅，郁久而化火，引起气逆火上，而出现神志错乱等情志失常的症状。当归龙荟丸"是泻火之要药"，适用肝气上逆，郁而化火所致的各种情志病证。

当归龙荟汤的组方功效，汪昂在《医方集解》中明确指出："此足厥阴、手足少阳药也。肝木为生火之本，肝火盛则诸经之火相因而起，为病不止一端矣。故以龙胆、青黛直入本经而折之；而以大黄、芩、连、栀、柏通平上下三焦之火也。黄芩泻肺火，黄连泻心火，黄柏泻肾火，大黄泻脾胃火，栀子泻三焦火；芦荟大苦大寒，气燥入肝，能引诸药同入厥阴，先平其甚者，而诸经之火无不渐平矣；诸药苦寒已甚，当归辛温，能入厥阴，和血而补阴，故以为君；少加木香、麝香者，取其行气通窍也。然非实火不可轻投。"《医宗金鉴·删补名医方论》对当归龙荟丸的主治病证更加明确："凡属肝经实火，皆宜服之。"并对主治病证做了补充，诸如胸胁疼痛、阴囊肿胀等，凡肝经所循行部位的实火病也均可应用。这充分说明当归龙荟丸是清泻肝胆实火之剂。由于本方中大部分药物为苦寒泻火之品，故汪昂之"然非实火不可轻投"句当为运用本方的选方原则。同时，《丹溪心法》对本方也加入了"以生姜汁吞此丸"句，即是以生姜之温以防本方过于寒凉之弊。

清代医家王孟英也善用本方治疗各种疾病，包括内、外、妇科等疾患，这在其医案中多有体现。但因本方药物多为苦寒之品，王氏在运用本方时，常常注意顾护患者的胃气，慎防苦寒伤胃；或以其他汤液送服当归龙荟丸，既能加强清热泻火之力，又取其丸者缓也之意，降低本方的苦寒之弊。这些宝贵的用药经验弥足珍贵，值得我们借鉴。

白金丸

【出处】

《医方考》卷五引《普济本事方》。

昔有一妇人癫狂失心，数年不愈，后遇至人授此方，初服觉心胸有物脱去，神气洒然，再服顿愈。至人云：此病因忧郁得之，痰涎包络心窍，此药能去郁痰。

白矾三两　郁金七两（须四川蝉腹者为真）

二共为末，糊丸梧桐子大。每服五六十丸，温汤下。

备注：别名郁金丸、郁矾丸、金蝉丸、蔚金丸、矾郁丸、金矾丸、截癫丸、定心化痰丸、白玉化痰丸。

《普济方》引《海上方》本方用法：以薄荷糊为丸。《外科全生集·新增马氏试验秘方》以皂角汁为丸。本方改为散剂，名"郁矾散"（见《医略存真》）。

【应用举隅】

此方为治疗精神疾病的代表方之一，临床上可用于治疗痰郁所致的多种精神疾病诸病，兹举例如下。

1. 癔病性昏厥

患者，女，45岁，反复发作性昏厥，每周1次，持续4年。患者每次发作多有情志诱因，脑电图等检查均无异常。曾服用补益气血之剂1年余，症状无改善。现面白，怕冷。诊为癔病性昏厥。拟白金丸加减：白矾30克，郁金30克，全蝎9克，胆南星15克。每日1剂，水煎服。服药1周后，昏厥未发，后随访告愈。[①]

2. 癫痫

胡保芳观察加味白金丸辅助治疗难治性癫痫的用量和疗效，在服用抗癫痫药的基础上，3.5～7岁儿童治疗第1周每日总量为1.5克，以后每周每日增加1.5克，至发作控制或达到目标剂量每日6克后进入稳定期；8～14岁儿童第1周每日总量为2.5克，以后每周每日增加2.5克，至发作控制或达到目标剂量每日10克后进入稳定期；成人第1周每日总量为4克，以后每周每日增加4克，至发作控制或达到目标剂量每日16克后进入稳定期。每日剂量分3次服，维持治疗16周以上。结果表明，加味白金丸对3种类型癫痫发作均有较好疗效，其中显效20例，有效12例，效差4例，总有效率为71.1%，对心肝肾和血液系统无明显影响。[②]

3. 失眠

杨某，女，38岁，1983年3月26日初诊。病苦不寐已历3年，每日最多睡眠三四小时，甚者彻夜不寐。伴多梦，头晕，急躁易怒，两胁不适，语言謇涩，腰酸耳鸣，手足心热，二便及经带尚可。舌体胖有齿印，苔白，脉弦数。曾服安神补心丸、谷维素、安定等药物不效，乃延诊治。脉症合参，证属肝郁化火，痰火内盛，扰动心神，神不守舍所致。治宜清肝养阴，化瘀安神。方选白金丸加味：郁金10克，白矾1.5克，香附10克，当归10克，栀子7克，酸枣仁20克，茯苓20克，琥珀1.5克（另冲）。4月1日二诊：服上方6剂，诸症减轻，夜寐可达8小时，精神好转，舌脉如前。原方去琥珀，加生地黄15克，续服三剂。一年后随访，除因

① 周强等.仝小林运用白金丸治疗癔病3则 [J].中国中医药信息杂志，2011，18（6）：91–92.

② 胡保芳.加味白金丸辅助治疗难治性癫用量探讨及疗效观察 [J].中国煤炭工业医学杂志，2008，11（10）：1593–1594.

情志刺激后入寐困难外，一般寐如常人。[①]

4. 梦游症

患者，男，45 岁，工人。家属代诉：患者每夜梦游已 1 个月余。近 1 个月以来，患者每夜梦醒后，神志模糊，不自觉起床向外游行，亦不知避物，3 分钟左右，即突然惊醒，归而就卧。因此家中每夜必需一人守护患者，以防意外。曾求诊于各地进行中西医治疗，中药如龙胆泻肝汤之类，服后罔效。刻下：除上述症状外，患者自诉近 1 个月来，每遇耳鸣时，头即昏晕，如坐车船般，平时干呕，并吐黄色黏痰，其面色正常。舌苔黄，质红，脉弦。处方：白金丸合磁砂丸加味。郁金 10 克，白矾（火煅）6 克，磁石 15 克，朱砂（单包）3 克，神曲 12 克，石菖蒲 3 克，二剂。上六味，除朱砂外，其他五味，共为细末，以蜂蜜为丸，朱砂为衣，每粒 3 克，每次服二粒，温开水，或米饮下，每次早晚空腹各服 1 次。4 月 2 日复诊，家属代诉：患者服前方丸剂后，有几夜未起床外游，昨日丸药已尽，夜间病况如旧，但痰已减少，头晕耳鸣减轻，查舌苔、脉象同前，原方再服二剂。4 月 11 日三诊：患者近几夜未起床外游，头晕耳鸣更减轻，舌苔、脉象同前，原方再进二剂。4 月 25 日四诊：患者已不吐痰，微干呕，头晕与耳鸣甚微，口微渴，舌苔薄黄，质微红，脉缓。服前方后，痰之标证已除，宜改用健脾养心，益肾强阴以治本。治法：健脾养心，益肾强阴法。自拟处方：南沙参 30 克，茯苓 12 克，谷芽 24 克，山药 30 克，酸枣仁 10 克，甘草 6 克，明天麻 10 克，水煎服，二剂。两个月以后，随访患者，据其家属说：患者自服药后，迄今已未见夜间起床外游，各症亦随之而愈。[②]

【小结】

白金丸功能主治祛郁痰。《本草纲目》说它主治疾病的病机为"惊扰

① 马沐梁.白金丸加味治疗顽固性不寐一得 [J].国医论坛，1986（2）：40.
② 秦源等.彭宪彰以行气豁痰开窍法治疗梦游验案 1 则 [J].环球中医药，2017, 10(2)：211–212.

情志病理论与临证

痰血，络聚心窍"。主治忧郁气结，痰涎上壅，癫痫痰多，口吐涎沫，痰涎阻塞包络、心窍所致癫狂证，一切痫病，久不愈等。方中白矾"咸寒，可以软顽痰"（《医方考》），能"吐利风热之痰涎，取其酸苦涌泄也"（《本草纲目》）；郁金味苦、辛，性寒，"其性轻扬，能散郁滞，顺逆气，上达高巅，善行下焦，心、肺、肝、胃气血火痰郁遏不行者最验"，为"清气化痰，散瘀血之药也"（《本草汇言》）。二药相合，使痰与血各安其所，各循其道，邪去而气结得散，情志得舒。通过治痰、治血，以达治气之功。气血冲和，则神气洒然，心静神安，诸症得解。

本方临床应用以神志失常或不清，或癫或狂，脉弦滑，舌苔腻，或咽喉肿痛为辨证要点。临床上患者的情况不一，可在白金丸的基础上加减，如见精神抑郁、表情淡漠、神志痴呆者，加用制半夏、胆南星、香附、枳实等煎汤送服；起病急骤、狂躁不安、舌红苔黄糙者，加用生铁落、天冬、麦冬、钩藤、白蒺藜、远志、朱茯苓等煎汤送服；突然跌倒、牙关紧闭、口吐白沫、四肢抽搐或有叫声者，加川贝母、胆南星、半夏、石菖蒲、天麻、琥珀、朱砂、全蝎、僵蚕等煎汤送服。如痰热扰神，可合用黄连温胆汤或小陷胸汤清热燥湿化痰；痰饮内停，可合用苓桂术甘汤以温阳化饮，健脾利湿；痰与瘀互结，则可合用血府逐瘀汤以行气活血，化瘀止痛；痰阻气逆可合用旋覆代赭汤等。本品服后部分病例可出现恶心、嘈杂等胃肠道反应，故一般在饭后服用。白金丸属寒凉清降开通剂，宜用于气郁痰阻之实证，禁用于脾胃虚弱、溃疡病及孕妇。同时注意忌辛辣食物。

定痫丸

【出处】

《医学心悟》。

男、妇、小儿痫证，并皆治之。凡癫狂证，亦有服此药而愈者。

明天麻—两　川贝母—两　胆南星九制者，五钱　半夏姜汁炒，一两　陈皮洗去白，七钱　茯苓蒸，一两　茯神去木蒸，一两　丹参酒蒸，二两　麦冬去心，二两　石菖蒲石杵碎，取粉，五钱　远志去心，甘草水泡，七钱　全蝎去尾，甘草水洗，五钱　僵蚕甘草水洗，去嘴炒，五钱　真琥珀腐煮灯草研，五钱　辰砂细研，水飞，三钱

用竹沥一小碗，姜汁一杯，再用甘草四两熬膏，和药为丸，如弹子大，辰砂为衣。每服一丸，照五痫分引下。犬痫，杏仁五枚煎汤化下。羊痫，薄荷三分煎汤化下。马痫，麦冬二钱煎汤化下。牛痫，大枣二枚煎汤化下。猪痫，黑料豆三钱煎汤化下。日再服。本方内加人参三钱尤佳。

【应用举隅】

此方为治疗风痰夹热之痫证的常用方，有涤痰清热开窍之功。临证时除用于痫证外，也可用于痰热证型的心、肝、脑等方面的疾病，兹举例如下。

1. 癫痫

周氏等回顾性观察 80 例癫痫患者临床资料，按照治疗措施分为两组，对照组给予丙戊酸钠治疗，观察组在此基础上给予定痫丸（由医院药剂科制成）治疗，周期 6 个月。实验结果发现观察组比对照组发作频率、最长一次癫痫持续时间均降低，差异具有统计学意义。[1]

2. 脑瘤嗜睡

某患者，女，61 岁，主诉：左侧胼胝体胶质瘤 1 年余。患者 1 年余前出现左下肢运动障碍，CT 检查和术后检查确诊为左侧胼胝体占位，高级别胶质瘤。放化疗后症见：乏力嗜睡，流口水，头痛，头部昏沉，健忘，纳差，小便正常，大便偏干，3 ～ 5 日 / 次。舌象：舌质偏红，苔厚腻，脉滑。神志清，精神差。西医诊断：脑胶质瘤术后、放化疗后；中医辨证：痰湿壅塞，蒙蔽清窍，腑气不通。治则：燥湿化痰，醒脑开窍，通腑降浊，予定痫丸加减。处方：清半夏 12 克，茯苓 15 克，炙甘草 6 克，天麻 15 克，

① 周春平，陈香芝. 定痫丸联合丙戊酸钠对治疗癫痫患者的临床疗效观察 [J]. 实用中西医结合临床，2021，21（9）：52–53.

川贝母 12 克，茯神 15 克，胆南星 12 克，石菖蒲 30 克，远志 15 克，全蝎 5 克，琥珀（研末冲服）3 克，僵蚕 10 克，大黄 3 克，芒硝（冲服）3 克，枳实 9 克，厚朴 12 克。15 剂，日 1 剂，水煎早晚分服。后因未能挂上号，患者续服此方半月。二诊：流口水的症状明显减轻，头痛、头部昏沉、嗜睡、健忘均较前减轻，食欲增加，大便通顺。舌质淡红，苔腻，脉滑。上方去芒硝，28 剂，煎服法同前。三诊：服上方后，病情稳定，各方面都很好，近来有时腹泻。上方去大黄、枳实，加焦山楂、炒麦芽、焦神曲各 15 克，28 剂，煎服法同前。另嘱患者保持心情舒畅。随访患者流涎、头昏、便秘等症状基本消失，健忘、嗜睡等明显改善，嘱其密切观察，定期复查。①

3. 脑梗死失眠

吴氏运用定痫丸治疗脑梗死失眠 36 例。处方：明天麻 6 克，川贝母 6 克，姜半夏 6 克，茯苓 6 克，茯神 6 克，胆南星 3 克，石菖蒲 3 克，全蝎 3 克，甘草 3 克，僵蚕 3 克，琥珀 3 克，灯心草 3 克，陈皮 4 克，远志 4 克，丹参 12 克，麦冬 12 克。加味：气虚加黄芪、人参、白术，血虚加当归、白芍，阴虚加枸杞子、龟甲，阳虚加附子、肉桂，肾虚加杜仲、续断，血瘀加川芎、水蛭、土鳖，心火加黄连、莲子心，津亏加麦冬、沙参，肝阳上亢加牡蛎、石决明，肝火加香附、夏枯草、川楝子、龙胆草，药量酌定。水煎服，日 1 剂，治疗 1 ～ 3 周。36 例中临床治愈 23 例，显效 8 例，有效 4 例，无效 1 例，总有效率 97.22%。②

【小结】

本方以共施清化息风，并行醒神定惊为配伍特点。方中竹沥清热化痰，定惊利窍，《本草正》载："丹溪曰，凡风痰、虚痰在胸膈，使人癫狂

① 张亚玲，魏丹丹，朱燃培，等 . 运用定痫丸治疗脑瘤经验 [J]. 中华中医药杂志，2022，37（10）：5794-5797.
② 吴钊 . 定痫丸加减治疗脑梗死失眠 36 例 [J]. 光明中医，2015，30（1）：74-75.

及痰在经络四肢、皮里膜外者，非此不达不行。"胆南星清热化痰，息风定惊，《本草正》言："降痰因火动如神，治小儿急惊必用。"二者为君共奏豁痰定惊利窍之功。半夏燥湿化痰，天麻善平肝息风，二者相配增化痰息风之效；石菖蒲辛香苦燥，善化痰湿，开闭窍，远志开心窍，安心神，两药助君药更增化痰通窍之效；四者共为臣药，助君药涤痰息风，开窍定惊。佐以贝母，清热化痰散结；茯苓健脾渗湿，以杜生痰之源；陈皮理气健脾，燥湿化痰；麦冬、丹参养阴润燥，清心除烦，祛瘀通经；全蝎、僵蚕息风止痉；辰砂、琥珀、茯神镇惊安神；又以姜汁，温开以助化痰开窍，并如朱丹溪所言"竹沥滑痰，非姜汁不能行经络"，亦助竹沥化痰通络。使以甘草，调和诸药，补虚缓急。诸药相配，寒温并用，润燥结合，共奏涤痰息风、定惊止痫之功。

本方重在涤痰息风，以治其标。但痫证之疗法，应注重标本兼治，发作期时治其标，休止期时应注重培本。原书在定痫丸之后，附有河车丸一方，并曰："既愈之后，则用河车丸以断其根。"临证时应兼顾化痰与培本，以顾全局，冀获全功。

还少丹

【出处】

《洪氏集验方》。

西川罗赤脚仙还少丹：大补心肾脾胃，一切虚损，神志俱耗，筋力顿衰，腰脚沉重，肢体倦怠，血气羸之，小便浑浊。（陈晦叔敷文传）

干山药　牛膝酒浸一宿，焙干，各一两半　山茱萸　白茯苓去皮　五味子　肉苁蓉酒浸一宿，焙干　石菖蒲　巴戟去心　远志去心　杜仲去粗皮，用生姜汁并酒合和，涂炙令熟　楮实　舶上茴香以上各一两　枸杞子　熟干地黄各半两

上捣罗为末，炼蜜，入枣肉为丸，如梧桐子大。每服三十丸，温酒盐汤下，日进三服，皆食空时。（如早食并服之无妨。）至五日觉有力，十日

精神爽健，半月气力稍盛，二十日目明，一月夜思饮食，冬月手足常暖。久服无毒，令人身体轻健，筋骨壮盛，怡悦难老。更看体候加减，如身热加山栀子一两，心气不宁加麦门冬一两，少精神加五味子一两，阳弱加续断一两。常服齿牢，永无瘴疟。妇人服之，姿容光悦，去一切病，治子宫久冷。

【应用举隅】

肾阳乃人身之根本，若不足，势必未老而身先衰，脾肾虚寒，久则气血生化不足，神失所养，可见表情呆滞、沉默寡言、记忆减退等症状。此方阴阳双补，心脾肾同治，肾阳温，脾胃暖，心神安，则诸症自除，可用于治疗由脾肾虚寒所致痴呆病、善忘、健忘、记忆障碍等症。临床应用较为广泛，兹举例如下。

1. 善忘、健忘

陈颖等选用中药还少丹免煎颗粒（熟地黄、枸杞子各15克，肉苁蓉、巴戟天、怀牛膝、山茱萸、五味子、山药、茯苓、远志、石菖蒲、法半夏、杜仲、楮实子各10克），观察中医健脾补肾法对轻度认知功能障碍患者肠道菌群丰度变化及治疗效果。结果显示还少丹可通过调节肠道菌群，有效改善轻度认知功能障碍的认知功能，减轻临床证候。[1]

2. 痴呆

黎晓东等采用还少丹（熟地黄、茯苓各20克，枸杞子、肉苁蓉、巴戟天、小茴香、怀牛膝、楮实子、白术、大枣、五味子各10克，山萸肉、山药各15克，杜仲、党参各12克，石菖蒲、远志各8克）联合自血疗法治疗血管性痴呆患者。研究结果显示，应用自血疗法联合还少丹治疗可以改善患者智能、精神及日常生活能力，为患者治疗提供安全性保障，降低

---

[1] 陈颖，刘雪辉. 轻度认知功能障碍患者肠道菌群丰度变化及健脾补肾中药复方还少丹干预效果观察 [J]. 山东医药，2022，62（8）：19-24.

不良事件发生情况。[①]

【小结】

还少丹方中熟地黄、枸杞子益精髓，滋肾阴以济火；肉苁蓉、巴戟天、小茴香入肾经血分及气分，共补命火；杜仲、山茱肉、五味子、牛膝、楮实补益肝肾；茯苓、山药渗湿补中以助脾；远志、石菖蒲、大枣补益心脾。全方补脾养心，填精益肾，阴阳双补。主要用于治疗脾肾虚寒，心脑不充所致腰酸膝软、耳鸣目暗、健忘、痴呆等症。

朱丹溪用此方去楮实，名滋阴大补丸。《医学正传·虚损》谓此方："所谓补阴和阳，生血益精，润肌肤，强筋骨，性味清而不寒，温而不热，非达造化之精微者，未足以议于斯也。"《仁斋直指》和《叶氏女科》中以还少丹为基础，加续断、菟丝子，用以补虚劳，益心肾，生精血，主治饮食少思，发热盗汗，遗精白浊，智力减退，肌体瘦弱及一切亏损体弱之证。《扶寿精方》之还少丹以本方加何首乌、黄柏、补骨脂、车前子、柏子仁、麦冬、天冬，去山药、山茱萸、白茯苓、五味子等，和《济阳纲目》之还少丹加何首乌、黄柏、补骨脂、车前子、柏子仁、当归、菟丝子、人参，均用以"发白返黑，益精补髓，壮元阳，却病延年"，其益智宁神作用，不言而喻。

① 黎晓东，杜忠剑.自血疗法联合还少丹治疗血管性痴呆患者的临床研究 [J].中外医学研究，2019，17（7）：1-3.